THE
SCIENCE
OF
SLEEP

잠의 과학

월리스 B. 멘덜슨 지음 윤여림 옮김

뇌, 호르몬 그리고
밤에 우리를 만드는 것들

THE
SCIENCE
OF
SLEEP

WALLACE B. MENDELSON

글항아리 사이언스

차례

수면은 사람마다 다르게 받아들여질 수 있고, 같은 사람이라 해도 시간대에 따라 그 의미가 달라질 수 있다. 어릴 적 크리스마스이브가 되면 나는 아침이면 날 반길 선물을 생각하며 들뜬 마음으로 잠자리에 들고는 했다. 곧 잠이 들 것이고 눈 깜짝할 사이에 날이 밝을 것이라 생각했다. 그리고 선물은 내 것이 될 거라고. 그러나 아니나 다를까, 이런 기대감에 오히려 긴 시간을 뜬눈으로 괴롭게 보내야 했다. 반대의 경우도 있다. 「그린 그린 그래스 오브 홈Green Green Grass of Home」이라는 노래 속 죄수에게 잠자는 시간만큼은 다가올 절망적인 아침이 아닌 행복한 추억으로 도피할 수 있는 시간이다. 수면을 일종의 시험으로 받아들이는 사람도 있다. 모든 방면에서 최고라고 자부하는 사람은 숙면 또한 해내야 하는 도전 과제로 여기는데 아이러니하게도 잠을 제대로 못 잔다. 또한 수면은 불안의 시간이 될 수도 있다. 상황 통제를 중요하게 여기는 사람은 저절로 경계가 느슨해지는 밤 시간을 걱정한다. 수면을 통해 '진정한' 세계를 엿볼 수 있다고 생각하는 사람도 있다. 내 환자 중 한 명은 잠자는 동안 꾼 꿈이 아침에 깨어서 본 세상보다 훨씬 더 현실적이고 의미 있었다고 말한다.

수면은 밤낮의 교대가 반복되는 이 세계와 떼려야 뗄 수 없는 관계를 맺고 있으며, 우리 몸은 그에 따른 기상과 수면 시간을 조절하는 정교한 메커니즘을 만들어냈다. 이에 대해서는 더 자세히 이야기하겠지만, 수면에 의한 생리적 과정은 아직 아무도 정확히 알지 못한다. 수면이 대사 에너지 축적을 증가시키느냐 하는 단순한 문제가 아니다. 어쨌든 수면의 존재 혹은 부재는 우리가 수면 하면 떠올리는 그 역할을 수행해낸다. 어떤 이는 수면을 즐거운 경험이나 기대감을 불러일으키는 활동이라고 인식하기도 한다. 그러나 안타깝게도 이와 반대되는 경험을 하는 사람이 더 많다. 이런 현상이 나타나는 원인은 여전히 분명하지 않다. 평생 수면을 행복하지 않은 시간이라고 느껴온 사람들은 그 이유를 어린 시절의 경험에서 찾을 수도 있다. 수면의 즐거움을 배우지 못한 탓이다. 이를 수면을 유도하는 데 관여하는 뇌 화학물질 분비량의 이상으로 보는 사람도 있다. 한편 잠을 청하는 동안 습관적으로 걱정을 하거나, 이튿날의 전쟁 같은 일정을 정리하는 등 수면을 방해하는 일 때문에 수면이 즐겁지 않을 수도 있다.

수면은 낮과 밤이 존재하는 우리 주변 환경과도 깊은 관계를 맺고 있다. 우리 몸에는 빛과 어둠에 따라 기상하고 취침하는 시간이 조절되는 정교한 메커니즘이 있다. 간혹 이 시간은 교대 근무나 장거리 비행, 체내시계 이상 등의 문제로 뒤죽박죽되기도 한다. 그래서 일반적으로 잠자는 시간이라고 정해진 시간에 잠들기가 어렵거나 불가능할 수도 있다.

수면은 같은 종끼리든, (반려동물과 함께 자는 것처럼) 종을 뛰어넘는 것이든 사회적 행위의 일종이기도 하다. 침대 위에서 벌어지는 또 다른 행위를 가리켜서 '잠을 같이 자다'라고 완곡하게 표현한다. 그러나 이러한 표현이 주는 미묘함 때문에 반복적으로 잠자리를 공유하는 경험이 두 사람 사이의 유대감을 형성하는 역할을 한다는 것이 간과되기도 한다.

수면은 신체 건강과 정신 건강에 모두 중요하다. 수면이 부족하거나 방해를 받으면 당뇨나 그와 유관한 질병에 걸릴 수 있다. 수면은 장기기억 형성에 중요한 역할을 한다. 즉 '밤샘 공부'가 학생들에게 그다지 도움이 안 된다는 뜻이다. 이튿날 시험을 위해서는 숙면을 하는 것이 가장 좋다. 이런 숙면의 힘을 믿은 사람이 알렉산더대왕이다. 기원전 331년 중차대한 가우가멜라 전투를 앞두고 알렉산더대왕은 깊은 잠에 빠졌다. 이를 걱정한 병사들이 그를 깨웠다. 잠에서 깬 왕은 갑옷을 입고 전장에 나가 수적으로 우세한 페르시아 군대를 적지에서 무찔러 압도적인 승리를 거두고 제국을 정복하는 기틀을 마련했다.

독자는 기본적인 수면 과정부터 수면을 측정하는 방법까지 이 책을 통해 수면을 좀더 과학적으로 이해할 수 있게 될 것이다. 수면이란 것이 다양하고 섬세한 생리적 과정의 결과로 발생한다는 사실도 확인할 수 있을 것이다. 한편 메커니즘이 복잡하면 오류가 생기기 마련인데, 수면에 있어서도 불면증, 과수면, 수면 중 이상행동 등 장애가 발생하기도 한다. 우리는 이 책에서 이런 장애와 그 치료법에 대해서도 알아볼 것이다. 그렇다고 이런 내용이 의학적 진단을 대신해줄 수는 없다. 수면장애를 겪고 있다면 의사를 찾아가 진찰을 받고 추천받은 수면클리닉에 가야 한다. 다만 여러분이 겪는 증상을 의사와 상담할 때 자신의 상황을 잘 이해하고 더 정확한 선택을 하는 데 이 책이 도움이 되길 바란다.

수면이 전 인류에서 일어나는 행위이듯 자신에 대해 더 알고 싶어하는 인간의 호기심과 욕망 또한 보편적 현상이다. 수면 연구가 과학적 학문으로 확립되기 전에도 많은 사람이 수면에 대해 알아내기 위해 헌신했다. 이들 중에는 제1차 세계대전에 참전한 기병이나 전투기 조종사도 있었으며, 모두 각기 다양한 배경을 갖고 있었다. 가령 수면과는 거리가 먼, 원거리 소통을 가능하게 해준다는 '영적 에너지'를 연구하던 중 인간의 뇌파가 발견되는 획기적인 성과도 있었다. 전 세계에 창궐한 뇌염을 치료하던 의사가 손상된 뇌 영역에서 특정 양상을 발견하면서 수면과 각성의 기본 구조를 알게 되기도 했다. 육군을 위해 발사체의 속력을 측정하는 방법을 개발해 명성을 얻은 어느 과학자는 호기심에 끌려 다양한 측정법에 관심을 갖다가 인간의 수면 상태에서 발생하는 파형까지 측정하게 되었다. 이 책을 선택했다면 여러분 역시 수면에 대한 호기심이 상당하다고 볼 수 있겠다. 이 책을 통해 우리가 어떻게 잠들고 깨는지 더욱 자세히 배울 수 있기를 기대한다.

1장

인간의 수면
HUMAN SLEEP

우리는 다양한 층위에서 삶을 재볼 수 있다. 인생이란, 가령 심장 박동수(아마 30억 회), 즐겁게 토요일 밤을 보낸 시간(약 3600날 밤), (어쩌다 가끔이지만) 평화를 느끼거나 (바라건대 살면서 최소 한 번쯤은) 사랑의 기쁨을 경험한 순간의 기간이라고 볼 수 있겠다. 마찬가지로 우리 삶의 3분의 1가량을 차지하는 수면 역시 다양한 층위에서 재볼 수 있다. 수면은 생리적으로 측정 가능한 과정인 동시에 심리적 경험이면서 나아가 사회적 행위다. 이 책에서 우리는 이런 수면의 성질을 알아볼 것이다. 인간의 수면은 의식과 대응성이 약해지는 가역적 기간으로 렘Rapid Eye Movement, REM이라는 빠른눈운동(급속안구운동) 수면과 비렘nonrapid eye movement, NREM이라는 느린눈운동(비급속안구운동) 수면으로 구성되어 있다. 현대 수면 연구는 1950년대 렘수면을 언급하면서 시작되었으나, 연구의 시초는 마침내 인간의 뇌파를 발견한 1920년대로 거슬러 올라간다. 때로는 의도치 않은 발견도 있었지만, 수면에 관한 이런 놀라운 발견들과 심리학 및 기술의 발전 그리고 여러 사건과 사고 들로 인해 우리는 수면에 대해 더욱 폭넓게 이해할 수 있게 되었다.

수면이란 무엇인가?

수면의 다양한 특성

What is sleep?
The many qualities of sleep

수면이란 반복적으로 나타나는 행동적 휴지기로, 다음과 같은 여러 특성을 지닌다. 주변 환경에 대한 자각이나 반응이 둔해지고, 의식이 약해지며, 주기적으로 특정한 생리적 양상(단계)을 보이기도 한다. 수면은 24시간의 밤낮 주기 중 특정 시간에 익숙한 장소에서 일어나는 편이며, 이는 종과 환경에 따라 달라질 수 있다. 수면은 혼수상태나 마취와 달리 이전 상태로 돌아갈 수 있다. 또한 자동 조절이 가능해서 수면이 부족하면 그 부족분을 충족하기 위한 '보상 수면recovery sleep'에 돌입하기도 한다. 수면은 생존에 필수적이며, 모든 포유류가 보이는 행위다. 수면의 이러한 특성에 대해서는 다음 장에서 더 알아보도록 하자.

잠을 자는 동안 주변에 대한 우리의 인지능력은 떨어진다. 이것이 바로 각성 상태와 구분되는 점이다. 극단적인 예를 들자면 졸음운전을 하다 빨간불에도 계속 달리는 것이다. 하지만 꼭 그렇지만은 않다. 수면 중에도 우리는 감각 정보를 처리하고 그에 따라 행동할 수 있다. 일례로 갓 부모가 된 이들은 집 앞으로 트럭이 지나가는 소리에는 깨지 않아도 갓난아이가 우는 소리에는 일어난다. 연구에서도 비슷한 상황을 볼 수 있었다. 사람을 깨울 수 있을 정도의 음량(청각 각성 임계값)은 전자음처럼 무의미한 소리일 때가 전화벨이나 이름을 부르는 소리 같은 의미 있는 자극일 때보다 훨씬 더 높

» 약해진 의식 «

의식이란 그 자체가 이해하기 쉽지 않아서, 수면 중에 약해지는 의식의 본질적 특성을 정의하기는 매우 어렵다. 의식에 대해 말할 때 우리는 종종 자신의 경험, 세상에서의 경험과 연관 짓고는 한다. 어쩌면 더 근본적으로 의식은 '우리의 접근 방식'이라고 정의할 수도 있을 것이다. 또한 지각, 의지, 상상 같은 의식에 따른 '행위'와 이러한 행위의 '내용', 즉 노을을 인지하거나, 회의를 주관하고, 좋은 결과를 상상해보는 일에 대해서도 이야기해볼 수 있다.

의식이 무엇인지를 밝히기 위한 노력은 이뿐만이 아니다. 예를 들어, 의식은 '인간이 경험의 주체인 동시에 스스로에 의해 인지되는 대상'이라는 역설적인 상태로 묘사되어왔다. 우리는 '……를 스스로에게 상기시켜야 할 때가 있어' 혹은

'나한테 ……를 해줘야지' 같은 말로 스스로를 주체인 동시에 대상으로 인지하곤 한다. 이런 말로 우리는 스스로를 경험을 하는 존재인 동시에 그 대상으로 인식한다.

의식은 주관적이고 개인적이며(타인은 불가능하며) 일원적이라는(한 사람의 경험이다) 특징이 있다. 또 의식은 주관적 경험 각각의 '느낌', 즉 '그 경험이 어떠했는지'에 따라 특징지어진다. 의식에서 필수적인 이 '느낌'이란 것에 대해 미국 철학자 토머스 네이글(1937~)은 다음과 같이 설명했다. "우리가 박쥐에 관한 신경생리학을 연구하고 이해한다고 할지라도 우리는 결코 그 박쥐가 경험하는 세상이 어떠한지 알 수 없다." 일부 저자들은 전통적 과학기술로는 의식과 같은 주관적 경험에 대한 연구를 제대로 해낼 수 없다고

이야기한다. 반면 주관적으로 경험한 현상이라 할지라도 객관적으로 설명할 수 없는 것은 아니라고 말하는 이들도 있다.

뇌 영상과 같은 새로운 기술의 발전은 의식 너머에 있는 생리학을 좀더 쉽게 이해할 수 있게 해주었고, 연구자들은 일어날 수 있는 다양한 경우를 상정할 수 있게 되었다. 더불어 일반 수면뿐 아니라 실로시빈psilocybin(200여 종의 버섯에 존재하는 천연 물질로 인체에서 실로신으로 변환되어 환각 작용을 일으킨다) 같은 환각제를 사용한 사람들의 신경을 촬영한 연구는 신경망 내 질서와 무질서의 정도를 나타내는 엔트로피 개념에 기반한, 새로운 의식 이론을 세우는 데 기여하기도 했다.

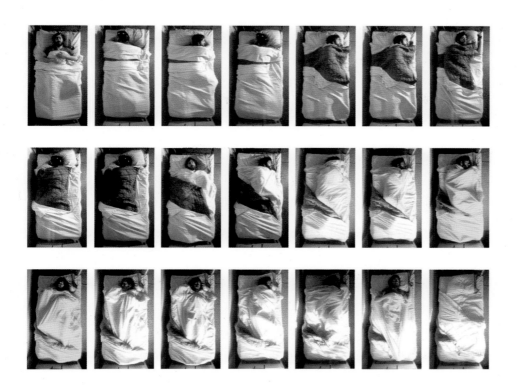

았다. 수면 중에도 사람은 유입된 소리에 대한 정보를 처리하면서 그것이 중요한지 아닌지를 결정하는 것이다. 이러한 각성 반응은 소리가 발생했을 때의 수면 단계, 수면 전 깨어 있던 기간, 수면의 깊이 등 여러 요인에 따라 달라진다. 작은 소음에 잘 깨는 사람은 '얇은 잠을 자는 사람'으로 여겨지지만, 흥미롭게도 불면증이 있는 사람 중 다수는 보통 수준의 청각 각성 임계값을 보인다. 이는 불면증이 단순히 얇은 잠과는 다르다는 것을 말해준다. 일부 수면제는 이 청각 각성 임계값을 높이기 때문에 수면제를 복용하고 잠든 사람은 화재 경보에도 깨지 않을 가능성이 높다.

저속 촬영 영상을 보면 둘이서 함께 잠이 들었을 때 한쪽이(반려동물이든 사람이든) 움직이면 다른 쪽도 이에 따라 자세를 바꾸는 것을 볼 수 있다. 예를 들어, 한 영상에서 고양이와 잠을 자던 남성이 옆으로 누우면 고양이는 남성의 무릎 뒤 아늑한 공간을 찾아 편하게 자리를 잡는다. 또 수면 중인 두 사람 중 한 사람의 팔꿈치가 다른 사람의 갈비뼈에 닿으면 그 사람이 자세를 바꾸기도 한다. 즉 감각 자극은 수면 중에라도 약해질지언정 완전히 인지되지 못하는 것은 아니다. 우리는 자면서도 자극을 받아들이고 어느 정도 자극에 대한 정보를 처리한다.

뇌의 전기적 활동은 어떻게 측정되는가?

뇌전도 소개

How is the electrical activity of the brain measured? Introduction to the Electroencephalogram (EEG)

수면에는 주기적으로 나타나는 여러 수면 단계가 있다. 이 단계는 안구의 움직임을 기록하는 안전도Electro-Oculo-Gram, EOG 및 근육 활동을 측정하는 근전도Electro-Myo-Gram, EMG와 함께 뇌파 관찰 또는 뇌전도Electro-Encephalo-Gram, EEG를 통해 알 수 있다.

뇌파의 발견

수면의 단계를 설명하기에 앞서 뇌파가 어떻게 발견되었고, 어떤 형태인지 먼저 알아보도록 하겠다. 1820년대에 인류는 전류가 나침반 바늘을 움직이고 전선 다발을 이용해 이러한 반응을 증폭시킬 수 있다는 것을 발견했다. 이를 토대로 만들어진 기구가 갈바노미터檢流計, galvanometer다. 갈바노미터라는 명칭은 1791년에 전류가 죽은 개구리의 사지를 경련시킨다는 것을 관찰한 이탈리아 의사이자 생물학자인 루이지 갈바니(1737~1798)의 이름을 따서 명명되었다. 이때 처음 전류가 생물학 분야에서 사용되었다. 그로부터 몇 년 후 스코틀랜드의 생리학자 리처드 케이턴(1842~1926)이 검류계를 사용해 개와 유인원의 뇌에서 전류를 감지했다. 1875년에 케이턴은 시간에 따라 뇌전류가 다르게 나타나며 자는 동안 그리고 죽기 직전에 강해지고, 사망과 동시에 사라진다고 발표했다.

반세기 후 독일의 정신과 의사인 한스 베르거(1873~1941)는 여기서 더 연구를 진척시켰다. 수학과 학생이던 베르거는 학업을 중단하고 기병대에 들어갔다. 어느 날 베르거는 말에서 떨어졌는데 마침 대포 운반차가 다가오고 있었고 이를 멈출 방법이 없었다. 베르거가 생명의 위협을 느끼던 순간, 다른 곳에 살던 여동생은 그가 위험에 처했음을 감지했다고 한다. 그래서 급히 그에게 연락해보라고 아버지에게 전했다. 베르거는 여동생에게 명백히 경고를 해준 이 '정신 에너지'에 강한 인상을 받았고, 평생에 걸쳐 뇌와 객관적 활동 지표들이 주관적 심리 과정과 어떤 연관성을 갖는지에 대해 연구했다. 동물실험을 했던 케이턴과 달리, 1929년에 베르거는 인간의 뇌파를 기록할 수 있게 되었고, 가느다란 막대가 종이 위로 움직이면서 기록되는 방식을 발전시켰다. 그는 이 새로운 발견에 '뇌전도'라는 용어를 처음 사용했다. 인간이 걸을 때, 잘 때, 마취 상태일 때에 따라 뇌파는 다르게 나타나며 뇌전증으로 발작할 때는 날카롭고 뾰족뾰족한 패턴이 나타난다. 베르거는 인간이 눈을 감고 쉴 때 알파 리듬이 나타난다는 것과 눈을 떴을 때는 더 빠른 베타파가 알파 리듬을 대체해 알파 리듬이 사라지는 현상을 설명했다. 몇 년에 걸쳐 이 파형들은 진동수(초당 진동 횟수)에 따라 여러 주파대로 구분되었다. 뇌파를 설명하기 위해서는 형태, 진폭(에너지 측정), 머리에서의 위치 같은

델타파(0.5~4헤르츠)

이 느린 뇌파는 초당 0.5~4사이클CPS(또는 헤르츠)의 주파수를 보인다. 수면과 관련해 델타파를 주목해야 할 이유는 느린파형수면Slow-Wave Sleep, SWS(서파수면) 또는 3단계와 4단계라고 알려진 수면 N3 단계에서 두드러지기 때문이다. 수면 연구와 별개로, 깨어 있는 환자를 대상으로 한 임상 뇌파 연구에서 델타파는 뇌의 특정 부위에 존재하는 병변과 관련 있거나 광범위한 만성 장애를 나타내기도 한다.

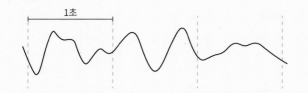

세타파(4.5~8헤르츠)

세타파는 얕은 수면 상태에서 나타난다. 깨어 있는 상태의 임상 뇌파 검사에서 세타파는 졸음 신호로 간주되며 잠들지 않는 시간 동안 증가한다. 과호흡 상태에서도 세타파가 발견된다. 수면 연구에서 세타파는 수면 N2 단계(2단계)의 중요한 리듬이다.

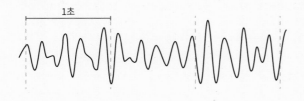

알파파(8.5~12헤르츠)

'베르거파'라고도 알려진 알파파는 후두(뒷머리)에서 가장 잘 나타나며, 수면 상태가 아닌 눈을 감은 채 휴식을 취할 때 나타난다. 앞서 말한 바와 같이 알파파는 눈을 뜸과 동시에 거의 사라진다. 깨어 있던 사람이 눈을 감고 잠들기 시작하면 알파파는 줄어든다.

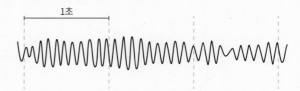

베타파(12.5~30헤르츠)

전두(앞머리)에서 더 두드러지는 베타파는 불규칙적이며 체계적이지 않은 낮은 진폭의 파형과 체계적인 파형으로 나뉜다. 불규칙한 파형은 주로 깨어 있는 상태에서 끊임없이 생각하거나 뭔가에 집중하는 사람 또는 불안감을 느끼는 사람에게서 나타난다. 체계적인 파형은 특정 질병에 걸렸을 때나 바르비투르산염barbiturate계, 발륨valium 같은 신경안정제(벤조디아제핀benzodiazepine계)를 복용했을 때 나타난다. (베타파를 포함한) 모든 뇌파는 시각적으로 볼 수 있고 전기적으로 측정될 수 있다. 베타 활동량에 대한 전도 측정을 통해 대뇌피질의 각성 정도를 알 수 있다.

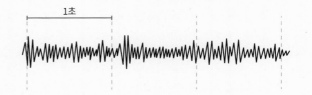

다른 정보도 필요하다(77쪽 '진동 리듬의 특성' 참고). 알파파와 베타파를 중심으로 한 베르거의 연구에 이어 더 많은 종류의 뇌파가 알려졌고, 그중 대부분은 오늘날까지 받아들여지고 있다.

수면의 단계

초기 발견들

The sleep stages
Initial discoveries

뇌파와 기타 생리적 정보를 통해 반복적으로 나타나는 수면의 단계들을 밝혀낼 수 있다는 것이 알려지면서, 수면에 대한 우리의 이해는 한 발자국 더 전진할 수 있게 되었다. 최초로 수면의 단계를 서술한 사람은 미국 과학자 앨프리드 루미스(1887~1975)다. 루미스는 젊은 시절에 군대에서 종이를 덧댄 회전 알루미늄 원판을 이용해 발포된 총알의 속도를 측정하는 애버딘 크로노그래프Aberdeen Chronograph를 발명했다. 이후 투자은행에서 성공적인 경력을 쌓아가던 그는 자신이 크로노그래피를 발명한 것을 떠올리다가 군사 목적 및 항공기 착륙 유도를 위한 관제용 레이더 발명에 흥미를 가졌다. 파형 측정에 관심이 많았던 그는 뉴욕 턱시도 공원에 있는 연구소에서 진행한 수많은 프로젝트 중에서 유독 수면 연구에 끌렸고, 1937년에는 지름 2.4미터에 달하는 거대한 기록용 드럼을 사용했다. 그는 밤에 반복해서 나타나는 수면의 다섯 단계를 그다지 문학적이지는 않은 A부터 E라는 이름을 붙여 정리했다. A단계와 B단계는 훗날 1단계와 2단계라고 불리는 단계들과 일치하고, D단계와 E단계는 느린파형수면과 비슷하다. 또 이 단계들은 모두 오늘날 느린눈운동수면, 즉 비렘수면이라 부르는 것과 일치한다.

렘수면의 발견

1950년대 초, 수면 연구는 현대 수면 연구로 진입하게 되는 중대한 계기를 맞는다. 시카고대학 생리학자 너새니얼 클라이트먼(1895~1999)은 수면의 시작과 그 깊이를 나타내는 안구의 움직임과 눈의 깜박거림 그리고 유아에게서 보이는 주기적 행동에 관심을 가졌다. 클라이트먼은 자신을 도울 대학원생을 찾았는데 그가 유진 아세린스키

빠른눈운동
수면다원기록睡眠多源記錄, polysomno-gram은 렘수면 상태에서 눈이 빠르게 움직이고 있음을 보여준다. 렘수면의 발견은 수면 연구에서 핵심 돌파구가 되었다.

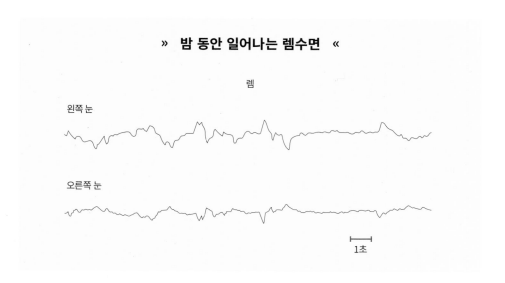

» 밤 동안 일어나는 렘수면 «

렘

왼쪽 눈

오른쪽 눈

1초

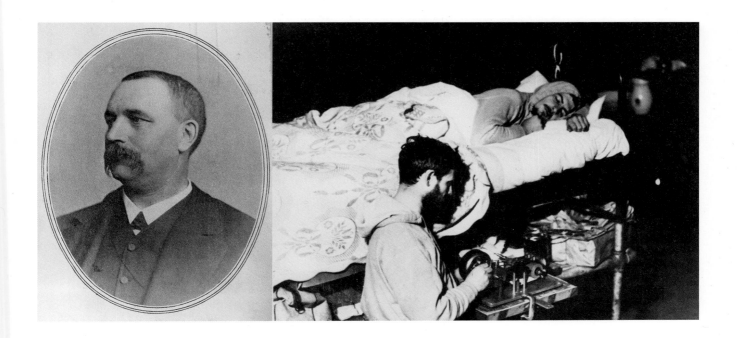

(1921~1998)다. 이들은 아동이나 성인의 수면을 관찰할 때와 마찬가지로 안전도를 이용해 유아의 수면을 관찰했는데, 간헐적으로 나타나는 급격한 안구의 움직임을 포착했다. 빠른눈운동(렘)이라고 알려진 이 새로운 단계에서는 이름에서 알 수 있듯 눈의 움직임이 활발하게 일어났다. 그뿐만 아니라 체중이 부하되는 주요 근육의 이완, 불규칙한 호흡과 심박수, 체온 조절 기능 감소 등의 특징이 나타났다. 또한 심리 상태에도 변화가 생기는데, 잘 알려져 있듯이 꿈은 렘수면 단계에서 대부분 이뤄진다. 사실 비렘수면이 각성 상태와 다르듯, 렘수면 역시 클라이트먼이 비렘수면이라고 지칭한 수면의 나머지 단계들과 차이가 있다. 그래서 인간은 각성 상태, 렘수면, 비렘수면이라는 세 가지 개별적 의식 단계를 가진 존재로 묘사되고는 한다.

수면의 단계는 무작위가 아닌 주기적이며 반복적인 형태로 밤새 나타난다. 90~100분 주기로 발생하는 비렘수면과 렘수면의 기본 사이클('하루보다 짧은 주기', 77쪽 참고), 24시간 중 수면하는 시기, 잠들기 전 아직 깨어 있는 시간 같은 다양한 요소가 각 단계의 발생과 주기에 영향을 미친다. 다음 장에서 우리는 수면의 단계에 대해 자세히 알아볼 것이다. 하지만 지금은 수면이 단일 과정이 아닌 개별적으로 나타나는 비렘수면의 여러 단계를 포함한, 두 개의 엄연히 다른 상태로 나뉘어 구성된다는 점을 기억하도록 하자.

앨프리드 루미스(왼쪽)

앨프리드 리 루미스는 탄도학, 무선 항공, 레이더, 항공기 관제까지 폭넓은 분야에 기여했다. 수면 연구에서는 K복합파 K-complex의 특징을 밝혔고 최초로 수면의 주요 단계를 구분했다.

너새니얼 클라이트먼(오른쪽)

렘수면의 공동 발견자인 너새니얼 클라이트먼은 수면-각성 주기, 수면 박탈, 활동일주기를 아우르는 폭넓고 우수한 연구를 해냈다. 그는 낮과 밤의 구분이 명확하지 않은 환경에서 자유자재로 각성과 수면 상태를 조절해가며 수면을 기록하고 연구했다. 위 사진은 1938년 미국 켄터키주 매머드 동굴 공원에서 28시간 수면-각성 주기로 살 때 나타나는 생리적 현상을 관찰하는 클라이트먼의 모습을 담고 있다.

수면은 어떻게 단계로 분류되었을까?

수면 단계의 변화

How is sleep organized into stages?
The evolution of sleep staging

루미스 이후 1968년에 처음으로 미국 과학자 앨런 레흐트샤펜(1928~)과 앤서니 케일스(1934~)가 수면 단계를 대대적으로 수정했다. 레흐트샤펜과 케일스의 「수면 단계 분류 지침Maunal of Standardized Terminology, Techniques and Scoring System for Sleep Stages of Human Subjects」은 현재 사용되는 미국수면학회American Academy of Sleep Medicine, AASM 의 수정안이 있기 전인 2007년까지 표준 분류법이었다. 레흐트샤펜과 케일스의 기준은 종이에 잉크 펜으로 기록하는 다원기록기를 사용했다. 일반적인 뇌전도 검사 기록 용지 폭은 30센티미터이고 종이는 보통 초당 10밀리미터씩 움직이기 때문에 한 페이지마다 30초간의 수면이 기록되었다. 그래서 수면은 30초라는 '구간'으로 판독되었고, 그 30초의 페이지마다 어떤 수면 단계가 우세하게 나타났는지를 판별했다. 보통 한 박스에는 종이 1000장이 들어 있고 이것으로 하룻밤의 수면을 기록할 수 있었다. 종이 위를 오가며 그려지는 이 신호는 원하는 만큼 확대가 가능했다. 뇌파는 신호가 매우 약해서 100만 분의 1볼트(마이크로볼트, μV)로 측정된다. 반면에 피부를 통해 심장의 신호를 감지하는 심전도는 이보다 약 1000배 강력해서 1000분의 1볼트(밀리볼트)로 기록된다. 사실 이 30초 수면 단계 판독은 현대식 전자 장비를 사용하는 오늘날에도 종종 쓰인다. 이는 신기술이 발전해도 과거의 방식이 지속적으로 이용되는 좋은 예시다. 요즘 같은 디지털 시대에도 여전히 가장 인기 있는 노래들의 길이가 3분(예전의 45RPM 레코드판에 녹음 가능했던 시간) 정도인 것 역시 비슷한 이유다.

미국수면학회에 의해 현재도 그렇게 분류되고 있는 각성, 비렘수면의 단계들, 렘수면에 대해 알아보자.

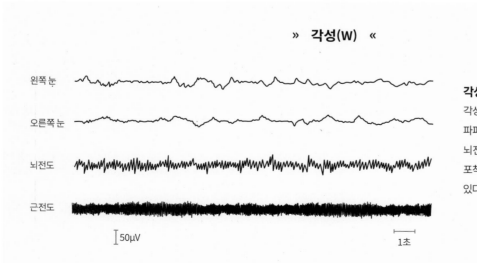

» 각성(W) «

왼쪽 눈
오른쪽 눈
뇌전도
근전도

50μV   1초

각성(W)

각성 상태에서 눈을 감고 휴식을 취하면 알파파 비율이 최소 50퍼센트 유지되는 것을 뇌전도로 알 수 있다. 눈의 움직임은 크게 포착되지 않으며 턱 밑 근육의 긴장을 볼 수 있다(22쪽 '근전도' 참고).

» N1(1단계) «

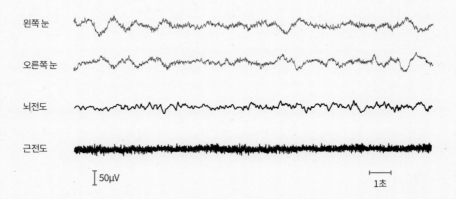

왼쪽 눈

오른쪽 눈

뇌전도

근전도

50μV

1초

N1(1단계)

이 과도기적 단계에 이르면 알파파의 비율은 50퍼센트 밑으로 떨어지며 저전압파와 혼합 주파수가 나타난다. 사람에 따라 각성 상태에서 알파파가 뚜렷하지 않아 그 감소치를 확인하기가 어려울 수 있다. 두정부(정수리 부분)에서는 일시적으로 뾰족한 파형이 나타날 수 있다. 급격한 단속성斷續性 안구 운동(사물에 초점을 맞추기 위해 일어나는 단계적 움직임)은 나타나지 않지만 위처럼 느린눈운동이 출현한다. 또 수면방추sleep spindle와 K복합파 또한 나타나지 않는데, 이에 대해서는 N2 수면 단계와 함께 다음 장에서 다룰 것이다.

N1 수면과 초기 N2 수면에서는 수면의 육체적, 정신적 징후들이 나타난다. 누군가에게 번갈아가면서 두 개의 건반을 두드리는 간단한 임무를 주면 그 사람은 N1 단계에 들어선 후 몇 초 지나지 않아 이 행위를 멈출 것이다. 시각과 청각 역시 약해지고, 스스로 깨어 있다는 인식이 점차 희미해진다. 수면이 시작된 후 간격을 두고 실험 대상자를 깨워서 경험한 것에 대해 물었더니, 뇌전도에 수면 상태로 나타난 지 겨우 몇 분밖에 지나지 않았어도 사람들은 대부분 실제로 잠을 잤다고 생각했다. 또한 몸의 순간적인 움직임을 통해서도 수면이 시작되었음을 알 수 있다. 이는 일반적인 현상으로 수면 간대성 근경련증이라고 한다. 스트레스를 받는 상황이나 수면 스케줄에 변화가 있을 때 더 빈번히 나타나고는 한다.

» N2(2단계) «

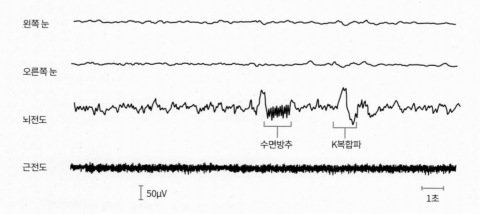

왼쪽 눈

오른쪽 눈

뇌전도

수면방추   K복합파

근전도

50μV   1초

N2(2단계)

전 단계에서는 저전압파와 혼합된 주파수 파형이 보였지만, 이 단계에서는 두 종류의 일시적 파형이 나타난다. 첫 번째는 수면방추로 12~14헤르츠 주파수 대역에서 단시간 동안 주기적으로 나타나며 적어도 0.5초간 지속된다. 그리고 양성파 후 느린 고진폭 음성파가 출현하는 K복합파가 나타나는데, 종종 12~14헤르츠의 방추파와 겹쳐 나타나기도 한다. 더 이상 N1 수면에서 보였던 느린눈운동은 나타나지 않는다. 간혹 N3 수면의 특징인 느린 델타파가 나타나기도 하지만, 그 비율은 20퍼센트 미만이다.

» N3(3단계) «

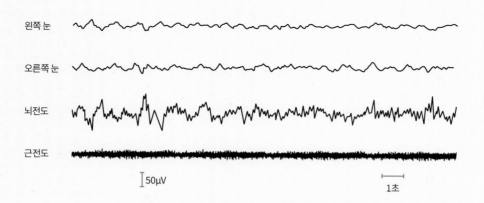

왼쪽 눈

오른쪽 눈

뇌전도

근전도

50μV   1초

» N3(4단계) «

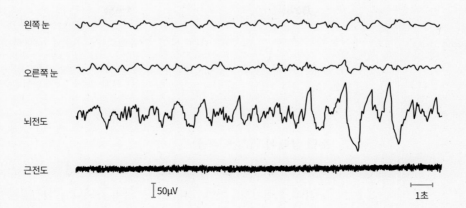

왼쪽 눈

오른쪽 눈

뇌전도

근전도

50μV   1초

N3(3단계/4단계)

느린파형수면 혹은 델타수면delta sleep이라고 알려진 N3 수면에서는 75마이크로볼트 이상의 높은 진폭과 0.5~4헤르츠의 느린 델타파가 출현하는 특징이 있는데, 느린 델타파의 비율이 20퍼센트 이상을 유지한다. 레흐트샤펜과 케일스의 기준에서는 델타파 비율이 20~50퍼센트일 때 3단계라고 봤으며, 그 비율이 50퍼센트를 넘으면 4단계로 분류했다. 미국수면학회의 새 기준에서는 이 둘을 하나로 합해 N3로 분류하고 있다.

» 렘 «

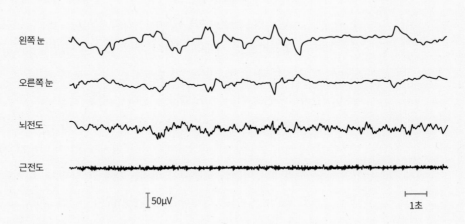

왼쪽 눈

오른쪽 눈

뇌전도

근전도

50μV   1초

렘수면

렘수면 상태에서 뇌파는 N1 수면과 비슷한 혼합된 주파수를 보인다. N2 수면과 달리 수면방추와 K복합파는 나타나지 않는다. 또한 근전도를 통해 근긴장이 상당히 줄었음을 알 수 있다. 이 시기에 안전도(22쪽 '안전도' 참고)상에는 급속한 안구의 움직임이 포착된다.

렘수면과
비렘수면의
사이클

밤새 나타나는 수면의 양상

The REM-NREM cycle
Sleep patterns through the night

수면의 단계는 예측 가능한 순서로 나타나며 90~100분마다 반복된다. 보통의 성인은 밤에 불을 끄고 잠들기까지 '수면잠복기'라는 깨어 있는 시간을 갖는다. 그 후 비렘수면의 N1, N2, N3 단계에 진입하고 약 90분 후 렘수면이 시작된다(수면에 들면서부터 렘수면이 시작되기까지를 '렘수면 잠복기'라고 한다). 렘수면과 비렘수면의 사이클은 밤새 이어지는데 보통 하룻밤 자는 동안 4~6번의 사이클이 발생한다. 사이클을 측정하는 방법에는 여러 가지가 있다. 그중 가장 보편적인 방법은 렘수면 시작 시점부터 다음 렘수면 시작 때까지를 재는 것이다.

수면 상태에 미치는 영향

밤새 렘수면과 비렘수면은 약간의 변화를 보이면서 나타난다. 첫 비렘수면에서는 N3 단계의 느린파형수면이 상대적으로 많이 나타나다가 점점 줄어든다. 느린파형수면의 양은 잠들기 전 깨어 있던 시간에 따라 달라진다. 오래 깨어 있을수록 느린파형수면이 더 많아진다. 그래서 마지막으로 잤던 시간부터 멀리 떨어진 오후 시간에 낮잠을 자면 오전에 낮잠을 잘 때보다 느린파형수면이 더 많아진다. 비슷한 원리로 낮에 잠을 자고 밤에 잠자리에 든다면 마지막 잠을 잤던 시간으로부터 그리 오래되지 않았기 때문에 느린파형수면이 줄어든다.

느린파형수면과 달리 렘수면은 첫 사이클에서 비교적 짧게 진행되다가 뒤로 갈수록 점차 길어진다. 이런 진행은 노년층이나 우울증을 앓는 사람에게는 뚜렷하지 않을 수 있다. 느린파형수면은 수면 시기에는 그리 영향을 받지 않는다. 하지만 아주 오래 잠을 자거나 일시적으로 시계나 시간의 개념이 없는 실험 환경처럼 고립된 공간에 있으면 약 12시간마다 느린파형수면이 발생하는 것을 볼 수 있다. 즉 기본적으로 생체리듬이 느린파형수면에 어느 정도 영향을 준다는 것을 알 수 있다.

느린파형수면과 달리 렘수면의 양은 24시간 중 어느 시기인지에 따라 달라진다. 오후나 저녁보다 오전에 잘 때 렘수면은 더 길게 나타난다. 또한 상대적으로 수면 전 깨어 있던 시간이나 이전의 수면량이 미치는 영향 역시 작다. 나이는 각 사이클마다 나타나는 수면 단계의 길이를 결정하는 중요한 요인이다(5장 참고). 그 예로, 느린파형수면은 유아나 아동에게서는 상대적으로 많이 나타나는데, 나이가 들수록 점차 줄다가 노년기에는 거의 사라진다.

» 보통의 젊은 성인의 수면 단계 «

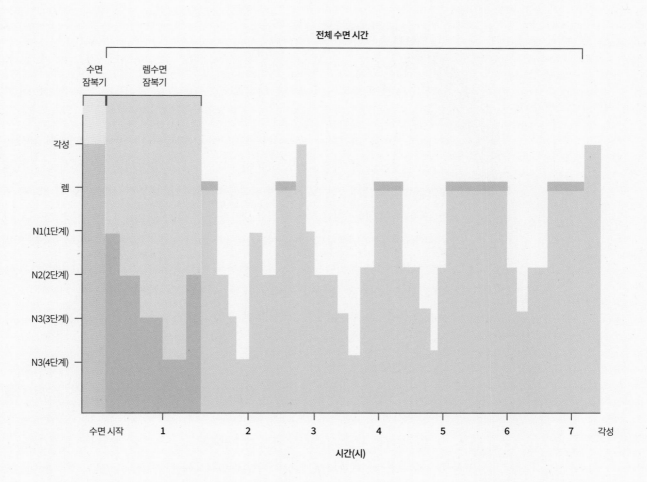

밤새 지속되는 수면의 진행 과정

보통의 성인에게서 보이는 수면의 단계다. 렘수면과 비렘수면이 합친 한 사이클이 약 90분간 지속되는 것을 볼 수 있다. 첫 렘수면은 상대적으로 짧으며 밤이 깊어질수록 길어진다. 수면잠복기와 렘수면 잠복기라는 흥미로운 용어는 각기 불이 꺼지고 잠이 들기까지의 시기와 잠이 든 후부터 첫 렘수면이 발생할 때까지 걸리는 90~110분의 시간을 의미한다.

수면은 어떻게
연구되는가?

수면 기록

How are sleep studies performed?
Recording sleep

수면의 단계는 뇌전도, 근전도, 안전도까지 이 세 가지에 대한 정보와 그 기록으로 분류된다. 현대 임상 수면 연구에서는 넓은 범위의 기타 생리적 활동에 대한 평가도 이뤄지며 수면다원검사를 사용한다. 또한 부가적으로 심전도, 흉부 움직임, 혈중 산소 농도(116~118쪽 참고)를 측정하여 임상의 수면장애를 판단한다.

뇌전도

뇌전도는 두피 중앙과 앞뒤에 부착한 10센트 동전 크기만 한 작은 금속 컵 모양의 전극을 통해 기록되는 정보다. 대개 단극도출單極導出을 이용해 이뤄지는데, 이는 두피에 배치된 활성전극과 상대적으로 비활성된 부분에 배치한 전극(유양돌기 위와 귀 아래 놓인 전극)을 비교하는 방식이다. 또 두 개의 활성전극 사이의 전위차를 비교하는 쌍극도출雙極導出이 사용되기도 하는데, 이는 임상의 각성 뇌파 검사에서 더 일반적으로 쓰인다. 이 방식들은 모두 같은 원리에 따른다. 두 부분의 전위차를 확대하여 필요한 주파수 대역(일반적인 수면 중 뇌파 대역은 0~30헤르츠)만 걸러 기록하는 것이다. 다원기록기에는 1950년대부터 수십 년간 19세기 초의 연구자들이나 쓸 법한 갈바노미터가 사용돼왔다. 갈바노미터의 침은 잉크 펜으로 되어 있어서 종이 위에 선으로 흔적을 남겼다. 이후 '펜대 좀 잡았던' 갈바노미터는 신호를 디지털로 변환하여 기록하고 그 내용을 컴퓨터 모니터에 띄우는 장치들에게 자리를 내주었다.

근전도

근전도는 근긴장을 측정하기 위해 사용된다. 일반적으로 두 전극을 턱 아래(턱 끝)에 붙여서 기록한다. 근전도는 뇌전도보다 훨씬 고주파이며 그 선이 굵을수록 근육이 긴장했다는 것을 의미한다. 이는 렘수면에서 특징적으로 나타나는 근육 활동 저하를 기록하는 데 유용하다. 임상의 수면다원검사에서 한 쌍의 근전도 전극을 다리(전경골근)에 부착하여 주기성 근경련증의 증상인 급격한 다리의 움직임을 기록하기도 한다(117쪽 참고).

안전도

안전도는 눈꺼풀의 외부 안각(위아래 눈꺼풀이 만나는 눈 끝 접합부) 피부 위에 부착한 전극을 통해 얻은 정보의 기록이다. 눈 앞쪽은 뒤쪽보다 양극陽極이기 때문에 눈을 좌우로 움직이면 전극이 그 움직임을 기록한다. 이 검사는 가끔 N1 수면에서 보이는 느린눈운동과 더 주요하게는 렘수면을 뜻하는 빠른눈운동을 감지하는 데 쓰인다.

» 수면을 측정하는 방법 «

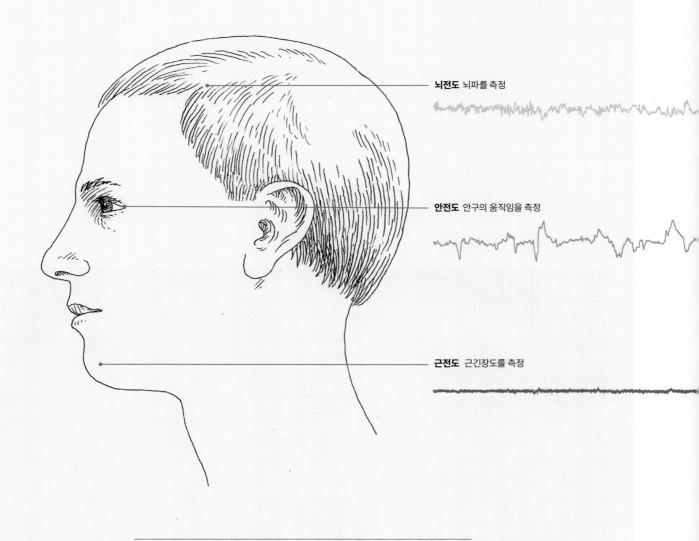

뇌전도 뇌파를 측정

안전도 안구의 움직임을 측정

근전도 근긴장도를 측정

수면의 단계

수면 기록은 아주 다양한 생리적 현상을 측정한다. 그중 뇌전도, 안전도, 근전도는 수면 단계를 결정하는 데 필요한 가장 기본적인 기록 정보다.

비렘수면 동안 몸에는 어떤 변화가 일어나는가?

비렘수면의 생리

What changes occur in
the body in NREM sleep?
The physiology of NREM sleep

비렘수면에 들면 생리 기능에 많은 변화가 생긴다. 근전도는 각성 상태 때보다 살짝 낮으면서 안정적으로 나타난다. 그러나 전반적으로 근육이 여전히 긴장되어 있다. 호흡기관에도 많은 변화가 일어난다. 뇌에서 횡격막과 흉곽 호흡근(호흡 펌프 근육)으로, 그리고 상기도를 개방시켜주는 근육으로 보내는 신호가 약해진다. 그래서 상기도를 통과하는 기류의 저항이 증가하게 된다. 잠이 들면 일시적으로 호흡이 불규칙해지는데 이 현상을 '주기변동호흡periodic breathing'이라고 한다. 특히 N3 수면(느린파형수면)에서 전체 '분시환기량分時換氣量'이 감소한다. 이는 호흡률보다는 매 호흡마다 전체 공기의 양이 줄기 때문에 일어나는 현상이다.

종합적으로 비렘수면 상태에서 자율신경계 기능은 대체로 유지되며, 부교감신경계가 교감신경계에 비해 상대적인 우위를 점한다. 심장 기능에는 큰 변화가 없지만 숨

» **수면 단계 동안의 뇌 활동** «

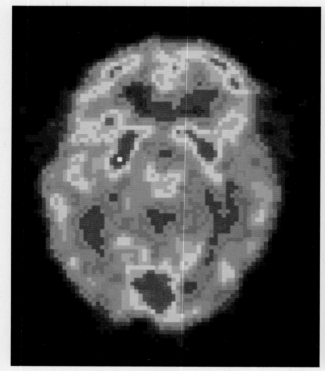

각성

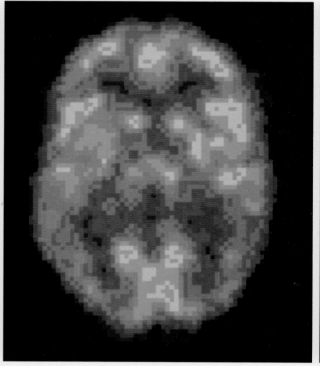

비렘

을 들이마시면 심박수가 약간 빨라지고 내쉴 때 다시 느려진다. 이는 일반적인 현상이라서 호흡에 의한 이 정도의 변화도 없다면 질병이나 노화와 관련 있는 것이다. 또 렘수면 때는 각성 상태와 비슷한 수준을 보이는 뇌혈류와 뇌 활동이 N2(2단계)에서 소폭, N3(느린파형) 수면에서 대폭 감소한다. 양전자방출단층촬영술positron emission tomography, PET은 수면 동안 뇌에서 일어나는 변화를 보여주는 데 이용된다. 비렘수면 중에는 뇌 활동량의 감소가 뇌 전반에서 일어나는데 대뇌겉질과 피질하조직에서 특히 더 두드러지게 발생한다. 이러한 감소는 비렘수면이 진행될수록 심화된다.

» 자율신경계 «

이 장에서 우리는 중추신경계를 구성하는 뇌와 척수에 대해 주로 다뤘다. 그런데 우리 몸에는 이 외에도 말초신경계와 그중에서도 중요한 부분인 자율신경계가 있다. 이 자율신경계는 신체의 내부 환경을 조절하는 기능을 갖고 있다. 자율신경계를 이루는 두 계통은 각각 중추신경계로부터 온 섬유를 신체 전반의 세포 그룹(신경절)으로 전달하면서 신경세포를 각 기관에 분포시킨다.

교감신경계는 일반적으로 우리 몸이 응급 상황을 대비하거나 신속한 대처를 하도록 만들어준다. 신경절 이후 신경세포는 에피네프린(아드레날린) 또는 노르에피네프린(노르아드레날린)을 분비해 장기에 영향을 준다. 이런 부분이 수면과 관련 있으며, 특히 렘수면과 각성 상태와 연관이 있다.

부교감신경계는 '휴식과 소화'를 담당하며 몸을 차분하게 하는 역할을 한다. 부교감신경계의 신경절 이후 신경세포는 아세틸콜린을 분비한다. 일반적으로 교감신경과 부교감신경은 서로 상반된 작용을 한다. 부교감신경은 비렘수면에서 상대적으로 우세하게 작용한다.

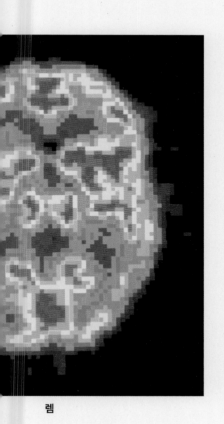

렘

수면 중 뇌에서 일어나는 변화
양전자방출단층촬영술은 각성 상태, 비렘수면, 렘수면 상태에서 뇌의 이미지를 스캔한다. 이를 위해 방사선 표지가 된 글루코스 분자를 정맥주사로 주입한다. 작용이 더 활발하게 일어나는 뇌의 부위는 표지가 된 글루코스 분자를 더 많이 흡수한다. 이때 방출된 광자의 양과 그 위치가 기록되고 뇌의 절편을 보는 것 같은 영상을 보여준다. 활동량이 가장 많은 곳은 빨간색으로, 가장 적은 곳은 파란색으로 표시된다. 각성 상태의 뇌에서는 많은 부위가 활동하고 있는 것을 볼 수 있는 반면 비렘수면일 때는 대체로 그런 부위가 많지 않다. 렘수면에서 뇌의 활동량은 흡사 깨어 있을 때와 비슷한 양상을 보인다.

렘수면 동안
몸에는
어떤 변화가
일어나는가?

렘수면의 생리

What changes occur in
the body in REM sleep?
The physiology of REM sleep

앞서 말한 것처럼 렘수면에서는 특징적으로 낮은 진폭과 가파른 곡선이 혼합된 주파수 파형이 나타난다. 그리고 마치 시각적으로 무언가를 뒤쫓는 것 같은 안구의 움직임이 안전도에 기록된다. 턱 근전도를 통해 곡선의 폭(높이)이 좁아진 것을 볼 수 있는데, 이는 근육의 긴장이 풀린 것을 의미한다. 뇌파는 작은 협곡 같은 파형을 띠는 세타 리듬의 변이인 '톱니파sawtooth wave'로 나타난다. 이 단계에서는 수면방추나 K복합파는 나타나지 않는다. 안구의 움직임이 렘수면 때마다 발생하지는 않으나 낮은 진폭, 혼합 주파수 파형, 낮은 근전도는 수면방추나 K복합파가 보이기 전까지 렘수면의 특징으로 기록되는 요소들이다. 안구의 움직임이 나타나기 시작하면 종종 그 전체 양은 안구의 움직임이 차지하는 구간 비율로 측정되며, 이를 '렘수면 밀도'라 한다. 우울증이 있다면 렘수면 밀도는 높아진다.

렘수면 동안 턱 근전도는 낮게 나타나는데, 이는 신체의 주요 근육계가 상당히 이완됐다는 뜻이다. 그러나 횡격막은 예외이며 거의 영향을 받지 않는다. 이러한 현상은 뇌줄기의 한 부분인 다리뇌의 영역에서 발생하는 활동 때문에 일어난다. 청반 부근인 이 영역은 척수로의 신경로 하행을 일으켜(피개척수로) 근긴장도를 조절하는 척수 내 신경세포를 억제한다. 2장에서 보겠지만, 청반 부근의 손상은 렘수면에 들어간 동물이 근긴장도를 유지하게 하고 꿈속에서 하는 것으로 보이는 행동이 나타나게 한다.

양전자방출단층촬영술 역시 렘수면을 연구하는 데 사용된다. 각성 상태와 비교해서 상대적으로 활동이 적어지는 부분(외측 전전두 피질)도 있지만, 감정, 욕구, 기억처리, 동기, 인식 및 기타 과정에 관여하는 변연계와 주위 변연계 영역에서는 활동이 활발하게 나타난다. 렘수면 시 안구가 움직이는 시기는 특히 각성, 집중, 감정과 관련된

» 렘수면 유도 «

렘수면의 흥미로운 점은 인간이 약물을 이용해 렘수면을 유도할 수 있다는 것이다. 앞으로 이야기하겠지만, 아세틸콜린acetylcholine은 뇌와 부교감신경계에서 중요한 신경화학물질이다. 이 물질의 기능을 향상하는 약품은 다양한 의학적 목적으로 사용된다. 1950년대부터 이 약을 복용한 일부 환자들이 꿈을 더 꾸게 됐다는 보고가 있었고, 1960년대에는 항콜린에스테라아제anticholinesterase 성분이 들어간 특정 살충제에 노출된 산업 노동자들에게서 렘수면이 상당히 증가했다는 것이 밝혀졌다. 이러한 관찰을 기반으로 미국 국립정신건강연구소National Institute of Mental Health 과학자들은 일반 성인 실험 대상자들에게 수면 동안 콜린성 기능을 증가시키는 파이소스

티그민physostigmine을 정맥주사로 투여했다. 이 약품을 투여하고 35분 후 대상자들은 N2 수면에 들어가게 되고 몇 분 후 렘수면이 시작된다. 이때 식염수(소금물)를 투여하면 대개 수면을 개시하고 90분 후 발생하는 렘수면이 50~55분 후에 발생하게 된다. 이러한 연구들을 통해 콜린성 활동이 뇌에서 렘수면을 일으키는 데 중요한 역할을 한다는 것을 알 수 있다. 실제로 동물을 대상으로 콜린성 약물인 카르바콜carbachol을 다리뇌 내부에 있는 입 쪽 다리뇌 그물핵에 투여한 결과 렘수면이 발생했다. 다리뇌 뒤에는 '렘온REM-on 세포'라는 신경세포들이 있는데, 이 신경세포들이 렘수면이 시작되면 아세틸콜린을 분비한다.

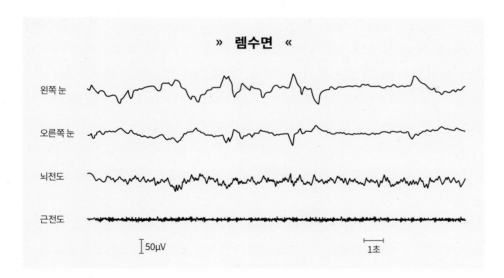

» 렘수면 «

왼쪽 눈

오른쪽 눈

뇌전도

근전도

50μV   1초

렘수면 동안의 변화

렘수면 동안 뇌파에는 낮은 진폭과 혼합 주파수 파형이 나타나는데 N1 수면과 많은 면에서 비슷하다. 렘수면 동안 양쪽 눈이 마치 무언가를 쫓는 듯 같은 방향으로 빠르게 움직이고, 근긴장도는 최소한으로 나타난다.

중요 영역의 활동과 연관이 있다.

빠르게 움직이는 안구 때문에 렘수면이라 불리게 되었지만, 사실 렘수면 동안에는 그 외 다양한 생리적 변화가 일어나며 그로 인해 각성 상태나 비렘수면과는 확실히 구분된다. 이런 변화 중 대다수는 자율신경계 조절로 일어난다. 호흡이 불규칙해지고 호흡과 관련 있는 흉벽과 목 근육 긴장도가 많이 낮아진다. 이산화탄소 수치가 높아지면 호흡을 통해 더 많은 공기를 들이마셔 혈중 이산화탄소를 조절해야 하는데, 이런 조절 기능은 비렘수면 때 이미 떨어지기 시작하여 렘수면 때에는 거의 조절 기능을 잃는다. 호흡 조절과 관련해 나타나는 다양한 변화가 또 다른 결과를 불러오기도 한다. 폐쇄수면무호흡(114~115쪽 참고)을 앓는 환자를 관찰해보니, 가장 심각한 무호흡증이 렘수면 단계에서 발생한다는 것을 알게 됐다. 이 외에도 다른 생리적 변화가 일어난다. 뇌의 온도는 상승하지만, 몸은 외부 온도에 반응하여 땀을 흘리거나 추위에 떠는 반응을 보이지 않는다. 사실상 우리는 렘수면 동안 냉혈동물(변온동물)처럼 변한다.

자율신경계 활동에 변화가 생기면서 나타나는 또 다른 현상은 남성의 음경 팽대(발기)다. 한때 수면 실험 연구에서 측정한 음경 팽대 기록을 이용해 (혈관 질환 같은) 의학적 발기 불능과 불안감 같은 심리적 요인에 의한 불능을 구별하기도 했다. 즉 렘수면에서는 발기 현상이 나타나지만 각성 상태일 때는 그렇지 않다면 그것은 심리적 이유 때문이라는 것이다. 그러나 수면 실험에서는 점차 이 방법을 사용하지 않게 되었다. 우울증으로도 야간에 음경 발기가 원활히 이뤄지지 않을 수 있는 등 훨씬 복잡한 문제였으며, 비뇨기과 전문의들이 집에서 검사할 수 있는 휴대용 시험기를 선보였기 때문이다.

우리는 얼마나 잠을 자고, 얼마나 자야 할까?

수면 시간과 건강

How much sleep do we get, and how much do we need?
Sleep duration and health

사는 동안 우리가 자는 시간의 양은 달라진다. 신생아 때는 16시간 이상이다가 아동기를 거치면서 줄고, 성인기에는 노년기 전까지 큰 변동을 보이지 않는다(5장 참고). 개인별로도 차이가 있는데 이는 유전적 요인에 기인한다. 핀란드와 호주에서 했던 쌍둥이 대상의 두 연구에서는 수면의 질과 양이 다르게 나타나는 이유의 3분의 1 또는 그 이상이 유전적 요인임을 밝혔다. 평균보다 상당한 차이를 보이는 '선천적으로 잠이 적은 사람'과 '선천적으로 잠이 많은 사람'도 있기는 하다. 잠이 적은 사람은 하루에 4~5시간 자는 것으로 충분하고 낮 동안 완벽한 각성 상태를 이룬다. 이렇게 극단적이진 않지만 나폴레옹, 토머스 에디슨, 마거릿 대처 같은 유명인사들은 상대적으로 잠을 적게 잤다고 알려져 있다. 반면 아인슈타인은 평균보다 수면 시간이 길었다고 한다. 잠을 적게 자는 사람과 많이 자는 사람의 성격을 분석한 심리 연구도 있다. 잘 알려진 연구에 의하면, 하루 6시간 미만으로 자는 성인은 더 근면하며 전통적인 규범을 준수하는 경향을 보였다. 이들은 잠을 많이 자는 사람들(하루 9시간 이상)보다 예술성 면에서는 떨어진다. 그리고 베리어블 슬리퍼variable sleeper라고 불리는 유형도 있는데, 이들은 삶이 평온할 때보다 스트레스를 받거나 걱정이 있을 때 잠을 더 오래 잔다.

1960년대 미국 성인은 평균적으로 하루 8시간 잠을 잤다. 하지만 최근 갤럽 여론 조사에 따르면 2005년 수면 시간은 약 7시간이다. 핀란드에서 이루어진 다수의 연구에서는 이보다 살짝 긴 약 7.3시간이라는 결과가 나왔다. 성인 5명 중 1명은 실제로 자신이 잔 시간과 필요한 수면 시간 간에 1시간 이상의 차이를 느꼈다.

수면과 건강

수면의 감소는 높은 사망률뿐만 아니라 다양한 건강 문제와도 관련 있다. 수면 시간이 7시간보다 상당량 적거나 많으면 사망 위험이 최대 12퍼센트 높아진다. 미

잠을 많이 자는 사람과 적게 자는 사람

알베르트 아인슈타인은 평소 밤에 10시간씩 잤다. 반대로 나폴레옹은 적게 잤으나 원기 회복을 위해 짧게 낮잠을 잔 것으로 유명하다. 선천적으로 나폴레옹은 적게 자는 편이었고, 전쟁이라는 압박으로 수면 시간이 더 제한적이었을 것이다. 워털루전투에서 그가 미심쩍은 판단을 내린 것이 수면 박탈 때문이라고 추측하는 사람들도 있다.

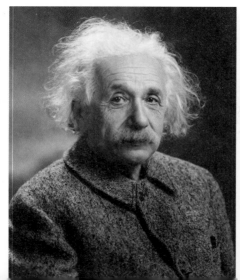
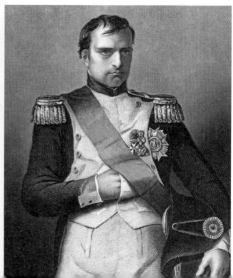

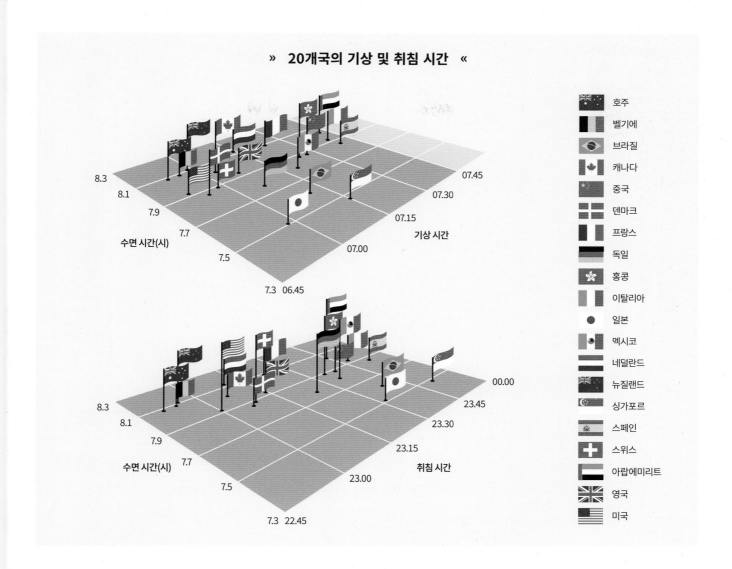

» 20개국의 기상 및 취침 시간 «

범례:
호주, 벨기에, 브라질, 캐나다, 중국, 덴마크, 프랑스, 독일, 홍콩, 이탈리아, 일본, 멕시코, 네덜란드, 뉴질랜드, 싱가포르, 스페인, 스위스, 아랍에미리트, 영국, 미국

국 질병통제예방센터는 수면 부족이 고혈압, 당뇨, 우울증, 비만 같은 질병의 유발과도 연관이 있다고 지적했다. 구체적인 예로, 잠을 적게 자는 사람은 어른, 아이 할 것 없이 모두 비만의 위험성이 높고 성인의 경우 잠을 적게 자는 사람과 많이 자는 사람 모두 2형 당뇨 발병 위험성이 높다. 고혈압과 관련해서도 비슷한 연구가 있지만 그 결과가 명확하지 않다. 여성의 경우 잠을 적게 자면 관상동맥질환에 걸릴 가능성이 높아진다. 적은 수면 시간과 건강에 대해서는 3장에서 더 자세히 다룰 것이다. 이러한 발견을 통해 그 메커니즘을 추정해보는 일은 매우 매력적이다. 예를 들어 수면 시간이 적으면 건강 증진을 위한 기능이 수면 동안 원활히 이뤄질 시간이 충분하지 않다고 예상해볼 수도 있다. 하지만 이 모든 것은 연관관계일 뿐 그 인과관계가 입증된 것은 아니다. 인

세계의 다양한 수면 습관

스마트폰 애플리케이션 ENTRAIN을 이용해 각 국가의 취침 시간과 기상 시간을 측정했고, 이를 통해 다양한 습관을 엿볼 수 있었다. 국가 간 수면 시간의 차이는 기상 시간보다 취침 시간과 더 연관성이 높아 보였다. 각국의 전체 수면 시간은 기상 시간보다 평균 취침 시간을 통해 더 예측하기가 쉬웠다. 55세 이상에서는 수면 습관의 차이가 적게 나타난다는 면에서 나이는 큰 영향을 미쳤다. 야외에서 빛에 많이 노출된 사람은 더 일찍 취침하고 수면 시간이 길었다. (Walch 외, 2016)

평균 수면 시간에 대한 미국 노동통계국 Bureau of Labor Statistics의 「2015년 미국인의 시간 사용 실태 조사American Time Use Survey 2015」를 보면 나이와 성별은 인간의 총 수면량에 지대한 영향을 미친다고 한다. 개인별로 차이가 크게 나타나지만 이 표를 통해 많은 인구에서의 전반적 평균값을 알 수 있다.

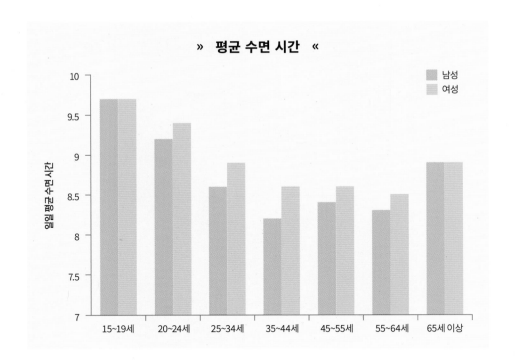

» 평균 수면 시간 «

지하지 못한 다른 요인에 의해 잠을 적게 자게 되고 원치 않는 건강상의 문제를 겪을 수도 있다.

건강한 수면이란 단순히 수면을 박탈당하지 않는 것보다 훨씬 많은 것을 의미한다. 미국 수면 과학자 대니얼 바이시(1958~)는 건강한 수면에는 시간, 지속성, 시간대, 건강하게 각성 상태를 유지할 수 있는 능력, 수면에 대한 주관적 만족감이 포함된다고 강조한다. 바이시는 수면 건강에 대해 이렇게 정의했다. "수면 건강은 개인적·사회적·환경적 요구에 맞춰 나타나는 수면과 각성 상태의 다차원적 성질로 신체적·심리적 행복을 촉진한다. 수면 건강은 주관적 만족, 적정한 시간대, 충분한 양, 고효율, 깨어 있는 시간 동안 지속되는 각성 상태에 따라 특징지어진다."

우리에게 필요한 수면의 양은?

앞에서는 우리가 얼마나 자는지에 대해서 이야기했다. 이와 관련이 있긴 하지만 조금 다른 질문을 해보겠다. 우리는 얼마나 자야 할까? 우리는 아직 수면의 기능을 부분적으로만 알고 있어서 필요한 수면의 양을 정의하기가 어렵다. 가장 일반적으로는 낮 시간 동안 건강한 각성 상태(72쪽 수면 기능에 대한 논의 참고)를 촉진하는 것을 수면의 주요 기능이라고 생각할 것이다. 그렇다면 낮 동안 각성과 활력 면에서 객관적으로도 주관적으로도 적정 상태를 유지해줄 만큼의 수면이 필요하다. 이를 연구하는 방법 중 하나는 수면이 부족하지 않은 사람의 수면 습관을 측정하는 것이다. 성인을 대상으로 길게 수면할 기회를 며칠간 주었고 그간 부족했던 잠을 보충하게 했더니 이들의 평균 수면량은 7.5~8.5시간이며, 주로 8.17시간으로 나타났다. 수면 박탈이란 줄어든 수면량 때문에 각성 상태와 일상생활 기능에 문제가 생기는 것을 의미한다. 수면이 박탈된 사람은 '수면 빚'을 지게 되고 기회가 주어지면 빚을 갚기라도 하듯 오랫동안 잠을 잔다. 이것은 수면의 기본 원리인 '항상적인 수면 욕구'의 예시이기도 하며 자기 조절을 하는 수면의 기본 성질을 보여준다.

수면 빚

수면 빚을 지고 이를 갚기 위해 장시간 잠을 자는 것은 돈을 빌렸다가 갚는 것처럼 간단하지 않다. 돈이라면 어쩌다 수중에 현금이 들어오면 그것으로 빚을 갚으면 된다. 그러면 모두가 만족한다. 그러나 수면 빚의 경우는 훨씬 복잡하다. 급성 수면 박탈 후에 보충하는 수면의 양은 이전에 자지 못한 시간보다 적을 수 있다. 그리고 다른 복합적 요소에 의해 수면의 보충이 제한될 수 있다. 예를 들면, 많은 수면 과학자가 밤새 자고 있는 환자를 대상으로 연구를 하다가 오전 7시경 집에 가 잠을 이루고 11시나 정오쯤에 매우 피곤한 상태로 일어나는 경험을 한다. 이 경우 주로 체내시계나 24시간 주기 메커니즘 같은 다른 요인이 작용하다 보니 자야 하는데도 쉽게 잠이 들지 않는다. 비슷한 경우로, 심각한 수면 부족을 겪는 사람에게 원하는 만큼 잘 수 있게 해주면 그 첫째 날 밤에 굉장히 오래 자지만 이튿날 각성 상태를 측정해보면 여전히 졸린 상태로 나타난다. 일반적인 각성 상태로 돌아가기 위해서는 며칠 동안 잠을 충분히 자야 한다. 한 예로 마취학과 의사들은 이틀간 호출이 전혀 없었는데도 매우 졸려 하는 경우가 있다. 우리는 3장에서 수면 박탈에 대해 더 자세히 이야기할 것이다. 하지만 여기서 중요한 메시지는 수면은 항상적인 수면 욕구를 통해 자동 조절이 가능하다는 것이다.

수면 빚이 쌓이면 생리적으로 어떠한 결과가 생길까? 한 가지 가능성은 뇌가 스스로 청소할 시간이 부족해진다는 것이다. 뇌에는 혈관 근처로 지나가는 다량의 '관'이 있는데, 몸의 노폐물이 여기에 쌓였다가 몸 밖으로 배출된다. 이런 시스템은 성상교세포라고 불리는 신경교세포(비신경세포)에 의해 이루어지며 '글림프 시스템glymphatic system'이라고 한다. 이 과정은 수면 중에 훨씬 효율적으로 이뤄진다. 그래서 충분히 잠을 자지 못하면 청소를 하는 뇌의 능력이 약화된다.

젖은 생리학과 마른 생리학

수면과 각성 상태에 관한 (젖은) 화학전달물질과 (마른) 전기 현상

Wet and dry physiology
Chemical transmitters (Wet) and
electrical phenomena (Dry) involved in
sleep and waking

1918년 인류 역사상 최악의 재난이 발생했다. 전 세계적으로 창궐한 악성 독감에 약 5억 명이 감염되었고 500만에서 1억 명이 사망하기에 이르렀다. 이는 중세시대 발병한 흑사병보다 많은 사망자를 낸 것이다. 같은 시기에 기면성 뇌염이라는 바이러스성 뇌염이 발생했다. 신경계에 손상을 일으키는 이 병으로 약 50만 명이 사망했다.

수면은 수동적인 상태인가?

오스트리아의 정신과 의사이자 신경학자인 콘스탄틴 폰 에코노모(1876~1931)는 알로이스 알츠하이머 밑에서 공부했고 이탈리아 북부에 위치한 남티롤 지방에서 비행기 조종사로 근무했다. 악성 독감이 발생할 무렵 에코노모는 신경계 질환을 앓고 있는 군사들을 치료하기 위해 빈으로 돌아갔다. 거기서 그는 심각한 수준의 과도 수면 증상을 보이는 뇌염 환자들과 만성 불면증을 앓고 있는 사람들에게 관심을 갖게 되었다. 그는 졸림 현상은 뇌줄기와 후시상하부 손상과 연관 있고, 불면증은 기저전뇌basal forebrain와 선조striate structures 손상과 연관이 있다고 보았다. 이것이 최초로 수면 및 수면 조절 기능과 두뇌의 특정 부위 간의 연관관계를 찾아낸 관찰이었다. 벨기에 출신의 신경생리학자로 제1차 세계대전 당시 기병대에서 의사로 복무했던 프레더릭 브리머(1892~1982)는 1930년대에 고양이의 수면과 각성 상태에 대해 연구했다. 이 연구를 통해 뇌줄기로부터 대뇌로 정보 전달이 안 되는(상위이단뇌上位離斷腦, cerveau isolé) 고양이의 경우 느린 고진폭의 수면 뇌파가 나타나며 수면과 비슷한 상태를 유지하고 쉽게 각성 상태가 되지 못한다는 것을 알게 됐다. 반대로 척수에서 뇌줄기로 정보 전달은 안 되지만 대뇌와 뇌줄기의 연결은 유지되는(분리된 뇌encephale isolé) 경우 고양이는 각성 상태의 행동과 뇌파를 보였다. 이에 대해 브리머는 외부 자극이 뇌줄기로 이어지는 뇌신경을 통해 뇌로 전달되어야 잠에서 깰 수 있다는 해석을 내놓았다. 그리고 수면은 일종의 휴면 상태로 인지되며, 아무런 자극이 없을 경우 동물은 수면 상황으로 돌아가게 된다고 했다. 이 같은 관점은 1940년대 이탈리아 연구원 주세페 모루치(1888~1973)와 미국의 호러스 윈첼 매군(1907~1991)에 의해 더욱 힘을 얻었다. 이들은 뇌줄기에서부터 대뇌겉질과 뇌줄기 위에 있는 중간뇌 사이에 위치한 시상으로 뻗어 올라가는 세포 확산망을 발견했다. 이 신경세포들은 감각 입력에 의해 활성화되지만 특정 감각 정보를 가져오지는 않는다. 오히려 일반적인 자극 정보는 시상을 통해 대뇌겉질로 전달되고 또 다른 경로를 통해 시상하부와 기저전뇌로 전달된다. 망상활성계網狀活性系, reticular activating system, RAS의 전기적 자극은 수면 중인 동물이 깨어나게 만든다. 대뇌에 자극이 없으면 시상과 뇌줄기 하부에 있는 망상활성계가 대뇌겉질에서 신경세포 점화를 동시에 발생시켜 느린파형수면을 일으킨다. 그래서 수면은 자극이 없는 상황에서 발생하는 일종의 수동적 상태로 여겨지게 된 것이다.

수면에 대한 수동적 조절과 능동적 조절

그로부터 몇 년 후에 진행한 두 종류의 연구는 수면이 수동적 상태라는 관점에 의문을 불러일으켰다. 우선 두뇌의 여러 부분을 자극하면 잠을 깨우는 대신 수면을 유도한다는 것을 발견하게 되었다. 뇌줄기, 시상, 기저전뇌를 포함한 뇌의 이런 부분들에 자극을 주면 수면이 발생한다는 관찰을 통해, 수면은 충분한 자극이 없을 때 자연적으로 발생하는 기본값이 아닌 능동적으로 조절되는 과정이란 것을 알게 되었다.

렘수면의 발견으로 수면을 수동적 상태로 보는 개념에 대한 반박이 또다시 나왔다. 렘수면이 발견되기 전 너새니얼 클라이트먼(이후 렘수면을 발견한 인물, 14~15쪽 참고)은 수면은 얼음과 같고 각성은 반대로 물과 같다고 표현했다. 이후 수면에는 렘과 비렘이라는 서로 다른 상태가 정교한 조절 체계에 의해 주기적으로 발생했다가 사라진다는 것을 알게 되었고, 수면을 수동적이라고 보는 관점을 재고할 필요성이 생겼다. 더불어 뇌의 특정 부위에 전기적 자극을 주면 수면을 유도할 수 있다는 것을 알게 되면서 수면은 능동적으로 조절되는 현상임이 밝혀졌다.

수면을 수동적인 상태라고 생각했던 때는 '마른 신경생리학'이라고 불리는 전기 현상 안에서 수면의 발생 원리에 대한 대부분의 이론이 생겼다. 예를 들어, 망상활성계 신경세포의 피로나 수면을 발생시키는 감각 자극의 감소가 수면을 촉진한다고 예상하거나, 수면이 어떤 면에서는 배터리를 충전하는 것과 비슷한 과정이라고 추측하기도 했다. 그러나 능동적 수면 조절에 대한 관찰이 많이 이루어지면서 전기 현상만으로는 이를 파악하기가 어려워졌다. 가령 렘수면과 비렘수면이 포함된 90분 사이클 혹은 며칠 밤이고 지속된 수면 박탈로 증가한 렘수면을 이르는 렘반동현상REM rebound phenomenon은 일반적으로 1000분의 1초로 기록되는 신경세포의 전위 변화와 일치되기 어려웠다. 길게 지속되는 이 과정은 두뇌의 화학전달물질을 연구하는 '젖은 생리학'이라는 관점에서 연구하는 것이 더 옳아 보였다.

» **망상활성계 경로** «

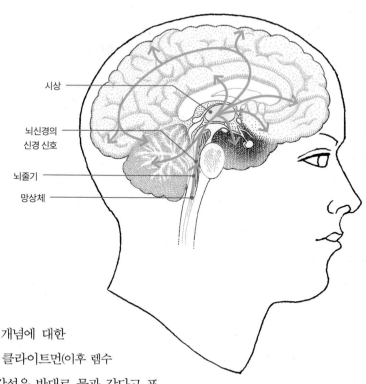

시상

뇌신경의
신경 신호

뇌줄기

망상체

신호 활성화

뇌줄기에서 시상으로 상행하는 망상활성계의 주 경로를 통해 신호를 피질로 보낸다. 다른 경로는 시상하부와 기저전뇌로 이어진다. 망상활성계는 감각의 입력으로 자극받지만 특정 감각 정보를 제공하지는 않고 오히려 일반적인 활성 신호를 보낸다. 즉 망상활성계 부위에 전기적 자극을 주면 각성이 발생한다.

신경전달물질 경로

신경전달물질과 수면 조절 역할

Neurotransmitter Pathways
Neurotransmitters and their role in sleep regulation

1960년대 두 종류의 연구를 통해 신경전달물질을 관찰해야 할 이유가 생겼다. 첫 연구에서는 뇌에 주입한 세로토닌serotonin이나 노르에피네프린norepinephrine 같은 신경전달 화학물질이 수면과 각성에 많은 영향을 준다는 것을 보여주었고, 두 번째 연구의 발견을 통해 두뇌의 신경화학물질을 함유한 신경세포의 경로를 추적할 수 있게 되었다. 이는 신경전달물질의 한 종류인 카테콜아민catecholamine을 포름알데히드에 노출시키는 방식을 이용한 것이다. 노출된 카테콜아민은 발광을 하기 때문에 이런 물질을 함유하는 경로를 특수 현미경을 통해 조직 절편에서 추적할 수 있게 된 것이다. 이러한 발견 전까지는 폭넓게 분산된 망상활성계에서 그 경로를 추적하기가 매우 어려웠다.

세로토닌

세로토닌을 함유한 신경세포는 대부분 중간뇌 하부와 다리뇌에 있는 배측봉선핵dorsal raphe nucleus(등쪽솔기핵)이라고 하는 중간선 구조에 집중되어 있다. 신경섬유는 여기에서부터 시상하부와 시상으로 구성된 사이뇌와 피질로 상행한다. 신경계에서 세로토닌이 맡은 역할은 다양하다. 수면과 각성뿐만 아니라 기분, 체온, 식욕, 기억, 시교차상핵(주요 체내시계) 활동에 관여한다. 창자 운동 조절과도 연관이 있다.

뇌 구조

수면과 관련된 중요한 구조에는 뇌줄기(숨뇌, 다리뇌, 중간뇌 형성), 시상(대뇌와 중간뇌 사이 위치), 시상하부(아몬드 크기이며 뇌줄기에 위치한 구조)가 있다. 시상하부는 수면과 각성을 조절하는 다양한 핵을 갖고 있으며, 체온 조절과 내분비기관 및 24시간 주기 리듬을 포함한 기타 생리적 과정과 수면을 연관 지어주는 중추 역할을 한다.

» 뇌의 수면 조절 «

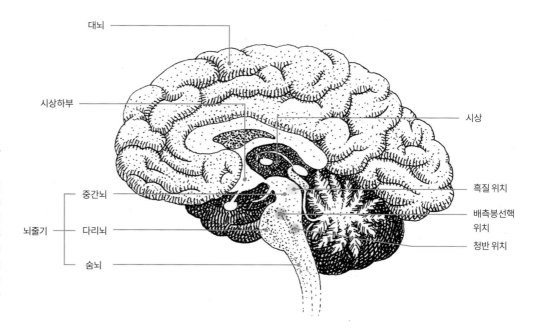

대뇌

시상하부

시상

중간뇌

뇌줄기

다리뇌

숨뇌

흑질 위치

배측봉선핵 위치

청반 위치

노르에피네프린

다리뇌의 청반(파란 핵)에 가장 집중된 노르에피네프린(노르아드레날린) 신경세포는 망상체에 널리 분포한다. 섬유는 사이뇌, 전뇌, 소뇌로 상행한다. 중추신경계에서 노르에피네프린의 역할은 우리를 잠들게 하고 깨우는 것이며 또한 각성 시 집중력에 영향을 미친다. 에피네프린(아드레날린)과 함께 투쟁 도피 반응을 조절하여 심박수를 증가시키고 근육으로의 혈류를 늘리기도 한다.

도파민

도파민dopamine을 함유한 신경세포는 흑질(검은 물질)이라고 알려진 중간뇌 주변과 핵 그리고 기저핵과 외측 시상하부에 집중되어 있다. 이 부위들은 각성과 렘수면 시 활동이 가장 활발한데, 수면 상태일 때보다 깨어 있을 때 피질에 도파민 분비가 더 많이 일어난다. 도파민은 인지적 각성에서도 중요한 역할을 한다고 알려져 있다.

글루탐산염

아미노산인 글루탐산염glutamate은 흥분 신경전달물질로 두뇌 전반, 특히 다리뇌

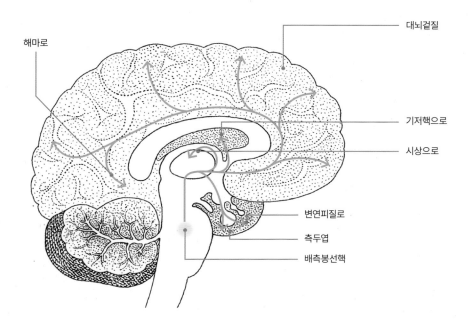

》 세로토닌 경로 《

해마로

대뇌겉질

기저핵으로

시상으로

변연피질로

측두엽

배측봉선핵

세로토닌과 수면

세로토닌성 섬유는 중간뇌 하부와 피질에 있는 배측봉선핵에서부터 시상하부와 시상을 포함한 전뇌 영역으로 상행한 후 대뇌겉질로 널리 분포된다. 세로토닌은 활동성과 각성을 촉진한다.

와 중간뇌 망상체에서 발견된다. 글루탐산염의 경로는 정확히 밝혀지지 않았다. 글루탐산염을 사용하는 신경세포는 뇌줄기에서부터 척수로 하행하면서 렘수면에 나타나는 근육 이완을 일으킨다. 두뇌 곳곳으로 글루탐산염이 분포되면 우리 몸은 각성 상태를 맞게 된다.

아세틸콜린

아세틸콜린 연구에서는 조직형광기법의 이점이 활용되지 못했다. 그러나 배외측 다리뇌뒤판, 중간뇌 망상체, 기저전뇌에서 아세틸콜린을 많이 함유한 신경세포들이 발견되었다. 이 물질은 피질 활성화와 행동 각성에서 중요한 역할을 한다. 각성과 렘수면 상태에서 피질 내 아세틸콜린 분비가 가장 왕성하게 일어나고 비렘수면 상태에서 가장 적게 일어난다.

지금까지 언급한 신경전달물질들은 대부분 뇌줄기에서 상행하여 수면과 각성에 영향을 미치는 것들이다. 결론적으로 노르에피네프린, 아세틸콜린, 히스타민, 글루타민산염, 오렉신/히포크레틴 같은 신경전달물질이 각성을 촉진한다는 것이 밝혀졌다. 세로토닌은 좀더 복잡한 역할을 한다. 5-HT2A 수용체 같은 일부 아형의 자극은 비렘수면을 촉진하지만 전반적으로 세로토닌 활동을 증가시키는 약물은 각성 상태를 일으키는데 일조한다. 각성을 촉진하는 많은 종류의 신경전달물질이 렘수면에도 영향을 미친다(아래 박스 참고).

비렘수면을 촉진하는 신경전달물질에는 감마아미노부티르산gamma-aminobutyric acid, GABA이라는 신경계에서 가장 흔히 볼 수 있는 억제신경전달물질(흥분을 감소)과 아데노신이 있다. 앞서 언급한 것처럼 아세틸콜린은 각성과 렘수면 모두를 촉진한다는 특징이 있다. 오렉신/히포크테린은 외측 시상하부의 신경세포가 생성하는 펩타이드(아미노산 중합체)이며 뇌줄기, 기타 시상하부 영역, 대뇌변연계, 시상 및 뇌 전반에 분비된다. 이들은 신경계를 각성 상태로 만드는 강력한 물질이며, 오렉신 기능 장애는 기면증(130~131쪽 참고) 발병과 연관 있다. 수면 박탈 동안 증가한 오렉신 분비는 같은 시기에 발생하는 식욕 증가(66쪽 참고)와도 관련 있다. 히스타민 함유 신경세포는 뒤쪽 시상하부에 있는 조면유두체핵tuberomamillary nucleus이라고 알려진 시상하부의 한 부분에 위치하며 히스타민을 시상하부, 피질, 뇌줄기 곳곳에 분비한다. 히스타민 활동은 각성 상태를 촉진하는데, 디펜히드라민diphenhydramine 같은 혈액-뇌 장벽을 가로지르는 히스타민 수용체 1길항제는 졸음을 유발한다. 이런 항히스타민제는 처방전 없이 구매할 수 있는 수면 보조제(178~179쪽 참고)로 판매되기도 한다.

수면-각성 조절 모델
마지막 부분에서 설명한 신경화학물질 함유 신경세포는 복잡한 과정을 통해 각성 상태에서 비렘수면 상태로 전환하게 하고 렘수면과 비렘수면이 번갈아 나타나는 사이클 생성에 영향을 미친다. 각성과 비렘수면이 전환되는 메커니즘은 감마아미노부티르산을 분비하는 시상하부의 두 핵(복외측시각교차전핵과 정중시각앞핵)의 신경세포들과 세로토닌, 노르에피네프린, 히스타민, 오렉신을 분비하는 각성 촉진 신경세포들 간의 균형 잡힌 활동에 의해 조절된다. 복

» 각성과 수면을 촉진하는 신경전달물질/신경조절물질 «

각성과 렘수면을 촉진하는 물질	렘수면을 억제하고 각성을 촉진하는 물질	비렘수면을 촉진하는 물질
아세틸콜린	세로토닌	감마아미노부티르산
도파민	노르에피네프린	아데노신
글루탐산염	히스타민	
	오렉신/히포크레틴	

» 수면-각성 사이클의 주요 전달물질 «

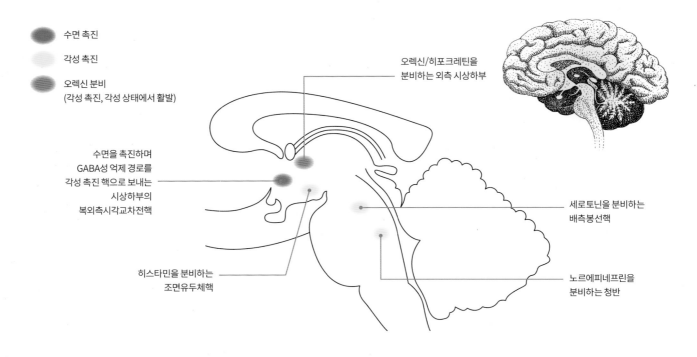

수면 촉진

각성 촉진

오렉신 분비
(각성 촉진, 각성 상태에서 활발)

오렉신/히포크레틴을
분비하는 외측 시상하부

수면을 촉진하며
GABA성 억제 경로를
각성 촉진 핵으로 보내는
시상하부의
복외측시각교차전핵

세로토닌을 분비하는
배측봉선핵

히스타민을 분비하는
조면유두체핵

노르에피네프린을
분비하는 청반

수면-각성 사이클에서의 신경전달물질

각성과 수면의 교대는 이 두 상태를 촉진하는 신경전달물질 핵의 반응으로부터 발생한다. 배측봉선에서 나오는 세로토닌, 청반에서 나오는 노르에피네프린과 조면유두체핵의 히스타민 같은 신경전달물질은 활동을 촉진하는 대뇌겉질에 널리 분포되어 있으며 수면과 각성 사이클에 영향을 미친다. 또한 각성과 관련된 영역들은 수면을 촉진하는 복외측시각교차전핵으로 억제 신호를 보낸다. 복외측시각교차전핵 및 관련 시상하부 핵은 GABA성 억제 신호들을 다양한 각성 관련 핵으로 전달한다. 그 결과로 각성과 수면의 사이클이 발생한다. 이 외에도 수면과 관련된 다양한 신경전달물질과 신경조절물질이 있다. 그중 외측 시상하부에서 분비되는 오렉신/히포크레틴은 각성 상태에서 활발히 분비된다. 이는 각성과 관련한 핵을 자극하여 각성 상태를 촉진하는데, 부적절한 수면을 막아주기도 한다(132~133쪽 참고). 아데노신은 신경세포와 신경교세포에서 발생하는 에너지대사의 결과로 만들어진다. 각성 상태 동안 증가한 이 물질은 수면을 촉진하고 수면하는 동안 집중력을 낮춰준다. 주기 시스템 역시 수면과 각성을 조절하는 데 기여하는 과정 중 하나다.

» 신경전달물질 용어 «

신경세포는 다른 신경세포들과의 작용에 사용되는 신경전달물질로 설명되기도 한다. 관련된 용어와 신경전달물질은 다음과 같다.

- **콜린성** 아세틸콜린 사용. 배외측피개핵과 대뇌각다리뇌피개핵은 호혜성 상호작용 모델에서 콜린성 렘온REM-on을 발생시킨다.
- **세로토닌성** 세로토닌. 뇌줄기의 배측봉선핵이 그 예로, 호혜성 상호작용 모델에서 렘오프REM-off 신경세포의 한 부분이다.
- **노르아드레날린성** 노르에피네프린. 뇌줄기의 청반은 호혜성 상호작용 모델에서 렘오프 신경세포의 일종이다.
- **아민성** 생체 아민을 뜻하는 포괄적인 용어로 세로토닌, 노르에피네프린, 도파민을 포함한다.
- **글루타민성** 글루타민. 엎침뒤침flip-flop 모델의 렘온 세포로부터 하행하는 신경세포로, 렘수면 상태에서 근육의 이완을 조절한다.
- **GABA성** 감마아미노부르티산. 엎침뒤침 모델 내 렘온과 렘오프 세포에 있는 신경세포로 렘수면-비렘수면을 조절한다.

» 최초의 호혜성 상호작용 모델 «

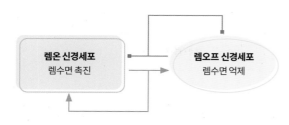

» 수정된 호혜성 상호작용 모델 «

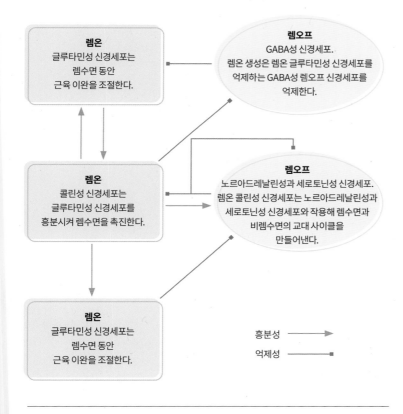

흥분성 ——→
억제성 ——■

호혜성 상호작용 모델

로버트 맥칼리와 앨런 홉슨이 만든 모델(위)은 원래 렘수면을 촉진(렘온세포)하는 콜린성 신경세포와 렘수면을 억제하는(렘오프세포) 아민성 신경세포의 복잡한 상호관계를 보여주는데, 이 작용으로 렘수면-비렘수면 사이클이 발생한다. 이후 이 모델은 범위를 확장하여 GABA성 중간 신경세포의 역할과 콜린성 렘온세포가 다리뇌 망상체 속 글루타민성 신경세포에 미치는 영향까지 포함하게 된다. 이 콜린성 렘온세포가 렘수면을 촉진하고 렘수면 동안 근육 이완을 조절해준다. 렘수면이 길어지면 콜린성 렘온세포는 렘오프세포를 자극하여 렘수면을 끝내고 비렘수면을 개시하도록 한다. 비렘수면 동안 아민성 렘오프세포는 콜린성 렘온세포를 억제하고, 렘오프세포는 역시 자진 억제를 통해 비렘수면 동안 활동을 현저히 줄이고 렘온세포를 분비해 다음 렘수면을 불러일으킨다. (Brown 외, 2012).

외측시각교차전핵과 정중시각앞핵의 신경세포는 수면 중일 때 더 활성화되는 반면, 각성 촉진 영역의 신경세포는 각성 상태에서 더 활발히 활동한다. 이 두 체계는 서로를 억제한다. 우리는 어떠한 방식으로든 수면과 각성 촉진에 영향을 주는 조절 메커니즘에 대해 항상성 요소부터 하루라는 시간(24시간 주기의 영향), 이 과정에 수면제 복용이 미치는 효과까지 아울러 더 알아볼 것이다.

렘수면-비렘수면 사이클 조절

렘수면-비렘수면 사이클은 서로 대립하는 신경세포들이 복잡하게 상호작용하면서 조절된다. 이 과정이 어떻게 진행되는지 알기 위해 다양한 모델이 제시되기도 했다. 그중 '호혜성 상호작용 모델reciprocal interaction model'로 알려진 모델은 미국 신경과학자 앨런 홉슨(1933~)과 로버트 맥칼리(1937~)와 관련 있다. 이 모델은 1970년대 처음 만들어졌고 계속해서 몇 년간 많은 수정을 거치며 발전되었다. 가장 기본이 되는 형태는 중간다리뇌뒤판 영역mesopontine tegmental area에 있는 콜린성 신경세포 '렘온세포'가 망상체에 있는 글루타민성 신경세포를 흥분시켜 렘수면을 용이하게 만든다는 것이다(뒤판은 다리뇌라고 알려진 뇌줄기 부분의 뒤 혹은 등 쪽 면을 말한다. 중간다리뇌는 이보다 위에 있는 부위로 다리뇌와 중간뇌가 만나는 지점 부근에 있다).

이들은 복잡한 방식으로 배측봉선핵과 청반핵 각각에서 세로토닌과 노르에피네프린을 함유한 신경세포들(렘오프세포)과 작용해 렘수면과 비렘수면이 교대로 발생하는 사이클을 만들어낸다. 아데노신, 감마아미노부티르산, 오렉신/히포크레틴 같은 기타 신경전달물질 역시 이 과정에 영향을 미친다.

　　미국 신경과학자 클리포드 세이퍼(1952~)와 연관된 '엎침뒤침'이라는 대안적 모델에서는 중간다리뇌뒤판 내 GABA성 신경세포 두 쌍이 상호작용을 하면서 렘수면과 비렘수면의 전환을 조절하는 것을 볼 수 있다(이전 모델의 콜린성 세포와 세로토닌성 세포는 렘수면의 생성기가 아닌 조절기로 여겼다). '렘온세포'는 이름에서 알 수 있듯이 렘수면 상태에서 더 활발하다. 또한 렘온 영역에 있는 글루타민성 신경세포는 척수로 신호를 내려보내 렘수면 중 근육 이완을 일으킨다. 수도관주위회색질과 외측 다리뇌뒤판의 렘오프 신경세포는 비렘수면에서 활발해진다. 렘온과 렘오프 신경세포는 서로 억제하면서 작동하고 이들의 활동은 세로토닌이나 아세틸콜린 같은 기타 신경화학물질로부터 영향을 받아 균형을 맞춘다. 이들의 상호작용을 통해 렘수면-비렘수면 사이클이 만들어진다.

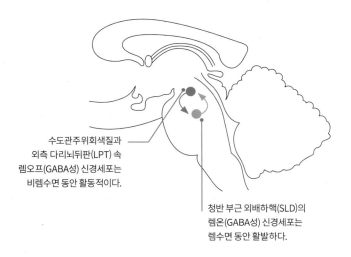

수도관주위회색질과 외측 다리뇌뒤판(LPT) 속 렘오프(GABA성) 신경세포는 비렘수면 동안 활동적이다.

청반 부근 외배측하핵(SLD)의 렘온(GABA성) 신경세포는 렘수면 동안 활발하다.

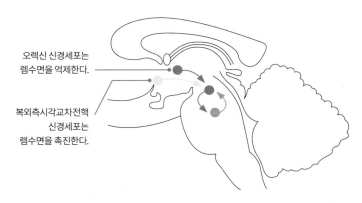

오렉신 신경세포는 렘수면을 억제한다.

복외측시각교차전핵 신경세포는 렘수면을 촉진한다.

렘온 영역에 있는 글루타민성 신경세포는 척수로 신호를 내려보내 렘수면 동안 근육 이완을 일으킨다.

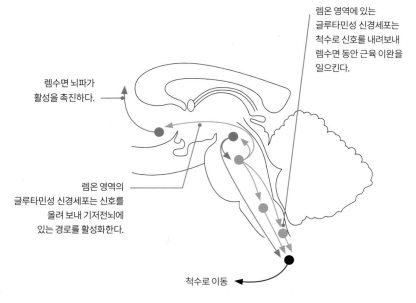

렘수면 뇌파가 활성을 촉진한다.

렘온 영역의 글루타민성 신경세포는 신호를 올려 보내 기저전뇌에 있는 경로를 활성화한다.

척수로 이동

엎침뒤침 메커니즘

호혜성 상호작용 모델과는 반대로 클리포드 세이퍼와 동료들이 만든 엎침뒤침 모델은 렘수면-비렘수면 사이클의 발생에서 다리뇌피개의 비콜린성과 비아민성 신경세포의 역할을 강조했다. 이러한 관점(위쪽 그림)에서 서로를 억제하는 두 쌍의 GABA성 렘온과 렘오프 신경세포는 렘수면과 비렘수면이 교대로 발생해 나타날 수 있도록 하는 데 중요한 역할을 수행한다(이 모델은 호혜성 상호작용 모델의 중심인 콜린성과 아민성 신경세포가 렘수면을 발생시키거나 억제하는 것이 아닌 조절하는 역할을 한다고 여겼다). 더욱 정교해진 버전(가운데 그림)에서는 억제하는 오렉신 신경세포와 렘수면을 자극하는 복외측시각교차전핵 신경세포의 경로를 포함하여 기타 활동으로 인한 영향도 나타냈다. 아래쪽 그림을 보면 렘온 부위의 글루타민성 신경세포는 뇌파 활동을 조절하고 근육 이완을 유발하는데, 이는 모두 렘수면에서 나타나는 특징이다. 이렇게 각기 다른 두 쌍의 신경세포와 경로를 통해 수면의 두 상태가 조절된다는 것을 인지하게 되면서 렘수면행동장애(139쪽 참고) 같은 상황에서 이들이 어떻게 분리되는지 이해할 수 있게 됐다. (Saper 외, 2010)

꿈과 관련된 다양한 경험에 대해 쓰기만 해도 이 책의 많은 부분을 채울 수 있겠지만, 우리는 신경과학의 관점에서 꿈을 풀어볼 것이다. 꿈은 대개 수면 중인 대상자를 여러 수면 단계에서 깨운 후 깨기 바로 직전에 있었던 의식 과정을 묻는 방식으로 연구된다. 이를 통해 우리는 꿈에 대해 몇 가지를 일반화할 수 있게 되었다. 꿈은 보통 늦은 밤에 발생한다. 렘수면에서 꿈은 더 시각적(환각적)이고 감정적이며 이야기(내러티브)가 더 풍부하고 가공성이 높다. 반대로 비렘수면 동안에는 정신이 좀더 논리적(지시적 사고)이고 크게 시각적이지 않다. 이 장에서 우리가 다른 무언가를 특정해서 말하지 않는 이상, '꿈을 꾼다'고 말하는 것은 모두 렘수면에서 발생하는 꿈을 뜻하며, 느슨해진 사고나 수면에 든 후 드문드문 떠오른 이미지(몽상)와는 구분된다.

1950년대 렘수면이 처음 발견되었을 때, 꿈에 대한 일반적인 관점은 정신분석의 창시자인 오스트리아의 지그문트 프로이트(1856~1939)의 연구를 토대로 하고 있었다. 프로이트는 개개인이 기본적인 추동을 조절하는 노력을 통해 난감한 상황에 맞닥뜨리지 않도록 해야 한다고 말했다. 프로이트의 관점에서 꿈의 기능 중 하나는 용납될 수 없는 추동을 일부 표현하는 것이며, 그로 인해 낮 동안 이를 표출하지 않을 수 있게 되면서도 부분적으로는 희열을 맛볼 수 있다. 이후 어린이와 청소년에 대한 연구가 이 개념에 이의를 제기했다. 이 연구에서는 꿈이란 추동을 조절하는 과정이기보다 인지 기술이며, 이는 어린이가 깨어 있을 때의 인지능력과 유사하게 발전한다고 주장했다. 꿈의 내용은 전날 기억, 더 오래전의 추억, 알려진 사실이나 과정(의미적 기억)의 파편들과 저장된 감각적 혹은 운동적 이미지의 복합이라고 볼 수 있다. 꿈의 기능을 이해하는 여러 방법 중 가장 그럴싸한 두 가지는 각각 기억 처리와 감정 조절의 관점에서 꿈의 역할을 강조했다. 이 둘은 양립 가능한데, 꿈도 숨쉬기나 기타 여러 생리 과정처럼 하나 이상의 기능을 가질 수 있기 때문이다. 예를 들어, 호흡은 몸속 혈액에 산소를 공급할 뿐만 아니라 말을 하거나 감정(거친 숨)을 전달할 수 있고 트럼펫을 연주하기 위해서도 필요하다. 그렇듯 꿈(그리고 수면 자체)이 발생하는 것에도 하나 이상의 목적이 있을 것이다.

기억 관련 관점

미국 수면 연구가 로버트 스틱골드(1946~)와 연구진이 강조한 관점으로 꿈이 시각적, 인지적, 감정적 기억을 불러온다고 보고 있다. 반대로 비렘수면의 꿈은 해마라고 알려진 뇌 부위에서 일어나는 과정과 더 연관이 있을 것이며, 사실과 언어 지식 같은 단정적 정보를 흡수하고 공간의 차원을 넘나든다. 비렘수면의 꿈은 전날 있었던 일에

꿈은 무엇일까?

수면 동안 나타나는 이미지, 감정, 생각

What are dreams?
Images, feelings, or thoughts that
appear during sleep

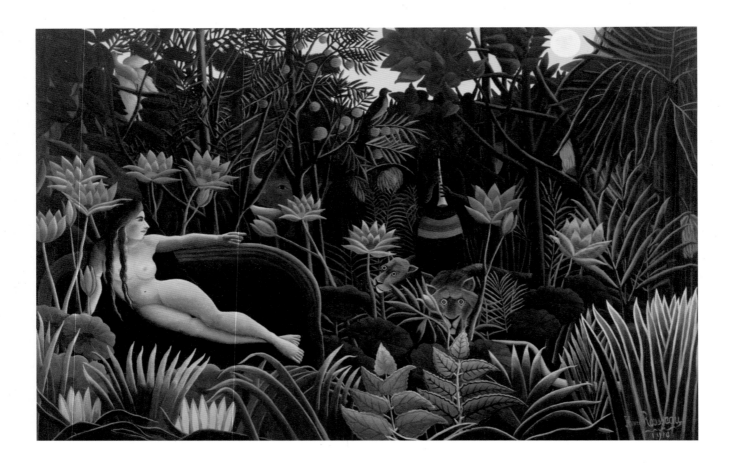

꿈의 세계

프랑스 밖을 나가보지 않았던 앙리 루소 (1844~1910)는 이국적인 환경에 매혹되었고 25년 넘게 정글을 그렸다. 작품 「꿈」 (1910)은 그의 애인과 뱀을 부리는 사람, 동물 그리고 그리스 신화 속에서 수면과 망각을 일으키는 것으로 유명한 연꽃 같은 이국적인 식물로 가득 차 있다. 이 그림은 꿈의 시각적 본성을 잘 담고 있으며 동시에 서로 다른 대상과 성질을 혼합하고 있다.

더 영향을 받는 반면 렘수면의 꿈은 과거의 기억이나 지식에 의해 발생한다. 이러한 관점에서 꿈은 기억과 감정 처리에 대한 의식적 표현으로 우리가 자는 '꺼진' 상태에서도 지속된다.

감정 조절 관점

로절린드 카트라이트(1922~), 어니스트 하트만(1934~2013) 외 여러 미국 수면 연구가는 이 관점을 통해 꿈이 그날 겪었던 감정을 과거 경험과 연관 지어 하나의 자아상으로 만들고 이를 흡수해 처리하는 과정이라고 봤다. 렘수면을 발견하고 몇 년간 감정 조절 관점 연구의 초석을 닦은 연구들에서 대부분(95퍼센트) 꿈을 꾸고 있는 본인이 주인공인 꿈을 꾸며 기분 나쁜 감정(두려움, 불안, 분노)이 좋은 감정보다 두 배 이상 많이 나타난다는 관찰 결과가 있었다. 수면 전과 후에 실험 대상의 감정을 평가해보면 밤에 잠을 잔 후 행복감이 증가하는 것으로 나타났다. 이 같은 관점에서 꿈은 하나의 자아상을 유지하기 위해 낮에 있었던 감정적 사건으로부터 적절한 재료를 얻어 과거 경험과 통합하는 것이다. 반대로 심각한 트라우마처럼 감정적 경험이 압도적이면 밤 동안에 더 부정적인 꿈을 꾸게 되고 감정 조절은 제 기능을 못 하게 된다. 렘수면이 렘수면행동장애, 비렘수면 반응소실증(몽유병), 외상후스트레스장애 같은 수면장애로 방해받게 되면 이런 상태가 장기적으로 나타날 수 있다. 꿈에 무서운 내용이 나올 수 있고, 이는 수면을 방해하고 생생한 감정적 경험을 회상시킨다. 이런 악몽은 인구의 2~6퍼센트에서 나타나며 아동과 외상후스트레스장애 등 다양한 정신질환을 앓고 있는 성인에게서 더 빈번하게 나타난다. 수면 검사를 통해 렘수면 동안 시각피질과 대뇌변연계 전반의 활동이 증가되며 전전두 피질과 두정 피질 일부에서 활동이 저하된다는 게 밝혀지면서 감정 조절 관점은 더 힘을 얻었다. 간단히 말하자면 꿈의 기능은 완벽히 설명되지 않았지만 그 가운데에는 기억 처리나 감정 조절과 관련된 역할이 있을 수 있다. 이 과정들은 수면장애와 정신질환에 의해 방해를 받을 수 있는데, 이에 대해서는 앞으로 더 알아볼 것이다.

2장

동물의 수면

SLEEP IN ANIMALS

수면은 동물의 세계에도 존재한다. 일부 과학자들은 수면이 일종의 적응을 거친 휴지 상태라고 강조하며, 이것이 먹거나 짝짓기를 하는 압박적인 활동을 하지 않을 때 에너지를 축적하고 적으로부터 숨어 피할 수 있는 방법이라고 보았다. 수면의 성질 중 하나가 반응성 감소이기 때문에 일부에서는 진화 과정에서 살아남은 수면일수록 더 필수적인 역할을 한다고 추측한다. 수면은 주변에 대한 인지력을 떨어트려 동물에게 잠재적 불이익을 야기한다. 이번 장에서는 초기 다세포생물, 곤충, 양서류, 어류에게서 수면과 비슷한 행위가 어떻게 진화했는지 알아볼 것이다. 우선 새에게서는 느린파형수면과 렘수면이 교대로 나타나는 명확한 증거가 보인다. 일부 새와 포유류의 신경계는 압박적인 환경에서도 잘 수 있도록 적응해 비행이나 수영 중 뇌의 절반만 잠에 든다. 동물은 꿈을 꿀 수 있고 또한 몇몇 실험은 동물이 어떤 꿈을 꾸는지에 대해 약간의 힌트를 주기도 했다.

수면은
모든 동물에게서
나타날까?

보편적 행위

Is sleep found in all animals?
A universal behavior

동물의 수면은 오랫동안 흥미로운 주제였다. 어쩌면 반려동물과 방이나 심지어 침대를 함께 쓰면서 얻은 경험 때문일 수 있다. 우리는 렘수면에 들어간 개가 소리를 내고 다리를 움직이는 모습을 자주 목격한다. 과학자에게 동물의 수면이 흥미로운 이유는 기본적으로 두 가지다. 우선 일부 동물은 인간과 비슷한 질병을 겪는다. 개에게서 과도한 수면으로 인한 기면증과 허탈발작脫力發作, cataplexy(130~133쪽 참고)이 나타나기도 해 연구 대상이 되기도 한다. 그리고 동물 세계에서 수면이 어떻게 발전됐는지를 보면 수면의 중요성과 기능에 대한 이해에 도움이 된다.

진화 과정 초기부터 수면이 존재했던 만큼 수면은 인간의 삶을 유지하는 데 매우 중요한 역할을 하며, 신경계가 더욱 섬세하게 발전하면서 수면 역시 복잡해졌다. 과도하게 긴 시간 동안 수면이 박탈되거나 렘수면만 선택적으로 박탈되면 결국 사망(56~57쪽 참고)에 이름을 보여주는 동물연구도 있다. 생명과 관련된 수면의 역할을 확인해보기 위해 수면이 점진적으로 어떻게 발전했는지를 검토해볼 필요가 있다.

기본적으로 우리가 생각해봐야 할 질문은 '모든 유기체가 수면을 하는가'다. 고대 그리스 철학자로 최초의 자연주의자 중 한 명인 아리스토텔레스(기원전 384~기원전 322)는 「수면과 불면에 관하여On Sleep and Sleeplessness」에서 '거의 모든 동물은 수생동물, 조류, 육상동물 상관없이 수면을 한다'고 결론지었다. 2300년이 지난 후에도 아리스토텔레스의 말은 옳아 보인다. 비록 가장 단순한 형태의 박테리아 같은 단세포생물은 수면과 비슷한 행위를 보이지 않으나 일부 작은 크기의 다세포생물은 수면을 하며, 논쟁이 될 만한 경우도 있지만 사실상 기본 구조 이상으로 신경계가 발달한 모든 동물에게서 수면이 나타난다. 이에 대해 더 알아보기 위해서는 수면의 기본 성질을 다시 짚어봐야 하며 그런 후에야 다른 생물들에게서도 수면이 발생하는지 아닌지를 판단해볼 수 있다. 1장에서 이야기한 것처럼 수면의 중요한 성질은 다시 그전으로 되돌아갈 수 있는 휴지 상태이면서(따라서 혼수상태와 비교된다) 외부 세상에 대한 반응성이 현저히 줄어드는 것인데, 이는 조용한 각성 상태와는 구분된다. 언급한 것처럼 수면은 이른바 항상성 메커니즘을 통해 부분적으로 조절되기도 한다. 항상성 메커니즘이란 일시적 수면 박탈 후에 보상 차원의 '반동'이 수면의 양과 깊이를 증가시켜 손실을 메우는 등의 현상이다. 마지막으로 수면에는 의식이 약해지는 특징이 있다. 그러나 동물의 의식을 측정할 길이 없기에(이후 이야기할 고양이의 꿈에 관한 흥미로운 간접적 관측은 제외하고) 언급된 성질들로만 수면과 유사한 행위를 측정해볼 수 있다.

우선 우리는 흥미로운 예외들을 볼 것이다. 수면을 하지 않는다고 주장되고 있는 생명체 중 바퀴벌레, 제브라피시, 황소개구리를 살펴보자.

바퀴벌레

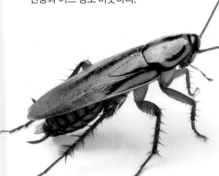

바퀴벌레

주기적으로 일련의 휴지 상태와 자극에 대한 반응성이 감소하는 현상이 바퀴벌레에게서 관찰됐다. 일부 과학자는 항상성 조절의 증거가 없다고 결론짓기도 했지만, 휴지 상태를 박탈당한 후에 길어진 휴식 시간을 설명한 연구도 있다. 게다가 휴지 상태 박탈 후 바퀴벌레는 더 빠르게 정지 단계로 빠지고 깊은 부동의 상태를 보여준다. 12시간 동안 휴식 시간을 방해받은 후 회복에 들어간 바퀴벌레는 낮은 단계의 각성 상태에서 나타나는 바로 누워 있는 자세를 취하며 더듬이를 땅에 수평으로 늘어뜨린다. 그러나 이에 대한 정보는 명확히 밝혀지지 않았다. 바퀴벌레에게 휴식 시간은 필수다. 오랫동안 휴식을 취하지 못한 바퀴벌레는 죽을 가능성이 높다. 이를 보면 바퀴벌레에게도 '유사 수면' 상태가 있다고 생각할 수 있다.

제브라피시

제브라피시zebrafish는 밤에 운동을 멈추는 시간을 가진다. 이때 성체 제브라피시에게서는 꼬리지느러미가 축 늘어지는 특징적인 자세가 나타난다. 수족관을 치는 자극 등으로 수면을 박탈당한 제브라피시에게서는 바퀴벌레와 달리 이후 휴식기에서 보상 차원의 시간 증가가 분명하게 관찰된다. 노년기에 들어서면(최대 4년생) 제브라피시의 휴식-활동 주기는 약화되고 휴식 시간은 짧아진다. 성체 제브라피시는 약 6초간의 부동 상태 후 더 강한 청각적·전기적 자극(더 높은 각성 한계점)에 각성하게 된다. 이는 휴식과는 다른 수면의 특징이다. 이를 통해 제브라피시는 수면과 유사한 행위를 한다

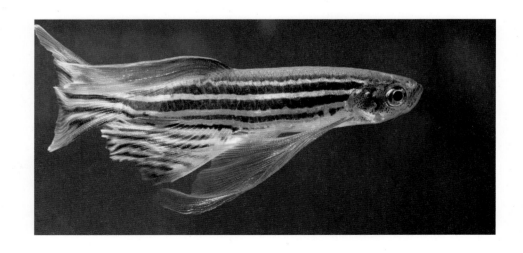

고 할 수 있다.

황소개구리

잡힌 황소개구리는 잠을 자지 않는다는 주장이 있는데, 실제로 황소개구리에게서는 수면과 비슷한 행위가 최소한으로만 나타난다. 일부 황소개구리는 휴지 상태를 갖지만, 그 시간 동안 눈을 감지 않는다. 피부에 약한 자극을 주어 그에 대한 반응으로 나타나는 호흡의 변화를 측정해보니, 자극에 대한 반응성은 크게 줄지 않았으며 뇌파에도 뚜렷한 변화가 없었다. 그 덕분에 황소개구리는 발생할 수 있는 위협에 더 잘 대비할 수 있게 된다. 항상성 조절 차원의 휴지 상태, 즉 박탈 후 긴 휴지 상태가 발생하는지는 분명하게 조사되지 않았다. 따라서 황소개구리의 수면 여부에 대해서는 판단을 유보하겠다.

더 많은 예시가 있지만, 간단히 말해 일부 과학자들에게(모두에게는 아니다) 항상성 조절과 각성 역치 증가 같은 특징이 있는 수면 혹은 유사 수면 행위를 하지 않는 동물이 있다는 주장은 아직 설득력 있게 입증되지 않았다. 일부에서는 수면의 성질에 대한 일반적 정의에 의문을 품으며, 항상성 조절이 모든 종의 수면을 설명하는 데 보편적이며 필수적인 요소가 아닐 수 있다고 보기도 한다. 우리가 살펴본 바퀴벌레, 제브라피시, 황소개구리의 휴지 상태는 더 발달된 생물에서 나타나는 더 완전한 형태의 유사 수면의 초기 모습일 수 있다. 더구나 수면이 하나의 요인에서 진화됐는지 혹은 중요한 기능을 수행하기 위해 각기 다른 종에서 다양한 요인을 통해 발전했는지도 분명하지 않다.

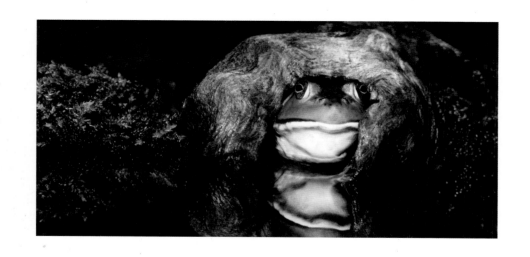

휴지 상태의 황소개구리
황소개구리는 최소한의 유사 수면 상태를 보인다. 쉬는 동안에도 눈을 뜨고 있으며 깨어 있을 때만큼이나 환경에 쉽게 반응한다. 이는 잠재적 위협에 대처하기 위해 생겨난 생존 메커니즘일 것이다. 반대로 휴지 상태에 빠진 청개구리를 깨우기 위해서는 더 큰 자극이 필요한데 이는 포유류의 수면과 닮았다.

앞서 언급한 것처럼 단세포생물에게서는 유사 수면 행위의 증거가 보이지 않지만 남세균과 원생동물 같은 다세포생물에게서는 매일 주기적으로 활동을 보이지 않는 시기들이 나타난다. 휴지 상태와 주변에 대한 반응성 감소가 지렁이, 벌, 전갈에게서는 확실히 나타난다. 4장 '일주리듬(체내시계 관련 리듬)과 수면'에서 우리는 초파리에 대해 알아볼 것이다. 초파리는 체내시계를 조절하는 유전자를 가졌고, 수면 박탈 후 복구 수면을 한다는 점에서 특히 흥미롭다. 우리는 바퀴벌레에 대해서도 알아봤다. 바퀴벌레는 휴지 상태를 박탈당하면 보상 차원에서 정지 상태에 더 깊고 빠르게 들어간다. 이 같은 회복에 대한 욕구 그리고 빛과 어둠 그리고 하루 시간에 대한 반응성에 대한 관찰 결과를 볼 때 이런 주기적으로 나타나는 휴지 상태를 우리가 최종적 진화 형태로 여기는 수면의 한 단계로 볼 수도 있다.

물고기는 일반적으로 휴지 상태를 가지며, 이는 수면과 유사한 행위로 여겨진다. 메기는 움직임이 감소하고 느린 파형이 나타난다는 특징을 가져 수면과 비슷한 현상을 겪는다고 볼 수 있다. 농어와 잉어는 어둑한 시간에 쉬다가 밝은 빛에 수면을 박탈당하면 그에 따른 보상적 휴식 행위가 늘어나는데, 농어에게서는 이것이 휴식을 박탈당한 기간에 비례하여 나타난다. 수면 박탈 후 그 반동으로 수면과 비슷한 행위가 늘어나는 제브라피시(47쪽 참고)에 대해서도 언급했다.

도마뱀, 거북이, 악어 같은 파충류는 네 단계를 거친다. 활동적이다가 조용한 각성 상태를 맞이하고 수면의 1단계와 2단계로 이어진다. 수면 동안에는 고진폭의 불규칙한 뇌파가 나타난다. 수면 박탈 후 복구 수면 현상도 명백히 나타난다. 보통 파충류는 렘수면을 하지 않는다고 생각하는데 호주 턱수염도마뱀bearded dragon이라는 특정 도마뱀에게서 렘수면의 흔적이 발견되기도 했다. 느린파형수면과 렘수면의 양상은 약 80초마다 6~10시간 동안 교대로 나타난다. 다른 실험에서도 같은 결과가 반복해서 나왔다. 이러한 발견이 맞는다고 입증된다면 기존 생각과 달리 수면 단계에 필요한 뇌의 구조가 일찍 진화됐다는 것을 의미할 수 있다.

새들은 느린파형수면과 렘수면을 모두 분명하게 보인다. 그러나 포유류에 비해서는 렘수면이 훨씬 짧다. 또 전반적으로 수면 단계별로 비교했을 때 차이가 적게 나타난다. 다음에 보는 금화조의 수면은 이를 가장 잘 보여주는 적합한 예다.

청둥오리와 비둘기는 몇 초간 짧게 뇌의 한쪽에서 수면을 하고, 다른 쪽으로는 주변 환경을 인식한다. 무리 한가운데에 있으면 이런 현상이 덜 발생하고 가장자리에 있으면 더 강하게 나타난다. 한쪽 뇌만

동물의 세계에서 수면은 어떻게 발전했는가?

수면의 진화

How has sleep developed in the animal kingdom?
The evolution of sleep

호주 턱수염도마뱀
파충류에게서 렘수면이 발생하는지에 대한 실험 결과는 일관적이지 않았다. 사실 같은 종에 대한 연구에서도 다른 결과가 나왔다. 그런데 렘수면을 한다고 밝혀진 파충류가 있다. 호주 턱수염도마뱀에게서는 느린파형수면과 렘수면이 수면 중 교대로 나타났다.

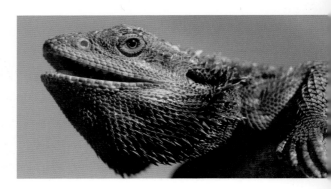

수면하는 것을 단일반구수면unihemispheric sleep이라 하는데, 이 메커니즘은 잠재적으로 위험이 많은 곳에서 주변 환경을 잘 알아차릴 수 있게 해주는 장점이 있다. 비행 중 각성 상태에서도 수면의 이점을 일부 누릴 수 있는 것이다. 고래나 돌고래 같은 일부 해양 포유류에게서는 이런 메커니즘이 더 완전하게 발달돼 있다.

포유류 중 수면을 하지 않는다고 명확히 밝혀진 동물은 없다. 그러나 수면을 오랫동안 미룰 수 있는 동물들이 있기는 하다. 몸무게가 증가할수록 수면의 양은 적게 나타난다. 코끼리는 하루에 잠을 4~6시간밖에 자지 않는다. 하지만 포유류의 총 수면 시간은 뇌의 무게와는 큰 관련이 없다. 일부 과학자는 포유류와 조류의 전체 수면 시간을 예측하는 데 있어 식습관이 가장 중요하다고 주장한다. 육식동물은 잡식동물보다 잠을 더 오래 자고, 잡식동물은 초식동물보다 오래 자는 경향이 있다. 포식자인 포유류는 자신의 먹잇감보다 길게 잔다. 피식 동물의 경우 잠재적 위험에 얼마나 민감하게 반응하느냐에 목숨이 달려 있으므로 적게 자야 생존에 더 유리하다. 이런 자연적 수면 제한으로 일부 동물에게서는 특별한 집중 수면 형태가 발달되기도 했다.

진화 속 수면의 역할

진화에서 수면의 역할에 대한 연구는 아직 미비하다. 한 가지 가능성은 수면이 더 이상 시급한 활동이 없는 동물이 낮은 신진대사 상태를 유지하는 적응의 한 단계라는 것이다. 이는 동면과 같은 깊은 단계의 수면과 관련해서는 옳을 수 있다. 먹이가 없는 겨울 동안 적정 체온을 유지하려면 대사량이 높아지기 때문에 동물들은 이를 방지하기 위해 동면을 취하게 된다. 이런 현상은 어두워진 후 포식자를 피하는 피식 동물

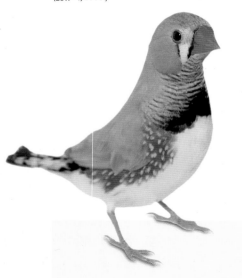

금화조의 수면 단계

금화조의 뇌파는 각성, 중간 수면, 느린파형수면, 렘수면까지 4단계로 구분된다. 다른 많은 포유류와 마찬가지로, 밤이 시작되었을 때 렘수면은 상대적으로 짧게 나타나고 밤이 깊어가면서 더 길어진다. (Low 외, 2008.)

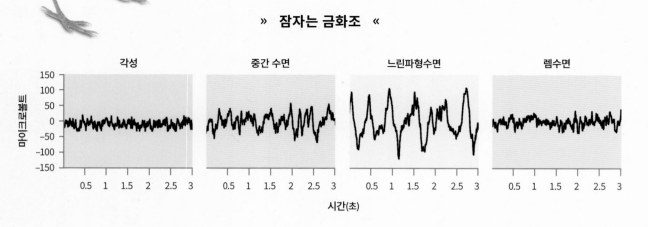

» 잠자는 금화조 «

각성 / 중간 수면 / 느린파형수면 / 렘수면

마이크로볼트

시간(초)

의 일상과도 맞아떨어질 수 있다. 반면에 수면의 명백한 보편성과 고래과 동물 같은 포유류가 한쪽 뇌로만 수면하는 정교한 메커니즘을 가졌다는 것은 수면이 부차적으로 생존에 도움을 준다는 것을 알려준다. 수면의 특성 중 하나가 환경에 대한 낮아진 반응성이라는 점을 감안한다면 특히 그렇다. 그 잠재적 대가에도 불구하고 수면이 어디에서나 일어난다면 이는 단순히 깬 상태에서 조용히 휴식하는 것만으로는 얻을 수 없는 중요한 기능이 수면에 있다는 의미다. 이런 기능 중 일부에 대해서는 3장 마지막에서(72쪽 참고) 언급할 것이다. 원래 주제로 돌아와 말하면, 고등 생물 중 명백히 수면이나 수면과 유사한 행위를 취하지 않는 동물은 없다고 할 수 있다.

» **고래과 동물과 단일반구수면** «

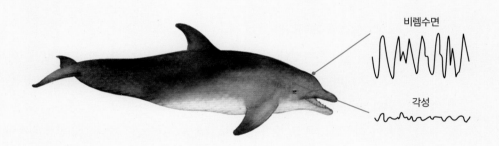

비렘수면

각성

고래과 동물만이 포유류 중 유일하게 렘수면 단계가 분명하지 않다. 앞서 뇌의 반만 잠이 드는 오리와 비둘기의 능력에 대해서도 언급했다. 이러한 능력은 돌고래와 범고래에게서 더 발달되었으며 느린파형수면이 교대로 뇌의 양쪽에서 나타난다(단일반구수면). 가령 큰돌고래 bottlenose dolphin는 2시간 정도 한쪽 뇌가 잠들며, 이때 다른 쪽 뇌는 포식자를 피하라는 경고를 주거나 수면 위로 올라가 공기를 마시도록 신호를 보낸다. 돌고래는 24시간 중 최대 8시간을 잔다. 흥미롭게도 한쪽 뇌의 수면만을 돌고래로부터 박탈할 수 있으며 이후 수면을 보충할 때도 그 부분에서만 느린파형수면이 깊게 나타난다. 디아제팜diazepam(166~168쪽 참고) 같은 진정제

를 투여하면 이와 비슷하게 선택적으로 한쪽 뇌만 수면에 든다. 특히 인더스강돌고래Indus River dolphin는 급류 속에 살고 있어서 안전상 환경에 민감할 수밖에 없다. 이 돌고래에게서는 4~6초간 지속되는 '마이크로 수면'을 여러 번 갖는 메커니즘이 진화했다. 이 돌고래는 헤엄을 치는 동안 하루 최대 7시간을 잘 수 있다. 조금 다른 경우이지만, 물개는 육지에 있을 때는 양쪽 뇌가 수면하고 물속에서는 한쪽 눈은 뜬 채 한쪽 뇌만 느린파형수면을 하며 지느러미 하나를 이용해 움직임을 제어한다. 이렇게 다양한 종을 통해 보면 수면이란 것이 서식하는 환경마다 저마다의 필요에 따라 발전했음을 알 수 있다.

일부 과학자는 단일반구수면이 인간에게서 일

어나지 않는 현상이라는 것이 명백한데도 수면 중 반구상 비대칭 성질이 있을 수 있다고 믿는다. 조지아공과대학 팀은 익숙하지 않은 환경에서 수면을 취하는 사람들에 대해 실험했는데, 이는 '첫날 밤 효과first night effect'로 알려진 수면 방해와 연관이 있다. 뇌 영상 검사나 수면다원검사를 통해 밤새 수면의 깊이가 시간에 따라 양쪽 뇌에서 다르게 나타나고 선잠을 자는 쪽의 뇌가 자극에 전기적으로 크게 반응한다는 것을 알 수 있었다. 만일 반복적으로 같은 결과를 얻게 된다면, 이런 수면 방해는 낯선 곳에서의 잠재적 위험에 대응하기 위해 나타나는 것으로, 익숙하지 않은 환경에 대한 생존 메커니즘으로 해석될 수 있다.

동물은 수면 중 꿈을 꿀까?

동물의 수면과 꿈

Do animals dream
when they sleep?
Sleep and dreaming in animals

이 질문은 고대부터 지금까지 이어지고 있다. 아리스토텔레스는 개들이 잠을 자는 동안 짖는 것을 보고 말, 황소, 양, 개 등 많은 동물이 꿈을 꾼다고 『동물사The History of Animals』에서 결론 내렸다. 미국의 소설가 필립 K. 딕(1928~1982)은 흥행작이 된 영화 「블레이드 러너」의 원작 소설 『안드로이드는 전기양을 꿈꾸는가?Do Androids Dream of Electric Sheep?』(1969)에서 좀더 현대적인 용어로 이 같은 질문을 했다. 궁극적으로 우리는 동물이 꿈을 꾸는지 절대 알 수 없다. 꿈은 의식의 일종으로 여겨지는데, 1장에서 언급했듯 의식의 성질 중 하나는 다른 사람이 접근할 수 없는 개인성이다. 현실세계에서 우리는 사람의 행동이나 말을 고려하여, 의식은 깨어 있는 사람에게 있는 것이라고 생각한다. 이와 비슷하게 꿈에 대한 우리의 개인적 경험이나 다른 사람의 말을 통해서 남들도 꿈을 꾼다고 추측한다. 이 개념을 동물에게로 확대할 수 있을까? 다행히 렘수면 동안 꿈과 유사한 행위와 신경 발화 양상을 검사할 수 있는 방법이 있다. 우선 배경 설명을 위해 렘수면의 성질에 대해 간략히 다시 알아보도록 하자.

고양이의 꿈

다리뇌에 손상을 입은 고양이는 렘수면 시 나타나는 무긴장증을 막을 수 있어 '무긴장증이 없는 렘 상태'를 겪게 된다. 그러면 잠을 자면서 돌아다니거나 펀치를 날리는 등 꿈에서 할 것이라고 해석되는 행위를 하게 된다.

렘수면 메커니즘

1장에서 설명한 것처럼 렘수면 동안 정교한 신경학적 메커니즘에 의해 몸의 무게를 지탱하는 주요 근육은 깊은 휴식(무긴장)을 얻게 된다. 이런 메커니즘의 목적이 완전히 밝혀진 것은 아니다. 정신분석의 아버지 지그문트 프로이트는 꿈을 꾸는 동안 근육이 이완되는데 그 목적은 꿈의 내용을 행동으로 옮기는 문제가 일어나지 않도록 막기 위해서라고 했다. 실제로 이런 현상을 겪는 사람들이 있는데, 이는 관련 메커니즘에 결함이 생긴 것이다. 수면 중 행동을 하는 사람은 본인 스스로나 같이 자는 사람을 다치게 할 수 있다. 이를 '렘수면행동장애'(139쪽 참고)라고 한다. 1960년대 프랑스의 과학자 미셸 주베와 J. F. 들로름이 고양이는 다리뇌에 있는 청반핵 부근(34~35쪽 참고)에 손상을 입으면 무긴장 메커니즘이 방해받게 된다는 것을 발견했다. 그 결과 이런 형태의 렘수면 동안(무긴장증이 없는 렘수면) 고양이는

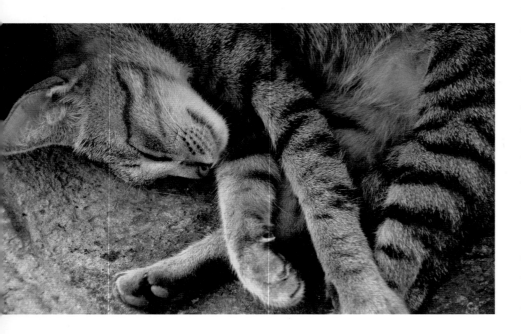

꿈속에서 하고 있다고 해석되는 행위를 하게 된다. 그럼 고양이는 어떤 꿈을 꾸고 있었을까? 쉽게 예상해볼 수 있다. 꿈에서 고양이는 쥐를 탐색하다가 다가가서 펀치를 날리고 있을 것이다.

꿈을 추측하는 또 다른 방법으로 렘수면 동안 두뇌의 뉴런 활동을 살펴볼 수 있다. 2007년 매사추세츠공과대학 연구진은 깨어 있는 쥐가 미로를 헤매는 동안 그 쥐의 해마에서 뉴런 점화 양상을 기록하였다. 이에 따라 연구진은 해마(기억 처리 연관 부분) 세포가 미로 속 일정한 물리적 위치에서 특정 양상으로 점화한다는 것을 발견했다. 쥐들의 렘수면 동안 이들은 동일한 특정 양상을 발견했는데, 이는 렘수면 동안 쥐들이 미로 탐험을 재현한다는 암시다. 점화 양상은 매우 구체적이어서 쥐들이 미로 속 어디에 있는지도 나타날 정도였다. 2015년 유니버시티 칼리지 런던 연구진은 이 실험에서 한 단계 더 나아갔다. 이들은 T자 모양 미로에 쥐를 넣고 매혹적이지만 닿을 수 없는 목적지를 찾아가도록 했다. 여기에는 맛있는 먹이가 있고 투명한 벽으로 막혀 있었다. 이전 연구에서처럼 해마 내 신경세포는 쥐가 미로를 돌아다니는 동

» 동물이 선호하는 잠자리 «

사슴은 밤에 나무 아래쪽의 가지를 이용해 몸을 숨겨 자거나 키 큰 풀이나 수풀에 숨는다. 숲에 사는 사람들은 아침에 눕혀진 풀을 보고 사슴이 자고 간 자리임을 알 수 있다. 대부분 낮에 자는 표범은 큰 나뭇가지에서 자기를 좋아한다. 원숭이는 알다시피 나무에서 잔다. 포식자들의 왕인 사자는 트인 공간에서 잔다. 해달은 물 위를 배영으로 떠다니며 잔다. 나무 위에서 자는 일부 새는 가지에 안착할 때 발톱을 더 깊게 박아 안전하게 자고 일어날 때는 박은 발톱을 빼낸다. 인간 역시 선호하는 잠자리가 있다. 처음 가본 곳이나 낯선 공간에서 자게 되면 수면 방해가 일어날 수 있다. 이것이 '첫날 밤 효과first night effect'다.

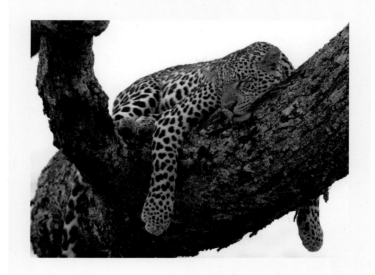

안 특정 위치, 특정 세포에서 점화했다. 렘수면 동안 이 현상이 일어났고, 더불어 새로운 점화 양상(프리플레이pre-play)이 나타났는데 이는 새로운 영역에 대한 꿈에서의 탐험으로 해석된다. 실제로 깨어난 뒤에 쥐들을 이전에 막혀 있던 영역에서 움직일 수 있게 해주었더니 수면 중 탐험과 비슷한 양상의 신경세포 점화가 발생했다. 이 같은 프리플레이는 가야 할 동기(먹이)가 적어서 가보지 않은 미로 부분에 대해서는 일어나지 않았다. 쥐들은 가봤던 곳에 대해서 꿈꿀 뿐만 아니라 가고 싶은 곳에 대해서도 꿈을 꾼다고 할 수 있다. 인간의 꿈에서 종종 욕망은 중요한 역할을 하는데, 이런 측면에서 동물과의 유사성을 유추해보는 것은 솔깃한 일이다. 의식은 개인적일 수밖에 없으며 그 소통이 제한된다는 점 때문에 우리는 동물들이 꿈을 꾸는지 그 진실을 알 수 없다. 하지만 포유류에게서 꿈과 유사한 과정이 발생한다고 생각할 수는 있다.

3장

수면 박탈의 영향
THE EFFECTS OF SLEEP DEPRIVATION

종종 수면을 '부가적 행위'로 진화 과정에서 남은 쓸모없는 과정, 게으르고 시간을 더 생산적으로 써야 하는 자의 활동으로 보기도 했다. 그러나 우리는 수면이 삶에 필요하며 수면을 박탈당하는 동물은 극단적인 경우 죽기까지 한다는 점을 알게 되었다. 인간에게 급성 수면 결핍은 경계를 늦추게 하고 기분과 인지에 변화를 가져온다. 많은 사람이 필요한 만큼 자지 못해 부분적 수면 결핍 상태로 산다. 이런 경우 학습이나 안전하게 운전하는 능력에 문제가 생기고 섭취한 음식을 화학적으로 처리하는 몸의 기능에도 무리를 준다. 그러나 이는 그렇게 간단한 이야기가 아니다. 대부분의 관심이 수면 부족에 집중되어왔지만, 어떤 형태의 수면 박탈은 우울증 같은 정신질환을 치료하는 데 실험적으로 유용하기도 하다.

수면은 삶에
필요한 것인가?

수면을 박탈당하면
어떤 일이 일어날까?

Is sleep necessary for life?
What happens when we are deprived
of sleep?

2장에서 봤듯 수면은 삶의 근본을 이루는 과정이다. 수면과 유사한 상태는 심지어 원생생물, 와편모충 등으로 알려진 단순한 다세포생물에게서도 나타나고, 좀더 복잡한 생명체에서는 공통적으로 발견된다. 그렇다면 수면을 박탈당하면 어떤 일이 일어날까?

수면 박탈은 불면증과는 약간 다른 주제다. 8장에서도 보겠지만, 불면증이란 적당하지 못한 수면의 양이나 질을 경험하거나 자고 난 다음에도 개운한 기분이 들지 않는 것을 말한다. 이번 장에서는 수면장애를 겪지 않던 사람들이 생활 방식이나 업무 같은 다양한 이유 때문에 수면을 하지 못 하게 됐을 때 어떤 일이 일어나는지에 대해 이야기할 것이다. 수면 박탈은 급성(단기간)일 수도 있고, 부분적 박탈이 만성(장기간)으로 지속될 수도 있다.

오랫동안 수면은 생산적 활동을 할 수 있는 시간을 잡아먹는 게으른 행위로 여

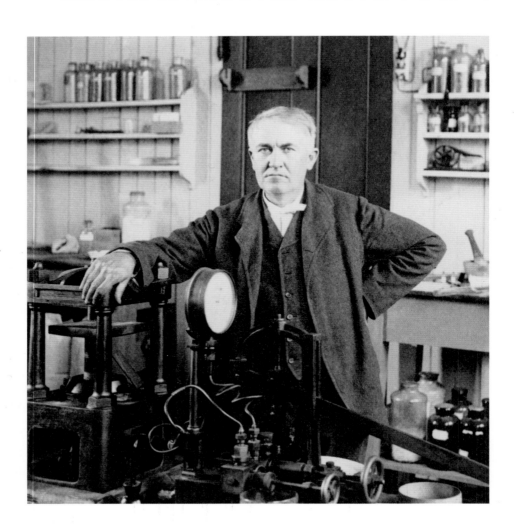

토머스 에디슨

전구, 축음기, 영화를 발명한 토머스 에디슨은 잠을 4시간만 잔 것으로 알려졌다. 휴식은 비생산적이라고 믿었던 그는 종종 주간 100시간씩 일했고, 새벽 4시에 면접을 보는 것으로도 유명했다. 이와 비슷하게 오늘날의 젊은 기업인 잭 도시는 자신의 두 회사인 스퀘어와 트위터에서 각기 하루 10시간씩 시간을 보낸다고 한다.

겨졌다. 이런 생각을 지지했던 유명인사 중에는 미국 발명가 토머스 에디슨(1847~1931)이 있다. 그는 밤에 겨우 4시간만 자는 것으로 알려졌다. 직원을 채용할 때도 그가 얼마나 오래 일할 수 있는지를 봤으며, 일하는 동안 계단에 숨어서 낮잠 자는 것을 막기 위해 이를 감시하는 사람도 두었다. 이 같은 사례는 '남자다운 각성manly wakefulness'이라는 풍조가 각광받으면서 생겨난 것이다. 이는 자본주의, 기업가 정신에만 국한된 관점이 아니었다. 냉전 당시 구소련은 뇌에 전기 자극을 주어 노동자가 덜 자고 더 생산할 수 있는 방법을 조사했다. 일부 과학자는 수면을 부차적 행위에 비유하며 쓸모없이 이루어지는 활동이라고 여겼다. 그러나 러시아에서는 1894년 개의 수면 박탈 연구를 통해 수면이 삶에 필수적인 요소일지 모른다는 것을 알게 되었다. 하지만 이런 생각은 1980년대 전까지 받아들여지지 않았다. 당시 시카고대학은 2~3주간의 수면 박탈이 쥐에게 치명적이라는 것을 발견했다. 쥐들은 짧은 기간 동안 수면을 박탈당하면 목숨에는 지장이 없었지만 긴 시간 동안 복구 수면을 취해야 했다. 그 수면 동안에는 렘수면 양이 크게 늘어났다. 쥐들은 실험에서 선택적으로 렘수면을 박탈당하기도 했는데, 그 경우에는 4~6주 후 죽었다.

이런 연구는 수면이 삶에 필요하다는 것을 극적으로 보여준다. 수면 박탈 동안 동물은 몸무게, 식욕, 체온에서 변화를 겪는다. 이는 시상하부처럼 수면을 조절하는 영역들과 세로토닌이나 노르에피네프린(노르아드레날린) 같은 수면을 통제하는 신경전달물질이 기타 다양한 생리 과정에도 영향을 미친다는 것을 알려준다.

» 찰스 린드버그 «

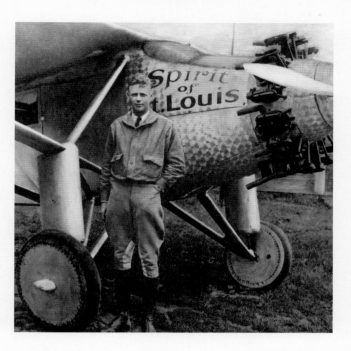

미국의 비행기 조종사 찰스 린드버그(1902~1974)는 뉴욕발 파리행 비행을 준비하면서 만일의 사태에 대비했다. 무게를 최소화하는 것에 집착했던 그는 무전기를 빼고 무거운 가죽 의자도 불편한 나무 의자로 바꿨다. 린드버그는 여러 날 밤을 새우며 비행하는 우편 비행사들을 보며 자신도 피로에 적절히 대처할 수 있다고 생각했다. 이륙하는 날 날씨가 좋지 않아 출발이 지연되었고 좋아질 기미는 보이지 않는 채 비까지 오자, 1927년 5월 19일에 그는 맨해튼으로 가서 「리오 리타Rio Rita」라는 뮤지컬을 봤다. 그러던 중 팀원 한 명이 기상학자로부터 대서양 너머 하늘이 맑을 것이라는 (전적으로 정확하지는 않은) 예측을 들었다. 린드버그는 서둘러 루스벨트 필드로 가서 몇 시간 동안 비행기를 준비시켰다. 그리고 새벽 2시 15분에 일어나기 위해 자정 무렵 잠자리에 들었다. 잠이 든 지 얼마 되지 않아 그는 조수의 불필요한 질문 때문에 일어났다. 그러고는 다시 잠들지 못해 새벽 1시 40분에 깨고 말았다. 그는 23시간 정도 깨어 있었지만, 비행을 하기로 결정하고 오전 7시 51분 비행에 나섰다. 그 후 그는 33시간 30분 동안 한파 전선 속에서 계기 비행을 했고 그러다 보니 차츰 졸음이 몰려왔다. 그는 눈을 뜨기 위해 엄지손가락으로 눈꺼풀을 받치고 있었다고 한다. 한번은 너무 낮게 비행을 한 탓에 옆 창문을 통해 차가운 바닷물이 얼굴에 튀기도 했다. 그는 환각을 겪었고 후에 유령이 조종석에 앉아 있었다고 회상했다. 마침내 그는 노르망디 해안을 건너 센강을 따라 파리에 도착했다. 56시간 동안 자지 못했지만 다행히 활주로등이나 지상 통신 없이 성공적으로 착륙했다.

급성 수면 박탈

급성 수면 박탈 후의 기민성과 수행능력 저하

Acute sleep deprivation
Decreased alertness and performance
after acute sleep loss

단 하룻밤이라도 자지 못 하면 대부분의 사람은 졸음을 경험하고 수행능력도 떨어진다. 놀랍게도 이런 짧은 수면 박탈을 겪은 후 낮잠을 잘 기회가 주어지면 아주 빠르게 잠에 든다. 이때 단 몇 시간이라도 수면을 보충하면 수행능력 저하가 상대적으로 약하게 나타나고 능력이 원상 복구되기도 한다. 몇 가지를 측정해본 결과 실제로 오히려 능률이 다소 오르기도 했다. 아마 밀린 잠을 따라잡기 위해 더 필사적으로 노력했기 때문일 것이다. 질문에 대한 답을 측정하는 '스탠퍼드 졸림 척도Stanford Sleepiness Scale'의 주관적 방식이나, 하루 중 네 번의 낮잠 기회를 준 후 잠이 들기까지의 시간(수면잠복기)의 평균을 측정하는 수면잠복기반복검사Multiple Sleep Latency Test라는 객관적 방식을 통해서 볼 때(134~135쪽 참고) 수면 박탈 시간이 길어질수록 졸림 현상은 더 명백히 나타난다. 이때 감정, 기민성, 수행능력 변화 같은 행위적 변화도 발생한다. 감정의 변화는 수면 박탈에서 가장 먼저 나타나는 증상으로 피로와 긴장감이 높아지고 '기분 상태 수준Profile of Moods, POMS'에서는 활력이 떨어지는 것으로 나타난다. 의대생 시절에 피터 트립의 연구를 도왔던 미국 수면 연구자 윌리엄 디멘트(1928~)는 너새니얼 클라이트먼의 연구실에서 연구를 돕는 동안 48시간 동안 깨어 있던 일의 영향에 대해 이와는 반대되는(이후 수면 연구에서 매우 차별화된 리더십 역할을 수행한) 이야기를 했다. 그는 비록 수면 박탈로 생긴 의심이라는 것을 알았지만, 룸메이트들이 자신에게 화를 내고 음모를 꾸미는 것 같다고 느꼈다. 이는 복구 수면을 가질 기회가 주어지기 전까지 지속되었다. 각성과 기민성은 표준화된 절차를 통해 평가될 수 있다. 표준화된 절차에서는 반복적인 단순 업무를 부여한 후 그 시간 동안 발생한 오차의 수를 헤아려 이를 평가한다. 수행능력은 단어들을 외우게 하거나 숫자와 기호를 변환하는 검사를 통해 측정할 수 있다. 수면 박탈 시에 이런 수행능력 검사 결과는 보통 감정이나 기민성 평가보다는 덜 민감하게 나타난다. 대개 속도나 학습이 요구되는 더 복잡한 작업을 부여했을 때 가장 잘 측정할 수 있다.

수행능력 저하

수면 부족을 발생시킬 정도로 수면 방해를 일으키는 요소는 많다. 여기에는 낮이나 밤의 길이, 수면 전에 깨어 있던 시간의 양, 이전의 수면 시간이 포함된다(이전 수면 시간이 짧을수록 이후의 수면 박탈 효과는 명백해진다). 수면 박탈 기간 동안 각성은 신체 활동을 포함한 많은 요인에 영향을 받는다. 밤에 반밖에 잠을 못 자는 정도의 상대적으로 약한 수면 박탈이 생겼다면 5분만 걸어도 각성 상태를 개선할 수 있다. 그러나 40시간이 넘는 수면 박탈을 겪었다면 이런 효과도 줄어든다. 보통의 상황에서는 음악

이 각성 효과에 도움을 주지만 수면 박탈 후에는 그렇지 않다. 배경소음은 각성 상태일 때는 수행능력을 저하시키지만 수면 박탈 시에는 각성 상태를 증가시켜 약간의 효과를 보인다. 온도 변화가 수면 박탈 후 각성 상태를 높인다는 주장에는 근거가 거의 없다. 노인은 젊은 사람과 비슷하게 수면 박탈에 반응하고, 밤에는 노인 남성이 젊은 남성보다 미세하게 수행능력이 높다는 몇몇 증거가 있다. 동기 부여는 수면 박탈 동안 수행능력에 분명한 영향을 미친다. 수면 박탈이 곧 끝날 것을 알기만 해도 도움이 된다는 증거도 있다.

수면 박탈에 반응하는 정도는 개인별로 아주 다르게 나타난다. 이는 제대로 밝혀지지 않았지만 수면 박탈 전 뇌 활동 수준 차이와 관련 있다. 유전자 연구에서는 PER3로 알려진 유전자의 여러 형태가 전체 수면 박탈 후 부분 수면 박탈 시 발생하는 각기 다른 정도의 주관적 졸림 또는 기억력 기능과 연관이 있다고 본다. 외향적인 사람과 카페인에 더 민감한 사람은 수면 박탈에 더 영향을 받을 수 있다. 최소 하루나 이틀간의 수면 박탈 연구 동안 니코틴은 각성이나 수행능력에 큰 영향을 주지 않는 것으로 나타났다.

급성 수면 손실이 기억 처리와
생리 과정에 가져오는 변화

부분적 수면 박탈을 설명할 때(62~65쪽 참고) 더 자세히 언급하겠지만, 급성 수면 손실은 낮 동안 배운 것을 장기기억으로 만드는 능력을 저하시킨다. 비디오 운전 게임과 유사한 운전 시뮬레이션 게임을 통해 수면을 박탈당한 사람은 알코올의 진정 효과에 더 큰 민감성을 보인다는 것을 알

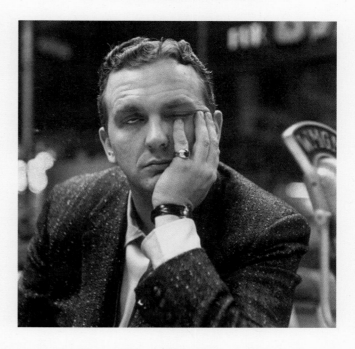

» 피터 트립의 밤새우기 마라톤 «

1959년 뉴욕 WMGM 방송국 「아메리칸 톱 40 카운트다운American Top 40 countdown」 디제이였던 피터 트립(1926~2000)은 마치 오브 다임스March of Dimes 모금 운동을 돕기 위해 타임스퀘어에 유리 부스를 놓고 201시간 동안 자지 않고 방송하기로 했다. 그는 처음 며칠간은 상대적으로 온순해 보였지만, 갈수록 짜증을 내고 예의 없는 행동을 보였다. 그가 20년간 자신의 머리를 손질해준 이발사에게 너무 욕을 퍼부어, 이 불쌍한 이발사가 울면서 돌아갔다는 이야기도 있다. 나흘째 되는 날에 트립은 신발에 붙은 거미줄이라든가 낯선 고양이 같은 다른 사람들이 보지 못하는 것들을 보기 시작했다. 그리고 의심이 굉장히 많아졌고 특히 밤에는 자신과 함께 일하는 엔지니어가 자신을 묻어버리려는 계획을 갖고 있다고 생각하기도 했다. 또 적들이 음식에 약을 넣어 자신을 잠들게 하려 한다고 믿었다. 그는 환청을 겪기도 했고, 종국에는 자신이 피터 트립이 아니라는 생각까지 하게 됐다. 체온이 떨어져서 춥다고 느꼈고 다른 사람들은 온화하다고 느끼는 날씨에도 계속 옷을 더 달라고 요청했다. 결국 그는 아내를 알아보지 못하는 지경까지 이르렀다. 그는 실험이 끝나자 아주 긴 잠에 들었으며 그러고는 괜찮아졌다고 느꼈지만 그가 과연 괜찮아졌는지 아닌지는 알 길이 없다. 무언가가 잘못되었는지 그가 아내로부터 이혼을 당했기 때문이다. 그러나 사실 그는 네 번 결혼했고 모두 이혼으로 종지부를 찍은 인물이기도 하다. 실험 몇 주 후 그는 디제이가 음반사로부터 돈을 받고 특정 음악을 틀어준 페이올라 스캔들payola scandal의 첫 사례로 기소되었고 이후 재기하지 못했다.

수 있다. 피터 트립의 이야기에서 본 것처럼 많은 사람이 수면 박탈 동안 우울증과 불안 그리고 약간의 편집증을 포함한 가벼운 감정의 변화를 겪게 된다. 오해나 시각적 환각이 나타날 수 있고, 100시간 이상 수면 박탈이 지속되면 적은 비율이지만(한 연구에서는 2퍼센트) 심각한 정신병적 상태에 다다를 수 있는데 대개 편집증적 증상이 두드러진다. 이런 증상은 보통 정신질환 병력이 있는 사람에게서 더 잘 나타나며 수면 박탈이 종료되면 빠르게 개선된다.

다양한 생리적 변화도 일어난다. 24시간 수면 박탈 후에는 자율신경계의 기능 변화로 확장기혈압이 상승한다. 뇌파와 관련해서는 하루 혹은 며칠간 수면 손실이 발생한 후에 점차적으로 알파 활동이 줄거나 눈을 감았을 때 알파파를 만들어내는 능력이 약화된다(12~13쪽 참고). 뇌파 활동 중에 델타파와 세타파는 증가하고 뇌파가 잠깐 느려지는 아주 짧은 기간들(마이크로 수면)이 나타날 수 있다. 뇌 영상 연구는 하룻밤 동안의 수면 손실이 생긴 후 이마마루부(전두두정부)의 주의력 조절 네트워크와 현출성 네트워크의 활성화가 줄어드는 것을 보여준다. 그에 따라 주의력과 각성을 유지하는 기능이 떨어진다.

이틀간 수면 박탈을 겪은 사람은 정보를 처리하거나 예기치 못한 사건에 대처해야 하는 불확실한 상황에서 판단을 내리는 능력이 약해진다. 재난 구조나 군사 상황에서는 우려되는 부분이다. 24시간 이상 깨어 있던 병사에게서 뇌전증이 아닌데도 발작 증상이 나타나기도 하며 종종 수면을 박탈당한 사람에게서 잠재적 발작을 의미하는 날카로운 뇌파가 보이기도 한다. 실제로 베트남에서 복귀하던 미군들에게 이 같은 일이 벌어졌다. 이들은 고국으로 돌아가기 전날에 밤을 새웠고 24시간 이상 되는 긴 여정 내내 깨어 있었다. 이들은 미국에 도착하고 발작을 일으켰을 수 있는데, 이는 그들의 삶에서 다시 반복되지는 않았을 것이다. 최근에도 비슷한 현상이 월스트리트 금융 회사의 젊은 직원들 사이에서 있었다는 기록이 있다. 한 사례로 골드만삭스에서 일하던 1년 차 애널리스트는 72시간 연속 근무 후 발작을 일으켰고 병원에 입원했다. 다른 사례에서 뱅크오브아메리카 메릴린치에서 근무하던 21세 인턴 사원은 72시간 동안 자지 않고 일하고서 회사에서 나가기 전에 샤워를 하던 중 발작을 일으켜 사망했다.

이 외 신경계에 나타나는 변화들은 상대적으로 경미하다. 200시간 혹은 그 이상 수면 손실이 지속되면 말을 불분명하게 하거나 종양 또는 안진이라는 안구의 비정상적 움직임이 나타날 수 있다. 통각에 대한 예민성은 증가하는데(69쪽 참고), 동물연구는 수면 박탈이 끝난 후에도 하루 동안은 이것이 정상 상태로 돌아오지 않을 수 있음을 보여준다. 급성 수면 박탈은 운동 후 회복을 늦추지만 인간의 최대 운동 능력에는

» 급성 수면 박탈과 뇌 «

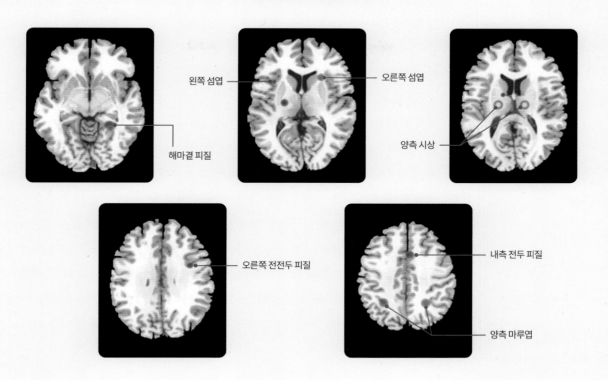

왼쪽 섬엽 · · · 오른쪽 섬엽

해마곁 피질

양측 시상

오른쪽 전전두 피질

내측 전두 피질

양측 마루엽

경미한 영향만 미친다. 인슐린과 혈당 조절에 미치는 영향도 적다. 그러나 만성적인 부분 수면 박탈을 겪는다면 심각한 변화를 일으킬 수 있으며, 이에 대해서는 앞으로 살펴볼 것이다.

현재 진행되고 있는 한 흥미로운 연구 분야에서는 약물이 급성 수면 손실의 영향을 개선할 수 있는지를 다룬다. 7장에서 기면증의 치료제로 이야기할 옥시베이트 나트륨sodium oxybate에 관한 연구에서는 하룻밤 동안의 수면 박탈 후 피로도 측정Psychomotor Vigilance Task에서 결과가 향상되고 수면잠복기반복검사에서 졸림 현상이 줄어드는 것을 발견했다(134~135쪽 참고). 반면 보상 수면 동안에는 느린파형수면이 증가했다. 나흘간 수면이 제한된 후 경련 진정제인 티아가빈tiagabine이 느린파형수면을 증가시키고 이튿날에는 주의력 유지를 향상시켰다는 기록이 있다. 한 연구에서는 GABA 억제(37~38쪽, 166~168쪽 참고)를 위해 수용체를 자극하는 실험용 약인 가복사돌gaboxadol이 나흘간의 수면 제한 동안 느린파형수면과 이후 각성 상태를 증가시켰다.

뇌 영상 연구

이 사진들은 11개 연구에서 기능성자기공명영상fMRI을 이용해 뉴런의 활동을 반영한 뇌혈류를 측정한 데이터를 합성한 것이다. 급성 수면 박탈 후에는 주의력이나 다양한 두뇌 영역 활동을 요구하는 일을 할 때 신경세포 활동(파란색)이 줄어드는 것으로 나타난다. 여기서 전두와 마루 피질 부분은 주의력에 중요한 역할을 하며 섬엽은 관련 자극이 나타났을 때 집중력, 작업 기억으로의 연결을 촉진한다. 일부 영역(노란색과 빨간색)은 강화된 활동을 보인다. 시상하부도 보이는데 각성과 기민성에 중요한 역할을 한다. 시상하부의 활동 증가는 전두 두정 기능 저하를 보완하기 위한 더 큰 노력을 반영한 것이라는 추측도 있다. 혹은 수면 박탈 후 집중력을 요하는 업무 시 각성을 위해 시상의 활동이 요구되는 것일 수도 있다. (N. Ma 외, 2015.)

부분적
수면 박탈

필요한 수면의 양을
제한할 때 어떤 일이
일어날까?

Partial Sleep Deprivation
What happens when people are limited in
the amount of sleep they can have?

일본인들의 수면 습관

옆의 표에서 볼 수 있듯 일본인은 밤에 수면하는 시간이 가장 짧다. 이러한 현상은 최대한 일하기 위해 조금만 자는 직장인을 찬양하는 문화 때문일 수 있다. 이런 짧은 수면을 보충하기 위해 낮에 공원에서 자거나 출퇴근 전철에서 조는 것에 더 너그러운지도 모른다.

많은 사람이 필요한 양보다 상당히 적게 수면한다는 것은 널리 알려진 사실이다. 2008년 대대적으로 행해진 '슬립 인 아메리카Sleep in America' 조사에서는 일을 하는 성인은 최상의 컨디션을 위해 평균 7시간 18분의 수면이 필요하지만 44퍼센트의 사람이 주중 밤에 7시간보다 적게 잔다고 답한 것으로 나타났다. 영국에서는 성인 인구의 65퍼센트가 겨우 6시간 30분을 잔다고 한다.

현대사회에 들어오면서 수면 시간이 실제로 점차 줄어든 것인지에 대해서는 몇 가지 의문점이 있다. 미국 국립수면재단National Sleep Foundation의 연구는 6시간 미만으로 자는 미국인이 1998년에는 12퍼센트였는데 2009년에는 20퍼센트로 늘었다는 비교 수치를 내놓으면서 수면 시간이 줄었다고 보고했다. 다른 연구들에서는 이것이 분명치 않다며 질문을 어떻게 하느냐에 따라 달라질 수 있다고 말한다. 단순히 얼마나 잤는지를 묻는 대신 24시간을 어떻게 보내는지 조사한 후 수면 시간을 도출하여 연구해보니 1975년과 2006년에 6시간 미만으로 수면한 사람의 비율은 큰 차이를 보이지 않았고 정규직, 대학 교육을 받은 사람, 흑인에서만 차이가 컸다. 또 다른 접근은 수면 연구의 객관적인 데이터를 관찰하는 것이다. 1960~1989년과 1990~2013년의 기간을 비교한 연구들에서는 객관적으로 측정된 전체 수면 시간 사이에 차이가 나타나지 않았다.

각국의 수면

나라마다 습관적 수면 시간은 다르게 나타난다. 학생을 대상으로 한 수면 연구에서는 일본 학생들이 6시간을 살짝 넘김으로써 수면 시간이 가장 짧았고 불가리아 학생들은 거의 8시간으로 수면 시간이 가장 긴 것으로 밝혀졌다. 핀란드와 호주의 연구에서는 습관적 수면 시간에 유전적 요인이 있을 것이라고 본다. 각기 다르게 나타나는 수면 시간이 인종 간의 전반적인 건강 차이에 영향을 미치는지에 대한 추측들도 있었다. 하지만 고려해야 할 요소가 많아서 단순히 관련을 보이는 것인지 아니면 인과관계가 있는 것인지는 불분명하다. 소득 상태 역시 수면 기간에 영향을 주는 것으로 나타났다. 미국 질병통제예방센터CDC의 2013년 '국민건강설문조사'에서는 통계상 빈곤선 이하에 해당하는 사람들 가운데 많은 수(35.2퍼센트)가 6시간 미만의 수면을 가진다고 밝혔다. 반면에 이들보다 네 배 이상 소득이 많은 사람들 사이에서는 그 비율이 27.7퍼센트에 그쳤다.

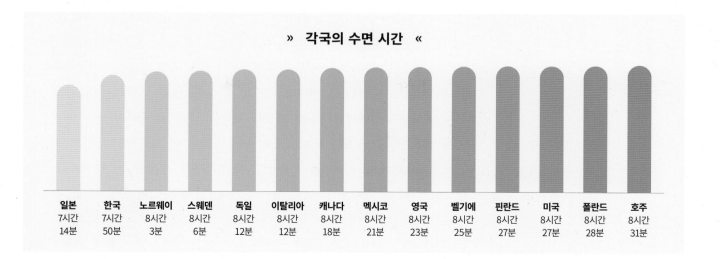

» 각국의 수면 시간 «

일본	한국	노르웨이	스웨덴	독일	이탈리아	캐나다	멕시코	영국	벨기에	핀란드	미국	폴란드	호주
7시간 14분	7시간 50분	8시간 3분	8시간 6분	8시간 12분	8시간 12분	8시간 18분	8시간 21분	8시간 23분	8시간 25분	8시간 27분	8시간 27분	8시간 28분	8시간 31분

제한적 수면이 건강에 미치는 영향

실제로 수면의 양이 줄었는지에 대해서는 아직 논란이 있지만, 오늘날 많은 사람이 비교적 짧은 시간 수면을 취한다고 말하고 있으며 이 때문에 이것이 건강과 관련해 어떤 의미를 갖는지가 중요한 문제로 대두된다. 우리는 1장에서 7시간에 매우 못 미치거나 이를 상당히 초과하는 수면을 사망률 증가와 연결 짓거나 불충분한 수면을 다양한 질병과 관련시키는 연구들에 대해 언급했다. 이번에는 장기적으로 평균 7시간 미만으로 수면하는 사람들에게 초점을 맞춰볼 것이다. 1990년대 후반 이전의 연구들은 (가끔 실험실 밖에서도 진행되었다) 한 달간 4~6시간 잠을 자게 되면 각성이나 업무 수행 능력이 떨어지고 졸림 현상이 유발된다고 지적했다. 그 비슷한 시기부터 더 정교한 실험 연구가 시작되면서 매우 다른 결과가 나타났다. 우선 급성 수면 박탈과 달리 만성 부분 수면 박탈의 경우에는 수면 박탈을 당한 사람이 졸리다는 느낌을 받지 못하기도 한다. 이는 위험할 수 있다. 스스로 수면이 부족하다고 느끼는 사람보다 그렇지 않다고 느끼는 사람이 안전에 덜 유의하기 때문이다. 8장에서는 이 문제에 대해 더 이야기해볼 것이다. 효과가 오래 지속되는 수면제를 장기간 복용했을 때도 이런 우려스러운 상황이 발생한다. 그렇게 되면 깨어 있는 시간 동안 이루어지는 업무 수행에서 자신도 모르는 사이에 차질이 생기게 된다. 또한 장기적인 생리적 변화와 더불어 다양한 기능 저하가 최근 인지되고 있다.

전체 수면 박탈의 경우처럼 부분적 수면 박탈을 견디는 능력도 개인별로 상당히 다른 것으로 나타났는데 이유는 아직 명확하지 않다. 부분적 수면 박탈의 가장 명백한 결과는 당연히 졸림 현상이다. 앞에서 수면 박탈 시 각성의 정도에 영향을 미치

각국의 수면 시간

프랑스에 본부를 둔 경제개발협력기구 OECD에서는 연구와 관련 자료를 이용해 여러 국가의 수면 시간을 기록했다. 어떻게 질문을 하느냐에 따라 연구의 결과는 달라질 수 있다. 예를 들어 24시간을 어떻게 나누는지에 중점을 두었는지, 수면 습관에 대해 구체적으로 물었는지에 따라 차이가 날 수 있다.

는 요소 중 하나가 앞서 수면한 시간이라고 말한 바 있다. 부분적 수면 박탈 동안 졸림 현상은 분명히 발생하고 축적된다. 예를 들어, 한 주 동안 수면 시간이 7시간에서 5시간으로 감소된 사람들을 대상으로 수면잠복기반복검사를 통해 낮 동안의 졸림 정도를 객관적으로 측정해보니, 첫째 날 졸림이 증가하고 이후 날이 갈수록 점차 심해졌다. 닷새 이상 수면의 40퍼센트를 박탈당한 사람들은 각성 상태와 단순 반응 시간에서 심각한 손상을 보였다. 일반적으로 이런 종류의 연구에서는 피로도 측정법인 PVT(Psychomotor Vigilance Task)를 이용한다. 이 검사에서 피검사자는 몇 초마다 화면에 불빛이 무작위로 들어오면 버튼을 눌러야 한다. 버튼을 누르지 못한 횟수로 각성 상태 시 손실 정도를 계산한다. 한 연구에서는 젊은 성인들을 하루 4시간만 자도록 제한하고 2주 후 PVT 검사를 했더니 하루 혹은 이틀 동안 수면을 아예 하지 않은 사람만큼이나 손상이 컸다. 운전 모의실험 연구는 수면을 7시간 정도로 제한한 경우에도 사고율이 높아지고 수면 시간을 4~6시간으로 줄이면 훨씬 더 높아지는 것을 보여주었다. 앞에서 언급했듯이 이런 연구에서 가장 우려스러운 점은 수면 박탈을 당한 사람이 극도로 손상을 입었는데도 불구하고 단순히 자신은 잠을 적게 잘 뿐이라고 믿거나 더 나아가 자신의 손상도를 제대로 판단하지 못한다는 것이다.

낮 동안 배운 내용을 장기기억(응고화)으로 변환하는 데 수면은 중요한 역할을 한다. 이는 운전, 수학, 언어 연상 테스트 등 다양한 학습 활동에 해당된다. 초창기 연구들에서는 서술 기억(사실과 구두 지식에 대한 의식적 인지)은 렘수면과 더 관련 있고,

우리는 얼마나 자야 할까?

2015년 미국 국립수면재단에 의해 모인 다양한 분야의 전문가들이 합의해서 아래와 같은 권고안을 발표했다. 다양한 연령대와 수면 욕구에 대한 개별적 다양성을 고려하여 넓은 범위의 수면 시간을 제시하고 있다.

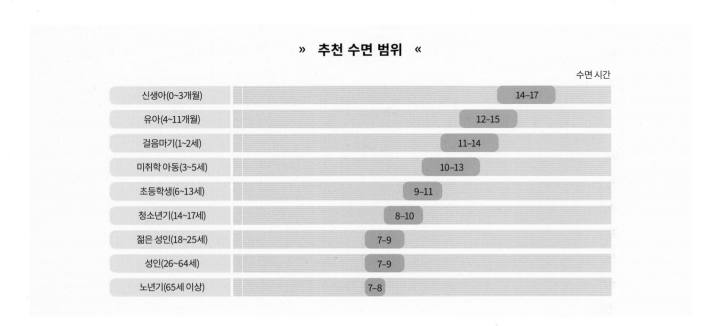

» **추천 수면 범위** «

수면 시간

연령대	수면 시간
신생아(0~3개월)	14~17
유아(4~11개월)	12~15
걸음마기(1~2세)	11~14
미취학 아동(3~5세)	10~13
초등학생(6~13세)	9~11
청소년기(14~17세)	8~10
젊은 성인(18~25세)	7~9
성인(26~64세)	7~9
노년기(65세 이상)	7~8

» **우주에서의 수면** «

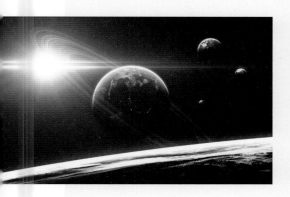

우주왕복선 비행을 하는 우주비행사들에게서는 두드러지게 수면 감소가 나타난다. 이는 임무 실행 때만이 아니라 그전에 훈련을 받는 동안에도 그렇다. 이런 증상이 발생하는 데는 임무에 대한 흥분감, 급속한 빛과 어둠의 반복(90분마다 해가 뜨고 진다), 우주선 내 심각한 소음 같은 다양한 요인이 있다. 귀마개를 착용하라는 제안도 있었지만 좋은 반응을 얻지는 못했다. 주변 소리가 위험을 알리는 첫 신호일 수 있고 우주비행사들은 착용하지 않는 것을 선호했다. 장거리 비행을 하는 조종사들에게서도 비슷한 현상이 발견된다. 이들은 잠을 즉각적으로 깨우는 것이 엔진 변환 소리라고 말했다. 주변 환경에 대해 이 정도의 주의력을 유지하는 것의 효과는 상당하다. 우주선 엔지니어를 대상으로 한 연구에서는 심지어 대기하고 있는 상황 자체가 수면을 방해하는 것으로 나타났다.

반면에 절차적 기억(특정 행동을 어떻게 실행하는지에 대한 기억)은 느린파형수면과 관련이 더 있다고 주장했다(렘수면 박탈과 관련해서 더 보겠지만 이러한 결과는 현재 명확하지 않아 보인다). 실험에서 전체 수면에 제한을 받은 어린이와 성인은 전날에 학습한 내용을 다음 날 기억하는 데 어려움을 겪었다.

생리적 변화

수면 제한을 겪는 사람들에게는 다양한 생리적 변화가 일어난다. 자연살해세포 natural killer cell와 면역 반응 관련 화학물질인 시토카인cytokine을 포함한 면역 반응에 변화가 생긴다. 한 연구에서는 건강한 피실험자를 새벽 3시까지 깨워뒀더니 자연살해세포의 비율과 주요 시토카인 양이 줄었다. 물론 이런 생리적 측정을 실질적 결론으로 해석하기란 어렵지만 하루 5~6시간 미만으로 자는 사람들은 최소 7시간 잠을 자는 사람들보다 감기에 걸릴 확률이 네 배나 높게 나타났다. 급성 전체 수면 박탈 때처럼 고통에 대한 민감성 역시 증가한다. 이틀간 수면의 50퍼센트를 박탈당했을 때 일반 피실험자의 팔뚝에 중간 정도의 전기 자극을 주자 민감하게 반응하였고 뇌파 역시 크게 반응했다. 또한 어깨 부분에 가한 압통에 대해서는 통증역치가 낮게 나타났다. 최소 이틀간 수면 제한을 했을 때(새벽 2시 45분~아침 7시) 장 박테리아에 변화가 일어났다. 그러나 이러한 증상이 제한된 수면으로 발생하는 여러 신체 변화와 관련 있는지에 대해서는 확실한 증거가 없다.

7시간 미만으로 잔 간호사들에게서 심장마비나 그 외 관련 증상이 8시간을 잔 간호사들에 비해 빈번히 나타났다. 화학적 혈액 표지인 C-반응단백질 검사를 통해 이것이 염증 활성 증가와 관련 있다고 생각해볼 몇 가지 이유가 있다. 또한 인구 연구에서는 만성 부분 수면 박탈이 고혈압을 유발하는 데 상당히 위협적인 요소로 꼽힌다.

수면을 제한할 때 나타나는 흥미로운 변화 중 하나는 식욕 증진이다. 동물의 수면을 억제하면 외측 시상하부 내 펩타이드로서 각성 및 섭식과 관련된 오렉신/히포크레틴의 활동이 증가하고 뇌척수액에서 히포크레틴-1의 양이 증가한다. 이어서 오렉신/히포크레틴 분비는 식욕을 조절하는 다른 호르몬들의 영향을 받는다. 그렐린grehlin이라는 식욕을 자극하는 호르몬은 증가하고, 반면에 만족감을 주는 호르몬인 렙틴leptin은 감소한다. 인간에게서도 마찬가지로 부분적 수면 박탈 후 식욕이 왕성해지는 현상이 나타난다. 11개 연구에서 4시간 정도로 수면을 제한했더니 이튿날 385칼로리를 더 섭취하는 경향이 나타났다. 수면에 제한을 받은 개인에 대한 연구에서는 이들이 아침에 효과적으로 글루코스를 사용하지 못하고 혈당 조절이 필요할 때 인슐린 분비 기능이 저하된다는 것을 보여주었다. 자기공명영상MRI 연구는 수면 억제 이후 음식 자극에 반응하는 뇌 영역과 보상 체계에서 활동 증가가 나타나는 것을 발견했다. 수면 부족은 식욕 증진과 연관이 있으며 다이어트 중에는 살을 빼는 것을 더 어렵게 할 수 있다. 또 일부 개인에게서는 야식을 먹는 습관이 증가하기도 했다. 수면 억제와 신체질량지수 증가 간의 연관성을 관찰한 연구도 많다. 피실험자들을 10년이나 그 이상 관찰한 연구들에서는 만성적인 수면 부족이 당뇨병 위험 증가와도 연관이 있었다.

뇌 생리학과 관련해, 수면의 기능 중 하나는 1장에서 말한 것처럼 '글림프 시스템glymphatic system'이라고 알려진 변형된 림프계를 통해 몸의 노폐물을 배출하는 것과 관련 있다. 부족한 수면은 잠재적 독성 노폐물을 제거하는 신경계 기능에 만성적 손실을 일으키는 것으로 보인다. 알

두뇌 속 오렉신 수용체

오렉신/히포크레틴 시스템은 외측 시상하부 중앙에 위치하며 각성과 음식물 섭취를 촉진한다. 이 시스템은 수면이 제한되면 자극을 받는다. 공초점 현미경이라는 특수 기술을 이용해 얻은 이 사진에서 오렉신의 수용체는 붉은색을 띠며 신경세포는 녹색으로 표시된다.

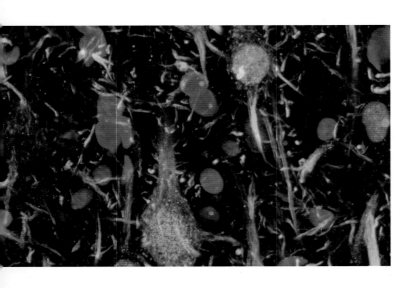

» 수면 억제가 신체에 미치는 영향 «

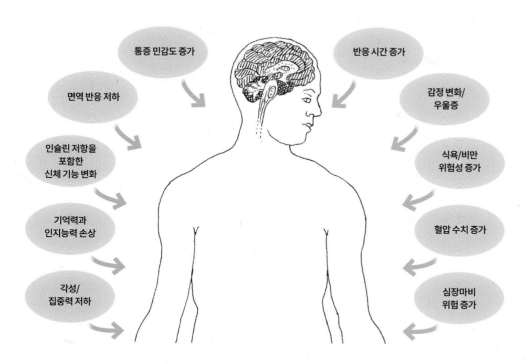

통증 민감도 증가

반응 시간 증가

면역 반응 저하

감정 변화/
우울증

인슐린 저항을
포함한
신체 기능 변화

식욕/비만
위험성 증가

기억력과
인지능력 손상

혈압 수치 증가

각성/
집중력 저하

심장마비
위험 증가

만성적 수면 억제가 건강에 미치는 영향

필요한 양보다 적게 자면 다양한 생리적 변화가 생길 위험이 있다. 가장 주목할 특징 중 하나는 수면 부족이 다양한 기관에 영향을 주고 그것이 다시 수면 자체에 영향을 끼친다는 것이다.

츠하이머병이나 파킨슨병처럼 퇴행성 질병들은 비정상적으로 접힌 단백질의 축적과 관련 있으므로 부족한 수면이 이런 질병의 발생에 영향을 미칠 가능성이 있다. 노년층에게서 나타나는 밤 동안의 수면 방해와 낮 시간의 졸림 현상은 향후 알츠하이머병 발병에 위험이 되는 요인이다. 이런 질병들과 수면의 관계에 대해서는 여전히 연구 중이다.

만성적인 부분 수면 손실에 의한 결과는 실제로 다양한 환경에서 나타난다. 병원 레지던트들은 당직 후 투약 실수가 잦거나 사고율이 높았다. 특히 의료 수련생의 절반가량이 당직 후 운전하다가 졸았던 경험이 있다고 말했다. 교대 근무로 수면에 어려움을 겪는 간호사들은 주사를 잘못 놓을 확률이 높다. 야간 근무를 하는 경찰도 부상을 입을 확률이 높아진다. 그러나 이런 모든 경우에서 만성적 수면 박탈의 영향과 생체리듬(체내시계)의 효과(4장 참고)를 분간하기는 어렵다. 수면 부족과 일주기 효과의 상호작용으로 밤에 졸림 현상이 심해지고 장시간 일할 때 수행능력이 저하된다. 트럭 운전기사는 종종 폐쇄수면무호흡증후군이 증가하는 등 다양한 어려움을 겪게 되고 당연히 이는 졸음을 유발한다. 졸림 현상이 충동적 행동이나 위험한 행위를 더 하게 만드는 경향이 있다는 관찰 결과를 감안한다면 더욱 곤란한 상황으로 이어질 수도 있다.

선택적
수면 박탈

특정 구간에서 수면이
박탈되면 어떤 일이 생길까?

Selective sleep deprivation
What happens when a person is
deprived of a specific stage of sleep?

렘수면 박탈

렘수면 박탈이 가져오는 결과는 복잡하다. 렘수면은 기억력에 중요한 역할을 한다고 여겨진다. 그리고 최초의 동물 수면 박탈 연구에서는 동물들이 새로 습득한 정보를 장기 기억으로 바꾸는 데 어려움을 겪는 것으로 나타났다. 그러나 이후 연구들은 이에 부정적이다. 예전 연구에서 주장됐던 손실들은 렘수면 자체보다는 연구로 인한 스트레스와 더 관련 있어 보였다. 기존에 인간의 렘수면이 특정 종류의 기억을 응고화하는 데 중요한 역할을 한다고 했던 관점은 오늘날에는 더 이상 명확하지 않다고 여겨지고 있다.

이런 관점을 강화하는 근거가 있다. 렘수면을 크게 감소시키는 (모노아민 산화효소 억제제라고 알려진 항우울증 약 등) 약을 장기간 복용한 환자들에게서 기억력과 관련된 어떠한 문제도 제기되지 않았다는 관찰 결과가 있다. 또한 다리뇌(34~35쪽 참고)라는 뇌줄기 영역에 손상을 입어 렘수면을 하지 못해도 온전히 살아가는 사람들도 있다. 이들 중 잘 알려진 인물로는 법대를 졸업하고 신문사의 퍼즐 에디터가 된 사람도 있다. 렘수면을 감소시키는 선택세로토닌재흡수억제제selective serotonin reuptake inhibitors, SSRIs를 복용하는 환자들에 대한 최근 연구에서는 이들에 대한 공인된 기억력 테스트에서 손상이 발견되지 않았으며, 특정 기억 작업(운동 학습)은 오히려 개선되었다고 말한다.

일반적으로 렘수면은 감정적 기억을 응고화하는 데 특별히 중요한 역할을 한다고 생각된다. 그러나 젊은 성인 자원자들을 대상으로 한 실험에서는 이러한 결과가 도출되지 않았다. 연구에서 참가자들에게 사진을 보여주었는데, 이 사진들은 감정적으로 중립적인 것도 있고 부정적인 것도 있었다. 결론적으로 참가자들은 중립적인 사진보다

시토카인

사진은 시토카인을 생산하는 백혈구 세포의 일종인 대식세포로, 이 세포는 면역 형광법 촬영을 이용해 관찰 가능하다. 세포의 핵은 파란 부분에 있다. 노란 점들은 생산되는 시토카인의 양을 조절해주는 단백질의 위치를 나타낸다. 쥐의 경우 렘수면을 박탈당하면 면역체계와 대사 처리 기능에 영향을 줄 수 있는 전염증성 시토카인 순환이 높게 나타난다. 주사전자현미경을 이용해 관찰한 대식세포는 148쪽에서 볼 수 있다.

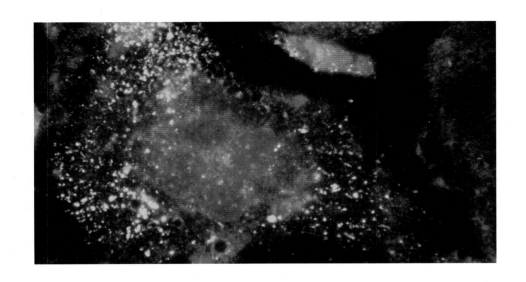

는 부정적인 사진을 더 잘 인지하는 것으로 밝혀졌고 수면 후에는 인지능력이 향상되기도 했다. 그러나 렘수면을 박탈당한 참가자들 역시 밤 동안 잠을 잘 잔 참가자들과 비슷한 수준으로 사진을 인지했다.

동물연구에서 렘수면 박탈의 결과는 다양하게 나타난다. 동물들에게서 운동 활동, 성적 행위, 섭취 행위 등 욕구적 행위들이 일부 증가하기도 했다. 공간에 대한 학습을 이제 시작한 쥐에게서 렘수면을 박탈했더니 새로 배운 내용을 응고화하는 데 어려움이 있었다. 반면 다른 쥐들에게서는 이런 결과가 나오지 않았다. 수면 박탈 후에는 간 효소가 비정상적으로 변할 수 있고, 인터류킨 같은 시토카인이 상승해 염증 신호가 나타날 수 있다. 렘수면을 박탈당한 쥐가 말라리아 감염에서 생존할 확률이 낮다는 연구를 통해 면역체계에도 영향을 미친다는 것을 알 수 있다. 뇌에서는 노르에피네프린 농도가 높아지며 전반적으로 흥분성이 증가한다.

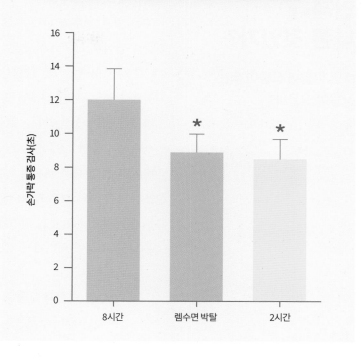

» 전체 수면 박탈과 렘수면 박탈 후 통증 민감성 «

느린파형수면 박탈

느린파형수면 박탈은 실행하기 어렵다. 렘수면 박탈보다 대상자가 다섯 배 이상 각성해야 하기 때문이다. 일반 여성 대상자의 느린파형수면을 3일 밤 동안 박탈한 결과, 대상자는 피로감을 느꼈고 통증에 대한 민감성과 염증성 피부병이 증가했다. 이는 피로와 근육 통증을 유발하는 섬유근육통에서 보이는 증상들로, 느린파형수면의 부족이 섬유근육통을 일으키는 역할을 할 수 있음을 암시한다. 밤새 10분 주기로 수면을 방해하여 교란효과를 측정한 다른 연구에서는 졸림 현상과 수행능력 저하가 관찰되었다. 그러나 느린파형수면이 특별히 더 억제되었을 때는 졸림 현상이 더 늘거나 감정 또는 수행능력에 문제가 더 발생하지 않았다. 그렇다면 느린파형수면 박탈보다는 밤 동안 지속적으로 이뤄진 수면 방해 자체가 수면의 성질 중 하나인 회복력에 영향을 미친다고 볼 수 있다. 전체 수면 시간의 변화 없이 느린파형수면을 박탈했을 때 각성의 변동 없이 우울증 환자의 증상이 급격히 개선되었다는 몇몇 증거가 있다.

통증 저항과 수면 박탈

이 연구에서 참가자들의 통증 민감성은 100와트 전구의 열을 느낄 때 손가락을 얼마나 빨리 떼느냐로 결정된다(손가락 통증 검사). 시간이 짧을수록 통증 민감성이 높다는 것을 의미한다. 전체 수면 혹은 선택적 렘수면 박탈이 이틀 밤 지속된 후에 참가자들은 통증에 훨씬 더 민감해졌다. 별표(*)는 통계적으로 중요하다는 의미이며, 이 경우 수면 박탈 그룹들과 8시간 잠을 잔 그룹 간의 결과 차이가 우연에 의해 발생했을 확률은 2퍼센트 미만이다. (T. Roehrs 외, 2006.)

수면 박탈은
언제나
나쁜 것인가?

수면 박탈이 도움이 되는
상황이 있을까?

Is sleep deprivation always bad?
Can sleep deprivation be beneficial in
certain situations?

앞에서 다룬 것처럼 우리는 일반적으로 잠을 적게 자면 여러 가지 이유로 몸에 해롭다고만 생각한다. 하지만 좀 전에 본 것처럼 수면 박탈이나 특정 수면 단계를 줄여주는 것은 경우에 따라 도움이 된다. 우선 우울증 치료에 이용되는 렘수면 박탈부터 함께 알아보도록 하자.

1960년대 미국 국립정신건강연구소는 우울증 환자의 경우 수면이 초반에 전체적으로 줄고, 특히 렘수면 방해가 발생한다는 점을 지적했다. 그래서 당시에는 렘수면 박탈이 이런 정신질환을 일으킨다고 생각했다. 나쁜 일을 겪은 후 잠을 잘 자지 못해 렘수면이 줄면 그것이 우울증으로 이어진다고 추측한 것이다. 하지만 이후 렘수면 박탈이 정신 건강에 해롭지 않다는 것을 인지하게 되면서 이러한 의견은 차츰 사라졌다. 또한 우울증의 경우 렘수면은 이른 밤에 이뤄지고, 게다가 첫 렘수면이 상대적으로 더 길게 나타난다는 것을 발견했고, 종종 우울증 진행 상태에서는 수면 방해가 기분 증상 mood symptom이 나타나기 직전까지 발생하지 않는다는 것을 알게 됐다.

렘수면 박탈과 우울증

1970년대 미국 에모리대학 정신과 의사 제럴드 보겔(1928~2012)은 역발상을 했다. 당시 주요 항우울제(삼환계항우울제tricyclic antidepressant와 MAO 억제제)로 렘수면을 강하게 억제하고 전기경련요법으로 렘수면을 줄일 수 있었다. 그는 동물실험을 통해 렘수면 박탈이 욕구 행위를 강화해 음식을 더 먹게 하거나 성욕을 많이 늘린다는 점에 주목하면서 혹시 렘수면 박탈이 우울증 치료에 사용될 수 있지 않을까 하고 생각했다. 그는 우울증 환자를 연구실로 데려와 렘수면이 시작되려고 할 때마다 최대 30번 또는 한 주에 6일간 깨웠고, 그렇게 몇 주 동안 지속적으로 이 과정을 반복했다. 그 결과 환자들의 우울증 증상은 항우울제 이미프라민을 사용했을 때와 비슷한 수준으로 개선되었고 치료를 멈춘 후에도 예전 증상으로 생각보다 빨리 돌아가지 않았다. 물론 이처럼 강도 높은 노동력을 요하므로 실용적인 치료법은 아니었다. 하지만 수면의 변화는 그저 우울증으로 발생한 결과가 아닌, 우울증 발병 자체와 밀접한 관련이 있다는 가능성을 본 계기가 되었다.

우울증 상태의 전체 수면 박탈

1980년대 수많은 연구를 통해 전체 수면 박탈이 우울증 증상을 개선한다는 것을 발견했다. 환자 중 절반가량이 수면 박탈 직후 같은 날 오후에 바로 증상 완화를 보였다. 게다가 단순히 환자를 밤에 잠자는 시간의 절반 정도 깨워두는 것만으로도 치료

트라우마에 대처하는 수면 박탈

흥미롭게도 수면 박탈이 기분 나쁜 상황에 대처하는 데 영향력을 미친다는 것을 알 수 있다. 일반 실험 참가자에게 트라우마 경험과 맞먹는 수준의 충격적인 영화를 보여준 후 잠을 청하게 했다. 이들 중에는 평상시처럼 잠을 잔 사람도 있었고 반대로 밤새 잠을 못 잔 사람도 있었다. 잠을 못 잔 사람들은 이튿날에 영화를 본 경험에 영향을 덜 받았고 이후 6일 동안 그 영화에 대해 생각하는 일이 적었다. 수면 박탈이 어째서 이 경우처럼 충격적인 상황에 대한 영향력을 감소시키는지는 확실히 알 수 없다. 수면이 기억 처리와 관련이 있다 보니 어쩌면 수면을 하지 않은 것 자체로 충격적인 상황을 영구적으로 기억하는 것을 막았다고 볼 수도 있다. 통계적으로 이 두 그룹 간의 결과 차이가 우연으로 발생했을 가능성은 5퍼센트 미만이다. (Porcheret 외, 2015.)

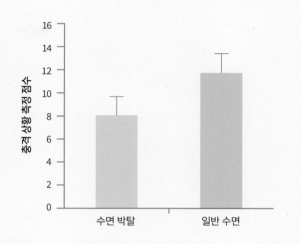

가 되었다. 렘수면 양이 동일하게 남아 있다면 수면의 전반이나 후반을 박탈하는 것은 동일한 효과를 보인다. 그러나 전체 수면 박탈이나 부분적 수면 박탈 연구에서 공통으로 발견된 점은 수면 박탈이 항우울제 역할을 하지만 하룻밤 동안의 수면 박탈 후 발생된 증상 완화는 보상 수면을 갖고 나면 사라진다는 것이다. 실제로 일부 환자들은 이튿날 낮잠을 자고 난 후 다시 우울증을 겪기도 했다. 이러한 연구들은 수면과 우울증 간의 밀접한 관계를 보여주는 데 중요한 역할을 하지만 실제로 행하기에는 한계가 있다. 항우울제와 함께 수면을 박탈하면 약의 효능을 강화시킨다는 몇몇 증거도 있지만 그 결과들은 전체적으로 불확실했다. 또한 조울증을 앓는 환자의 경우 수면 박탈로 조증이 유발될 수도 있다.

일반 우울증 환자에게서는 느린파형수면 감소가 나타난다. 이와 관련해서 지난 몇 년간 이것이 느린파형수면 방해에 의한 것인지, 혹은 항상성 메커니즘(전기적으로 측정된 느린 파형, 즉 델타파의 양으로 대변되는)이 우울증에 영향을 미치는 것인지에 대한 연구가 이뤄졌다. 앞서 언급했듯이 오늘날에는 밤 동안 깨우지 않고 전자음으로 느린파형수면 방해를 일으켜 박탈에 이르게 할 수 있는데, 이 경우 우울증 환자의 절반가량이 이튿날에 증상 완화를 보였고 각성 상태 저하도 없었다.

그러면 이 많은 연구는 전반적으로 적게 수면하는 것이 낫다고 말하는 것일까? 대개 그것은 틀린 말이다. 우리는 이미 다양한 실험을 통해 만성적 수면 부족이 수많은 건강상의 문제를 일으키는 것을 봤다. 그러나 이는 수면 조절이 일부 정신질환과 생리적으로 밀접한 관련을 맺고 있을지 모른다는 점을 보여준다.

실험상으로 수면 변화는 증상 개선에 효과를 보였지만 이는 실용적이지 못한 방법이다. 하지만 질병과 관련해서는 새로운 시각을 갖게 해주었다.

보상 수면

수면 박탈 후에 발생하는 보상 수면은 매우 흥미롭다. 우선 그 양은 앞서 박탈당한 수면의 양보다 훨씬 적다. 200시간 이상 수면 박탈을 당한 후에도 젊은 성인의 경우 보상 수면 시간은 일반적으로 12~15시간이다. 박탈당한 수면의 시간뿐 아니라 그 시간대가 낮이었는지 밤이었는지에 따라 보상 수면의 양, 일반 각성 상태, 수행능력, 수면 중 뇌파에 영향을 준다. 졸림 현상이나 수행능력 역시 회복 속도가 다를 수 있다. 젊은 성인을 하루나 이틀 동안 자지 못하게 했더니 졸림 현상과 반응 속도는 9시간의 보상 수면을 가진 후 정상으로 돌아왔다. 졸림 현상(수면잠복기)에 대해 객관적으로 측정했더니 9시간의 보상 수면을 두 차례 가진 후에야 정상으로 돌아왔다. 그러나 PVT 검사 결과 닷새 동안 수행능력 저하가 보였다. 그리고 나이도 영향을 미치는데 그 이유는 제대로 밝혀지지 않았다. 64시간 수면 박탈 실험에서는 하룻밤 보상 수면 후 나이가 많은 피실험자들이 반응 속도 면에서 젊은 성인보다 더 완전하게 회복되는 모습을 보였다. 젊은 성인은 이튿날 밤까지 반응 속도 저하 상태가 지속되었다.

뇌전도와 관련해서 보면, 1~3일간 수면 박탈이 있은 후 보상 수면을 하는 첫날 밤에는 느린파형수면이 늘어나고 종종 N2(2단계) 수면과 렘수면이 줄어든다. 이틀째 되

» 수면 박탈과 수면의 기능 «

수면 박탈을 통해서 수면의 기능도 알아볼 수 있다. 기본적으로 우리가 왜 잠을 자는지에 대해 알아볼 수 있는 방법은 여러 가지다. 그중 한 가지는 우리가 잠을 자지 않을 때 무슨 일이 일어나는지를 관찰하는 것이다. 또는 우울증 같은 질병을 겪을 때 발생되는 수면(142~146쪽 참고)을 관찰하거나 진화론적 관점에서 수면을 살펴볼 수 있다. 그런데 너무 당연하게 여겨서 수면 박탈 연구에서 우리가 간과하는 부분이 있다. 우리가 수면을 통해 낮 동안 완전한 각성 상태가 될 수 있다는 점이다. 몇몇 관점은 수면에 대해 회복이나 기억력, 기분 조절, 통증 예민성, 면역 기능, 식욕처럼 낮 동안 일어나는 기타 기능 향상에만 초점을 맞추는 경향이 있다. 또 수면의 기능이 낮 동안 축적된 기억들을 정제하는 것이라는 생각을 하기도 한다. 새로운 경험과 함께 새로운 시냅스(신경세포 간 연접 부위)가 많이 형성되는데 일부 연구에서는 수면 중에 이런 과도한 시냅스를 줄여 불필요한 내용들을 없애고 더욱 정확한 기억을 만들어낸다고 보기도 한다. 우리는 앞서 글림프 시스템과 불필요한 노폐물을 신경계에서 청소하는 역할에 대해 이야기하기도 했다. 진화론적 관점에서는 크기가 작은 동물일수록 수면이 길다는 관찰 결과가 있다. 이는 이용할 수 있는 신진대사 에너지가 적기 때문에 수면을 통해 에너지를 보존하고 또 포식자에 대한 노출을 감소시키기 위한 것이라고 볼 수 있다. 수면에는 이런 기능이 일부(혹은 전부) 있을 수 있고, 아직 우리가 발견하지 못한 새로운 기능이 더 있을 수 있다. 많은 예측 속에서 최종적인 답은 아직 얻지 못했지만, 그래서 수면에 대한 연구가 더 흥미롭기도 하다.

» 수면 손실과 회복 «

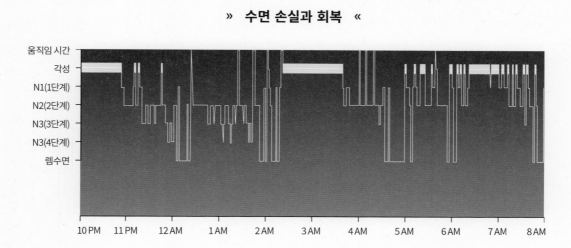

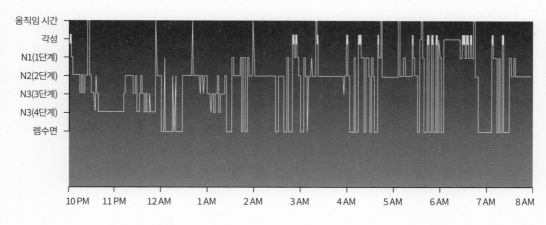

는 밤부터 느린파형수면 양이 줄어들어 정상 수준으로 떨어지고 렘수면은 아주 많이 늘어날 수 있다. 이러한 관찰 결과를 통해 우리 몸이 렘수면보다는 느린파형수면을 더 필요로 한다고 해석해볼 수 있다. 그러나 이 모든 것이 절대적이지는 않다. 앞에서 봤듯이 오랫동안 수면을 박탈당한 쥐들의 경우 보상 수면에서 처음에는 반동 효과로 렘수면이 길게 나타났다. 또한 보상 수면은 나이에 따라 달라진다. 나이가 많은 사람일수록 젊은 사람에 비해 첫 보상 수면 때 느린파형수면의 절대적 증가 현상이 적게 나타나고 때때로 N2(2단계) 수면이 적게 증가한다. 5장에서 우리는 노년층의 수면에서 나타나는 다양한 변화에 대해 알아볼 것이다. 수면 박탈에 나이가 미치는 영향은 계속 연구되고 있는 중요한 주제이기도 하다. 이러한 설명들을 통해 사람에 따라 수면 박탈을 더 잘 견딜 수도 있고, 어느 정도까지는 부분적 수면 박탈에 적응할 수 있는 이유를 알 수 있다.

수면 박탈과 보상 수면의 예시

이는 38시간 동안 수면을 박탈당한 65세 남성의 기준 수면(위)과 첫 보상 수면(아래)이다. 회복하는 밤 동안 수면 개시가 더 빨리 이뤄졌고, 전체 수면과 더불어 N3(3단계, 4단계 또는 느린파형) 수면이 증가했다. (Carskadon and Dement, 1985.)

4장

일주리듬과 수면
CIRCADIAN RHYTHMS AND SLEEP

수면의 성질 중 하나로 너무 뻔해서 가끔은 잊는 것이 있다. 대부분 생물 종에서 수면은 일반적으로 낮 또는 밤의 일정 시간으로 국한되어 있다는 것이다. 빛과 어둠이 교대로 나타남에 따라 그에 반응할 필요성이나 휴식의 요구는 종의 진화 발달에서 중요한 압박으로 여겨진다. 이런 필요성에 순응하는 방법은 행동과 생리적 현상을 조절하는 체내시계 메커니즘을 갖추는 것이다. 이번 장에서 우리는 이 메커니즘이 어떻게 작동하는지, 그리고 문제가 발생했을 때 수면이 어떻게 방해받고 각성 상태에 어떤 문제가 일어나는지 알아보겠다.

주기 시스템은 어떻게 작동하는가?

주기 시스템에 대한 기술

How does the circadian system work?
Description of the circadian system

'일주리듬circadian rhythms'은 체내시계의 리듬을 의미하며 주기는 한 번에 24시간 지속된다. 주기를 조절해주는 뇌의 구조부터 알아보면 도움이 될 것이다. 기준 시계는 시교차상핵이라고 하는 시상하부 내부 구조에 있는데, 이에 대해서는 앞으로 더 자세히 알아보도록 할 것이다. 내재된 주기는 각막, 뇌하수체, 간, 폐 등 다양한 조직에서도 발견된다. 실제로 우리 몸의 거의 모든 조직이 일주리듬을 갖고 있다. 하지만 전반적인 조절을 하며 일주기 시간과 수면이나 섭취 같은 다른 중요한 과정을 일치시켜주는 것은 시교차상핵이다. 시교차상핵 리듬은 곤충부터 포유류까지 다양한 종에서 발견되는 시계유전자의 활동 주기에서 비롯된다. 시교차상핵이 손상되면 수면, 운동, 음주, 코르티솔 분비 등 기본적인 일주리듬에 문제가 생긴다. 예를 들어 하루 중 아무 때나 잠이 들 수 있다(이런 주기는 태아 시교차상핵 조직 이식으로 회복될 수 있다). 시교차상핵이 손상된 동물들에게서 24시간 동안의 전체 수면량은 비슷하게 나타나거나, 각성 상태로 만드는 시교차상핵 활동으로 조금 증가하기도 한다.

시교차상핵이 지배하는 이 주기들에는 특징이 있는데, 그 기간이 하나같이 진동이 시작될 때부터 다음 주기가 다시 시작될 때까지라는 점이다. 인간의 시교차상핵 진동 신호 주기에 대한 실험은 시간이 고립된 곳에서 이뤄진다. 고립된 곳이란 시계가 없고 낮인지 밤인지 구분이 되지 않는 방이나 아파트를 말한다. 이런 환경 속에서 수면-각성 사이클 같은 내재된 신체리듬을 발생시키는 것이다. 이와 관련된 가장 유명한 연구는 독일 과학자 룻거 베버(1923~2010)와 위르겐 아쇼프(1913~1998)가 했다. 이들은 독일 안덱스에 피실험자들이 일정 기간 살 수 있는 특수한 지하 벙커를 만들었다. 이곳에서는 외부의 시간을 알 길이 없었고 날씨 변화나 전자기복사의 영향이 전혀 없었다. 또한 1960년대 초부터 1980년대 후반까지 수많은 연구가 있었는데 피실험자들은 스스로 밝거나 어두운 시간대, 각성과 수면 시간을 선택할 수 있었다. 이들은 점점 늦게 잠자리에 드는 경향이 있었는데 최종적으로는 약 25시간 주기의 기본 신체리듬을 발견하게 되었다(이후 연구들은 조금의 빛에도 시교차상핵이 극도로 민감하게 반응하고 내재된 주기가 24.18시간에 가깝다는 것을 알아냈다). 만일 피실험자가 더 길게 머물렀다면 12시간 주기의 짧은 수면을 발달시킬 수 있었을 것이고, 반대로 60시간 혹은 그 이상의 매우 긴 주기를 갖게 되는 사람도 있었을 것이다. 이런 현상이 일어나는 동안 체온의 주기는 약 25시간 동안 지속되었고, 그로 인해 '내적 비동조화internal desynchronization'라는 현상이 발생하게 되었다. 내적

» 진동 리듬의 특성 «

일주리듬(대략 24시간 동안의 리듬)은 진동 시스템(반복적으로 일정 시간 동안 중앙값 주위로 변하는 측정치)의 한 예다. 리듬들은 호흡이나 맥박 같은 짧은 시간 주기를 포함하며, 이들은 '하루보다 짧은 주기ultradian rhythm'로 알려져 있다. 중앙 수직선의 양쪽으로 움직이는 추의 움직임이 신체적 움직임을 포함한 진동 시스템의 예가

된다. 이것이 신체적 움직임이냐, 체온 리듬이나 뇌파 같은 생리학적 과정이냐에 따라 이런 일정한 움직임을 묘사하는 여러 용어가 있다. 주기에는 진폭이나 높이(최고점과 최저점 간 차이), 기간(첫 주기의 시작부터 그다음 주기의 시작까지), 단계(주기가 시작되는 시간)가 있다. 생물학적 시스템에서 부가적 영향(빛이 시교차상핵에 미치는 영향)

으로 주기의 단계(각도로 표시)를 앞당기거나 늦출 수도 있다. 이 같은 자극을 하루 중 낮이나 밤중 다른 시간에 주면 강도나 방향이 달라질 수 있다. 그리고 이는 종종 반응 곡선으로 나타나기도 한다.

진동 리듬

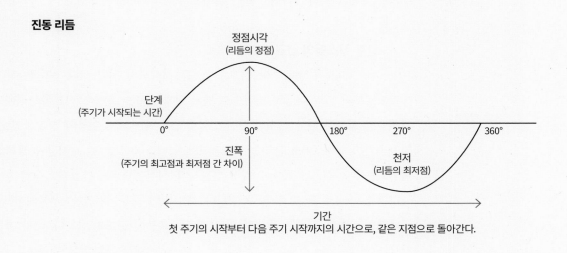

일주리듬

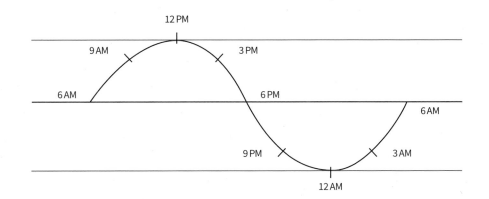

24시간 주기

진동 리듬은 초 단위부터 연 단위까지 매우 넓은 범위의 주기(기간)를 갖는다. 24시간에 적용했을 때 진동 리듬은 일주리듬이 된다. 이 그림은 24시간 동안 시간이 어떻게 나타날 수 있는지를 보여주는 예다.

비동조화는 두 리듬(이 경우 체온과 수면)이 더 이상 일반적인 관계를 유지하지 않는 것을 의미한다.

내재된 시교차상핵 리듬은 24.18시간 영역 안에 있고 세계는 24시간을 주기로 진행된다. 따라서 매일 내부 시계 메커니즘을 재설정해주는 메커니즘도 있다. 이것은 독일어로 차이트게버zeitgeber라고 하는 '시간 부여자'에 의해 이뤄진다. 이 환경에서 가장 중요한 것은 빛과 어둠이다. 이 외에도 시간을 설정해주는 것들이 있다. 예를 들어 식사 시간, 주변 온도, 사회적 상호작용이 있다. 다음 부분에서는 시교차상핵이 어떻게 일을 하는지 알아볼 것이다. 하지만 그 전에 시교차상핵에 의해 조절되는 부분들과 일주리듬 과정을 표현하는 용어들을 알아보자(다음 페이지 박스 참고).

일주 시스템의 신경해부학

이름 자체가 말해주듯 시교차상핵은 시각교차 위에 있다. 이곳은 시각 정보가 망막으로부터 뇌의 다양한 영역으로 가기 전에 모이는 곳이다. 시교차상핵에는 내재된 자신만의 리듬이 있다. 하지만 앞서 언급했듯이 이는 빛과 어둠의 영향을 받는다. 빛의 영향은 신경절세포라고 불리는 망막세포에서 멜라놉신melanopsin이라는 광색소를 통해 비롯되는데, 이것은 푸른빛에 가장 민감하다. 신경절세포는 간상세포와 추상세포가 기능하지 않아도 일을 할 수 있다. 그러나 기능상 아무 문제가 없는 생물의 경우 시계 메커니즘으로 가는 신호는 세 종류의 세포 모두로부터 정보를 받는다. 빛과 어둠에 대한 정보는 신경절세포를 떠나 두 개의 빛 경로를 통해 시교차상핵에 영향을 준다. 경로 중 하나는 망막 시상하부로 이어지는 직접적인 경로이고, 다른 하나는 망막 시상로라는 다른 구조를 먼저 통과하는 경로다.

시교차상핵은 이 신호들을 보내서 수면과 행동에 영향을 준다. 중요한 경로가 하나 있는데, 이는 간접 경로를 통해 시교차상핵으로부터 이동하여 솔방울샘pineal gland을 자극한다. 솔방울샘은 이름처럼 작은 솔방울처럼 생긴 구조로 양쪽의 시상이 이곳으로 모인다. 신경전달물질인 노르에피네프린(노르아드레날린)에 의해 중재되는 이 신호는 아래와 같은 두 조건이 충족되었을 때 보내진다.

1. 밖이 어둡다(망막이 시교차상핵으로 보낸 빛의 정보로 파악).
2. 밤 시간이다(시교차상핵에 있는 시계 메커니즘에 의한 판단).

그러면 멜라토닌이 솔방울샘으로부터 분비되고 혈관을 따라 순환한다. 이 영향으로 밤이 어두워지고 밤 시간이 되었다는 정보를 몸 전체에 제공한다. 또한 시교차상핵이 스스로에게 부정적인 피드백도 제공하는데, 멜라토닌이 이에 매우 민감하다.

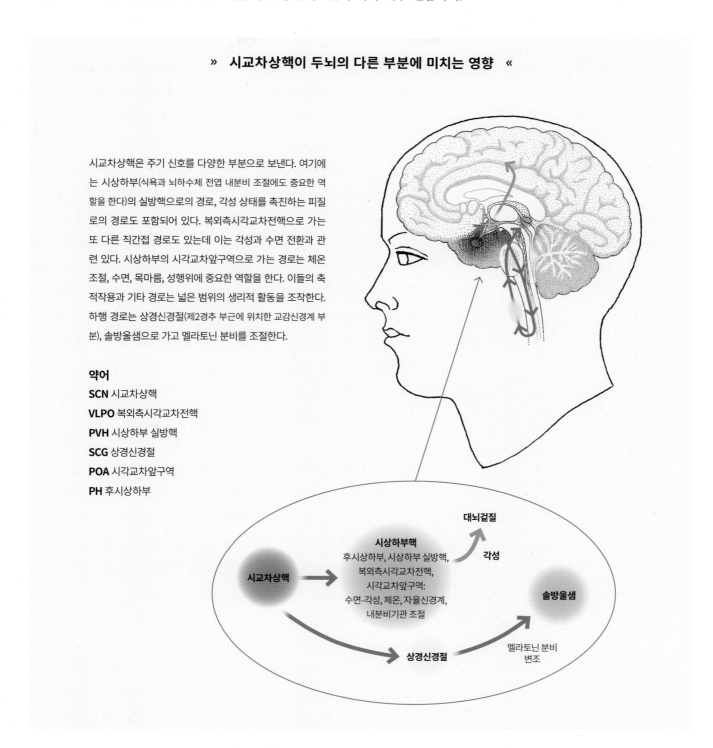

» 시교차상핵이 두뇌의 다른 부분에 미치는 영향 «

시교차상핵은 주기 신호를 다양한 부분으로 보낸다. 여기에는 시상하부(식욕과 뇌하수체 전엽 내분비 조절에도 중요한 역할을 한다)의 실방핵으로의 경로, 각성 상태를 촉진하는 피질로의 경로도 포함되어 있다. 복외측시각교차전핵으로 가는 또 다른 직간접 경로도 있는데 이는 각성과 수면 전환과 관련 있다. 시상하부의 시각교차앞구역으로 가는 경로는 체온 조절, 수면, 목마름, 성행위에 중요한 역할을 한다. 이들의 축적작용과 기타 경로는 넓은 범위의 생리적 활동을 조작한다. 하행 경로는 상경신경절(제2경추 부근에 위치한 교감신경계 부분), 솔방울샘으로 가고 멜라토닌 분비를 조절한다.

약어
SCN 시교차상핵
VLPO 복외측시각교차전핵
PVH 시상하부 실방핵
SCG 상경신경절
POA 시각교차앞구역
PH 후시상하부

시상하부핵
후시상하부, 시상하부 실방핵,
복외측시각교차전핵,
시각교차앞구역:
수면-각성, 체온, 자율신경계,
내분비기관 조절

대뇌겉질

각성

시교차상핵

솔방울샘

상경신경절

멜라토닌 분비 변조

멜라토닌과 수면은 어떤 관계를 맺고 있을까?

멜라토닌 분비가 수면에 미치는 영향

What is the relation of melatonin to sleep?
How melatonin secretion affects sleep

멜라토닌은 1950년대에 소의 솔방울샘 물질이 피부 질환 치료에 도움이 될 가능성에 관심을 가진 의사에 의해 발견되었다. 1970년대에 솔방울샘에서 멜라토닌의 합성이 일주리듬을 따른다는 것을 알게 되었다. 멜라토닌은 세로토닌으로부터 화학적으로 파생된 것이다. 포유류의 경우에는 앞서 언급했듯이 멜라토닌은 시교차상핵에서 시작된 경로로부터 자극받아 솔방울샘의 궁극적으로는 노르에피네프린을 분비하는 상경신경절을 거쳐 솔방울샘의 솔방울샘세포라는 특수 세포에 의해 만들어진다. 혈액순환에 들어선 후 멜라토닌은 시교차상핵뿐만 아니라 뇌 전반에서 발견되는 수용체와 간, 위장관, 동맥, 심장, 콩팥 같은 다양한 조직에도 영향을 준다. 멜라토닌 수용체에는 MT1과 MT2가 있다. 시교차상핵에서 MT1 수용체는 멜라토닌에 자극을 받으면 시교차상핵의 각성 성질을 저하시키는 경향이 있다. 일부 과학자는 심부온도 감소 효과와 마찬가지로 멜라토닌 유도체는 시교차상핵 신경세포의 발화율을 감소시키고 수면 유도에 유리한 환경을 발생시킨다고 추측했다. MT2 수용체는 일주리듬 전환 단계를 앞당기거나 늦추는 데 영향을 준다. 이런 수용체들은 밝은 상태에서 어두워지는 시간대에 굉장히 민감하다. 그래서 멜라토닌 관리는 이 시간대에 가장 효과가 크다(MT3 수용체도 있는데, 기능이 불분명하나 멜라토닌의 항산화 성질과 연관이 있을 수 있다). 물론 멜라토닌은 몸의 많은 과정에 영향을 미친다. MT1 수용체가 있는 중요한 위치 가운데 하나로 뇌하수체 전엽이 있는데 이는 멜라토닌의 주기 및 계절별 내분비 효과에 중요한 역할을 한다.

분비 양상

멜라토닌은 어두운 밤 시간 초반에 분비되는 양상을 보이고 한밤중에 정점을 찍는다. 그러다가 아침이 될수록 줄어든다. 이런 양상은 주행성(밤에 휴식 및 수면)이냐, 야행성(밤에 각성 및 활동)이냐와는 상관없다. 멜라토닌은 우리 몸 전체에 밤 시간이 되었음을 알리는 신호로 생각될 수 있다. 그리고 특정 종의 습관적 야간 행위가 무엇이든(수면 혹은 활동) 그와 연관될 수 있다. 겨울에는 밤이 길기 때문에 멜라토닌은 계절에 대한 정보도 제공한다. 내분비와도 관련 있어서 생식 저하를 발생시킨다. 양, 염소나 말 같은 일부 포유류의 경우 멜라토닌 분비가 최대인 겨울이 되면 생식력이 떨어지는 반면, 밤이 짧아지고 멜라토닌 분비가 줄어들 때가 되면 생식력이 높아진다.

시교차상핵 내 수용체에 대한 멜라토닌의 피드백은 수면과 각성 단계를 변화시키는 메커니즘을 제공한다. 앞서 언급했듯 이는 직접적으로 시교차상핵에 영향을 줄 수 있지만 부차적으로는 망막에서의 활동과 망막부터 시교차상핵까지의 경로로 인해 빛의 입력을 변화시킬 수 있다. 이른 저녁에 인간에게 멜라토닌을 투여하면 단계가 앞당겨져 리듬이 일찍 시작된다. 그리고 이른 아침에 투여하면 단계가 지연되어 리듬이 늦게 발생한다. 임상에서 사용되는 수면제는 멜라토닌 수용체를 자극하는데, 이에 대해서는 169~170쪽에서 다룰 것이다. 전문가들 사이에서도 일주리듬 장애가 아닌 다른 종류의 불면증에 멜라토닌을 쓰는 것에 의견이 분분하다. 이러한 내용은 8장에 자세히 나와 있다. 한 학술문헌에서는 멜라토닌이 불면증에 어느 정도 효과가 있는지에 대해 '불분명'하다고 결론지었다. 다른 보고서에서는 멜라토닌이 수면에 빠지는 시간을 평균 7.06분 낮추었고 전체 수면 시간을 8.25분 증가시켰다는 것을 발견했다고 한다. 처방약보다는 효과가 적지만 저렴한 가격, 습관화의 최소화 및 기타 요인을 생각하면 사용해볼 수도 있다는 결론을 내렸다. 멜라토닌에도 부작용은 있다. 미국 『컨슈머 리포트』에 따르면, '실제 상황'에서의 실사용에 대해 설문을 한 결과 이를 사용한 20퍼센트의 사람들이 이튿날 그로기 상태를 겪어 불만을 제기했다고 한다. 또한 어지럼증이나 두통이 발생할 수 있지만 흔한 경우는 아니다. 멜라토닌은 피임약, 항응고제(피를 묽게 하는 약물), 당뇨병약 등 다양한 의약품과 상호작용할 수 있다. 멜라토닌은 수면위상지연증후군과 프리 러닝 장애처럼 일주기 시스템과 관련한 수면장애에 사용되는 것이 적절하다(84~87쪽 참고).

밤 동안의 멜라토닌 수치

오후 10시면 빛을 없애고 아침 8시에 일어나는 환경 속에서 나흘간 지낸 젊은 성인 5명의 혈청 멜라토닌 수치다. 밤에 증가하다가 한밤중이 되면 정점에 달하는 모습을 볼 수 있다. (Vaughn 외, 1976.)

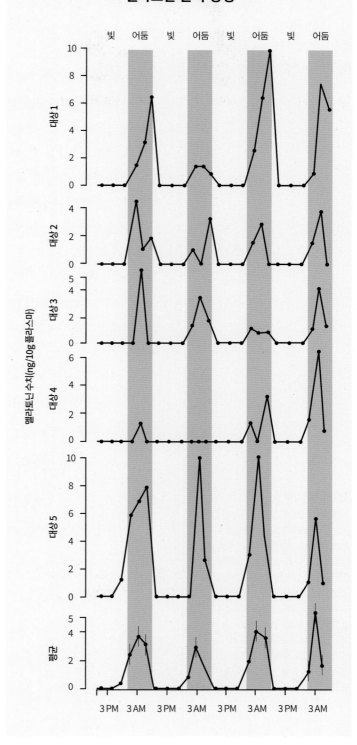

» 멜라토닌 분비 양상 «

빛 어둠 빛 어둠 빛 어둠 빛 어둠

멜라토닌 수치(ng/10g 플라스마)

대상 1
대상 2
대상 3
대상 4
대상 5
평균

3 PM 3 AM 3 PM 3 AM 3 PM 3 AM 3 PM 3 AM

주기 조절 모델

과학자들이
수면-각성 사이클 작동을
이해하는 방법

Models of circadian regulation
How scientists picture the workings of
the sleep-wake cycle

우리는 일주기 시스템과 관련된 요소들을 자세히 알아봤다. 내재된 페이스메이커와, 빛 그리고 멜라토닌 같은 신호 메커니즘 등 차이트게버에 의한 페이스메이커 재설정까지 모두 다뤘다. 과학자들은 이 요소들이 수면과 각성 시간에 어떻게 영향을 미치는지 알기 위해 다양한 시도를 했다. 그중 가장 영향력 있는 모델은 '2요인 모델two process model'이다. 이 모델은 두 가지 주요 영향이 있다고 제시하고 있는데, 이는 항상성 과정(수면 박탈과 관련해서 3장에서 언급)과 일주기다. 이 모델에서 수면은 일주기 단계 중 수면을 허용하는 때와 강력한 항상적 수면 욕구가 맞물리는 시점에 몰려온다. 수면이 개시되면 항상성 압력은 사라지고, 일주기상 수면을 덜 허용하는 단계로 옮겨가면서 잠이 깨게 된다. 이 모델은 시간에 따라 각성 정도와 인지 기능을 고려하여 'W'라고 알려진 세 번째 상호작용 과정을 상정하여 '3요인 모델three process model'로 확장되었다. 수면 박탈 후 수행능력을 원상복구하기 위해서는 일정 시간이 필요하다는 것을 인지한 다른 과학자들은 좀더 긴 주기의 두 번째 항상성 과정을 제시하기도 했다. 이 외에 부차적인 모델들도 생겼다. 그중 '대립 과정 모델opponent process model'은 일주기 페이스메이커가 각성 상태를 일으키고 이 상태는 항상적 수면 욕구가 일어나는 밤이 될 때까지 지속된다고 보고 있다. 다른 모델에서는 각성과 수면을 변화시키는 동력으로 북

일주기와 항상성 욕구

수면 조절의 2요인 모델에서 수면 개시 시간은 항상성 욕구(오래 깨어 있을수록 수면을 하고자 하는 경향)와 일주기 시스템과의 상호작용에 따라 달라진다. 여기서 볼 수 있듯이 항상성의 영향은 아침에 깬 후부터 증가되기 시작한다. 수면 개시는 항상성 욕구가 정점에 달했을 때 일어나며 이때 일주기 시스템은 수면을 허용하는 단계에 있다. 잠이 들면 항상성 욕구는 사라지기 시작한다. 항상성 욕구가 낮고 일주기 시스템이 잠을 덜 허용할 때 각성 개시가 일어난다. 이 관점에서 약간 수정된 대립 과정 모델은 일주기 시스템이 시간 정보만을 제공하는 것이 아니라 각성 방향으로 이끌기도 한다고 제시한다.

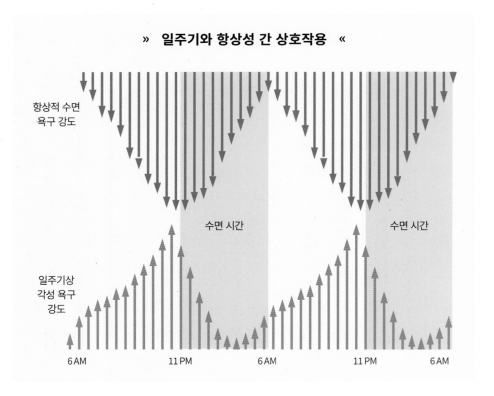

》 일주기와 항상성 간 상호작용 《

항상적 수면
욕구 강도

수면 시간

수면 시간

일주기상
각성 욕구
강도

6 AM   11 PM   6 AM   11 PM   6 AM

외측시신경 앞 구역 상호억제 세포에 대한 신경세포의 평균적 특성과 모노아민을 강조했다. 재설정 가능한 페이스메이커, 시간 주기 자극 입력, 항상적 수면 욕구와 같이 다양한 접근을 이용해 수면과 각성의 일주리듬을 발생시키는 시스템의 기본 특징을 살펴볼 수 있다.

일주리듬의 유전적 조절

PER은 생체 리듬을 조절하는 역할을 한다고 알려진 첫 유전자다. 이 유전자는 1990년대 초반 초파리를 통해 알려지게 됐다. 여러 PER 돌연변이를 일으킨 결과 초파리가 짧은 하루 주기(18~20시간)나 긴 하루 주기(28~30시간)로 살게 되었던 것이다. 오늘날 최소 7개의 일주리듬 관련 유전자가 초파리에게서 밝혀졌고, 한 변종은 수면하는 데 극도로 어려움을 겪어 인간의 불면증을 위한 모델로 제시되기도 했다. 포유류와 관련해서는 세 주기 유전자 PER1, PER2, PER3와 크립토크롬이라고 알려진 CRY1과 CRY2의 주기적 활동이 주목받고 있다. 관련된 단백질 PER과 CRY는 모 유전자parent genes 활동에 부정적인 주기 피드백을 제공한다. PER1 영역 내 변형은 인간의 하루 운동 활동 리듬의 정점 시간에 변화를 주어 최대 1시간까지 차이를 만들 수 있다. 이론적으로 이 같은 정보는 교대 근무의 스케줄을 개별화하는 등 다양한 방식으로 활용될 수 있고, 잠재적으로 의료 치료 시간에도 영향을 줄 수 있다. 3장에서 언급했듯이 다른 형태의 PER3는 인간의 수면 박탈 후의 주관적 졸림 현상과 기억력 정도와 관련 있다.

» 독특한 차이트게버 «

우리는 이번 장을 시작하면서 차이트게버 개념에 대해 소개했다. 차이트게버는 햇빛처럼 매일 일주기 시계를 재설정하도록 도와주는 '시간 부여자'다. 프랑스 대사로 지내던 당시 미국 외교관이자 과학자였던 혁명적 인물 벤저민 프랭클린(1705~1790)은 독특한 차이트게버를 제안했다. 그는 날이 밝았을 때 각성 시간을 최대화하고 밤에 쓰는 양초를 아끼기 위해 정부에 파리 시내에 대포를 쏴서 새벽에 시민들을 깨우자는 황당한 제안을 했다.

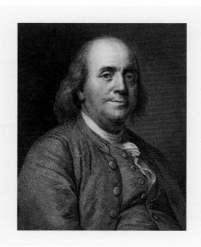

시계가 잘못됐을 때

일주기 시스템 기능과 관련된 수면 방해

When the clock goes awry
Sleep disturbances related to circadian system function

일주기 시스템은 복잡하고 다양한 신경계 부분들과 상호작용한다. 그래서 평상시 또는 수면 시간에 변경이 생겼을 때 이 시스템에 기능적으로 문제가 일어나기도 한다. 그리고 이런 기능적 문제는 임상 수면장애로 나타날 수 있다.

시차

시차와 교대 근무는 인간의 수면-각성 리듬과 외부 환경에 대한 예측 불일치로 생겨난다는 점에서 비슷하다. 동쪽으로 비행을 하는 경우, 일주기 시스템상 아직 잠들 시간이 아닌데도 도착지에서는 잠자리에 들어야 한다. 그러면 예상 취침 시간보다 늦게까지 깨어 있게 되고 아침에는 현지 기상 시간보다 늦게 일어나게 된다. 반대로 서쪽으로 비행하면 빨리 잠이 들어서 현지 기상 시간보다 일찍 일어난다. 여행이나 기내에서 섭취한 알코올로 수면 박탈이 더해지면 시차 문제는 훨씬 더 복잡해진다. 시차 때문에 졸림을 느낄 수 있고 새로운 곳에서 낮 동안 운전할 때 어려움을 겪을 수도 있다. 또한 현지 취침 시간에 맞춰 자려고 할 때 불면을 겪을 수도 있다. 이와 더불어 위장 증상도 흔히 동반된다. 보통 적응하는 데 각 시간대별로 1일이 걸리지만 몇몇 운 나쁜 여행객에게는 상당히 더 많은 시간이 필요할 수도 있다. 서쪽으로 여행을 갈 경우, 일반적으로 새로운 환경에 적응하기 위해 위상phase(자고 일어나는 주기의 시작) 지연이 요구되기 때문에 좀더 편하다. 이 경우 기본 시교차상핵 리듬이 24시간보다 약간 긴 경향과 자연스럽게 맞아떨어진다. 동쪽으로 여행을 갈 때는 위상을 앞당겨야 하는데 이는 조금 어렵다. 그래도 시차는 교대 근무보다는 적응이 쉽다. 시차의 경우에는 빛이나 새로운 환경에 대한 환경적 예측들이 있어 시간대에 적응하는 데 도움을 주기 때문이다.

시차 적응을 위해 미국 식품의약국FDA에서 승인한 약은 아직 없다. 일반적으로 GABA 작용제(166~172쪽 참고) 같은 진정제나 수면제는 새로운 시간대에서 잠이 잘 들도록 도와준다. 이러한 약들은 일반적으로 시차 적응에 도움을 주지 않는다고 여겨져왔지만, 한 연구에서 트리아졸람triazolam 수

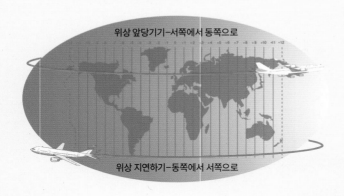

» 시간대를 가로질러 여행하기 «

위상 앞당기기-서쪽에서 동쪽으로

위상 지연하기-동쪽에서 서쪽으로

시차 적응하기

서쪽으로 여행을 가면 여행지보다 상대적으로 위상이 앞서 있다. 그래서 현지에 적응하기 위해서는 위상을 늦추어야 한다. 동쪽으로 여행을 갈 때는 이와 반대가 된다. 미국 동부에서 유럽으로 여행을 가는 경우, 시간대가 6~7시간 차이나는 것에 대비해 여행 전부터 부분적으로 적응 준비를 하면 좋다. 동쪽으로 여행을 갈 경우, 여행 전 2~3일 밤 정도는 잠자리에 일찍 들고 일찍 깨는 노력을 하고 초저녁 시간 동안 가급적 빛에 적게 노출되도록 하고 오전에는 노출을 늘리도록 해보자. 반대로 서쪽으로 여행을 가기 며칠 전에는 늦게 일어나도록 노력하고 초저녁 동안 햇살을 쬐고 오전에는 햇살을 피하도록 하자.

면제가 8시간 차이 나는 서쪽으로의 여행 시 도움이 되었다는 게 밝혀졌다. 멜라토닌은 시차 적응을 위해 이용되어왔고 멜라토닌 작용제인 라멜테온(169~170쪽 참고)이 동쪽으로의 여행 후 수면에 도움을 준다는 몇몇 아주 제한적인 자료가 있다. 아모다피닐 armodafinil(134~135쪽 참고)이 시차가 6시간 나는 동쪽으로 이동할 때 각성 상태 증진에 도움을 준다는 자료도 있다. (이 약들은 모두 시차 적응을 위해 승인된 제품이 아니다.) 카페인은 낮에 각성 상태를 촉진하는 데 도움이 된다. 시차 적응 기간에는 진정제와 알코올의 효과에 특히 민감해지게 된다. 그래서 섭취를 피하거나 조심해야 한다. 또 실제로 시차를 겪을 때 교통사고가 일어날 확률이 매우 높다는 점을 명심해야 한다.

교대 근무

미국 노동자의 84퍼센트는 낮 동안에만 근무하고, 나머지 16퍼센트는 다양한 스케줄로 야간 교대나 윤번 근무를 한다. 이들 중 상당수(밤 교대 근무자 중 14~32퍼센트, 윤번 근무자 중 8~26퍼센트)가 교대 근무 질환shift work disorder, SWD을 앓고 있다. 예상 가능한 수면 스케줄과 적절한 취침 시간을 가지며 기타 수면 질환이 없어도 심각한 불면증, 졸림 현상 같은 증상이 나타난다. 교대 근무에 유독 적응을 못 하는 사람도 있는데 그 이유는 불분명하다. 3장에서 언급했듯 일부 PER3 유전자는 수면 손실과 더불어 다양한 문제를 발생시킬 수 있다. 또 아침형 인간이나 노년층의 경우 교대 근무에 적응하는 것이 더 어렵다. 불면증, 졸림 현상 외에도 교대 근무 질환은 우울증 발생 위험 증가, 궤양, 사고 등 건강상 다양한 문제를 일으킨다. 또한 심장질환 발병과도 관계있다.

교대 근무에 좀더 쉽게 적응하기 위해 다양한 스케줄을 적용해보는 것도 방법일 수 있다. 가령 근무 시간대를 급격히 바꾸지 않고 특정 시간대에서 주 단위로 오래 근무하도록 하며 낮에서 저녁 그리고 밤으로 이어지게끔 스케줄을 변화하는 게 좋다. 또한 24시간보다 긴 내재된 시교차상핵 리듬의 경향을 따르도록 하자. 햇빛 노출로 초저녁에 위상을 늦출 수 있고 오전에는 위상을 앞당길 수 있지만 현실적으로 실행이 어렵다. 멜라토닌 역시 사용되지만 그 효과는 적정한 빛의 조절이 없을 시 제한적이다. 야간 근무에 들어가기 전에 낮잠을 자두고 카페인을 섭취하면 각성에 효과가 있는 것으로 나타났다.

덱스트로암페타민dextroamphetamine이나 메틸페니데이트methyl-phenidate 같은 전형적인 흥분제의 사용은 심각한 부작용과 의존증 때

교대 근무

미국 근로자 중 16퍼센트는 낮 시간대에 정규적으로 일하지 않고 교대 근무를 한다. 많은 경우 큰 탈 없이 스케줄을 견디지만, 교대 근무로 병에 걸리기도 하고 졸림 현상과 수면 방해가 발생해 사고 위험이 높아지고 감정 질환, 두통, 피로, 위장병 등 다양한 문제가 일어나기도 한다.

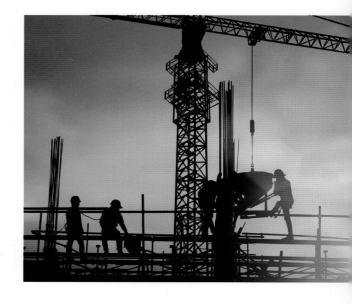

문에 추천되지 않는다. 모다피닐은 교대 근무 환경에서 각성 상태와 수행능력을 향상시키고, FDA는 장시간 작용하는 이성질체 아모다피닐을 교대 근무 질환에 사용하는 것을 승인했다.

수면위상지연증후군

수면위상지연증후군을 앓는 사람들은 만성적으로(3~6개월 이상) 안정적이지만 일반보다는 지연된 수면-각성 양상을 갖고 있다. 이들은 대개 새벽 2~3시까지 잠들지 못하다가 그 후에나 잠이 든다. 그리고 가능하다면 아침에 늦게까지 잔다. 한번 잠이 들면 기본적으로 일반 수면과 다르지 않다. 또 만일 아침 늦게까지 자고 나면 깬 후에 완전한 각성 상태를 보이기도 한다. 물론 출근이나 등교 같은 일반적인 사회 활동 스케줄과 맞지 않다는 어려움이 있기는 하다. 일찍 일어나게 되면 졸리거나 짜증이 나기도 하고 전반적으로 축 처진 기분이 든다. 그래서 수면위상지연은 불면증에 관한 불만(수면에 대한 어려움)을 불러일으키거나 아침 동안 졸림 현상을 유발한다. 수면위상지연증후군은 모든 나이에서 일어날 수 있지만, 습관적 행동 패턴과 청소년기 발달 단계에서 특징적으로 나타나는 수면 리듬 지연으로 인해 청소년기에 빈번하게 발생한다(94~95쪽 참고).

빛에 의한 일반 주기 재설정 기능 감소와 항상성 조절 결함으로 수면위상지연증후군이 발생할 수 있다. 상염색체 우성소질로 유전된 형태가 밝혀졌고, 인간의 PER3와 시계 유전자 변화와 연관이 있을 수 있다. 잘 때마다 30분씩 일찍 자는 방법으로 위상을 조금씩 앞당기는 방법을 이용해 치료할 수 있다. 새벽 6시 이전에는 잠들지 못하는 것처럼 심각한 경우에는 시간 요법을 이용해볼 수 있다. 이는 매일 순방향으로 3시간씩 늦게 잠을 자면서 좀더 일반적인 잠자리 시간에 맞추도록 하는 방법이다. 멜라토닌 역시 수면위상지연증후군 치료에 사용된다.

수면위상전진증후군

수면위상전진증후군을 앓는 사람은 일반 사람들보다 보통 몇 시간 일찍 자고 몇 시간 일찍 일어난다. 초저녁에 졸리고 이른 아침에 잠에서 깬다.

두 곡선 간의 위상 이동

수면위상지연증후군의 경우 수면 시간은 안정적이나 보통의 사람보다 리듬이 지연되어 있다. 진동 리듬과 관련해서는(77쪽 참고) 지연된 위상 리듬(점선)이 일반 리듬(실선)보다 오른쪽에 있는 것을 볼 수 있다. 위상 지연의 정도는 도수로 표시된다. 30도일 경우, 전체 곡선의 시간(기간)이 24시간이라면 약 2시간이라고 할 수 있다.

» 위상 지연 «

- - - 지연된 위상 리듬
── 일반 리듬
⟵⟶ 약 30°의 위상 지연량

이 증후군은 중년이나 노년층에서 자주 발생하며 이는 아침 햇살의 위상을 앞당기는 성질에 민감해진 탓이거나 혹은 내재된 일주리듬이 짧아졌기 때문일 수 있다. 치료법으로는 보통 초저녁에 밝은 빛에 노출되는 방법을 쓴다.

불규칙한 수면-각성 리듬

이런 수면 질환을 가진 사람들은 불규칙하게 여러 번 잠을 잔다. 그러나 24시간 중 축적된 수면의 양으로만 보면 상대적으로 일반적이다. 이는 종종 치매가 있는 노년층 환자나 뇌 부상을 입은 사람 혹은 보호소 어린이들에게서 볼 수 있는 증상이다. 일주기 조절 시스템의 문제와 더불어 종종 시설 내 빛이나 사회적 신호 부재 때문에 발생하기도 한다. 이 증후군은 불규칙한 수면 습관을 가진 생활 방식을 스스로 선택한 사람들의 경우와는 구분되어야 한다. 이를 치료하기 위해서는 빛과 사회적 신호를 최대화해야 한다. 낮 동안 밝은 빛을 쬐며 깨어 있는 시간 중에 사회 활동이나 운동을 하는 계획을 세워보도록 하자.

비 24시간 수면-각성 증후군(프리 러닝 장애)

프리 러닝 장애free running disorder는 보통 시각장애인들에게서 나타나지만 드물게는 그렇지 않은 경우도 있다. 이러한 장애를 가진 사람들의 내재된 리듬은 24시간이 넘고 매일 아침 햇살과 같은 타임큐time cue에 의해 재설정되지 않는다. 그래서 이들의 체내 스케줄은 지속적으로 시간상 전진하게 된다. 이들의 리듬이 사회와 가장 불일치할 때 불면증이나 낮 동안의 졸림 현상이 발생하고 증상은 몇 주마다 악화한다. 오후 9시경 멜라토닌을 규칙적으로 섭취하라고 추천하는 의사들도 있다. 미국과 유럽연합에서는 타시멜테온tasimelteon을 시각장애인들이 겪는 이 장애의 치료제로 승인했다.

다시 말해 일주기 메커니즘은 아주 고도로 조직화된 시스템을 갖추고 있다. 종종 이 시스템의 조직에서나 외부 세계와 맞추는 과정에서 문제가 생기기도 하고, 그로 인해 불면증이나 졸림 현상이 나타날 수도 있다.

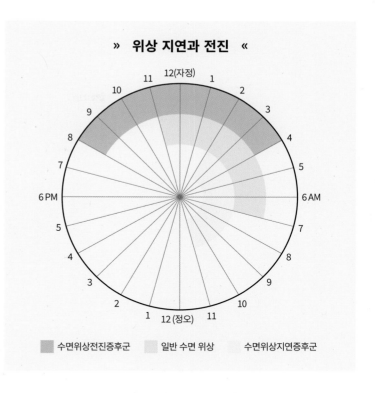

» 위상 지연과 전진 «

수면위상전진증후군   일반 수면 위상   수면위상지연증후군

리듬 방해

이것은 수면위상지연증후군과 수면위상전진증후군에 대한 가상 시간 도표다. 일반적인 수면 시간을 오후 11시에서 아침 7시까지라고 가정했을 때 수면위상지연증후군을 겪는 사람의 경우 새벽 2시가 될 때까지 잠들기 어렵고 반면 수면위상전진증후군을 겪는 사람은 오후 8시에 잠들어버린다.

5장

전 생애적 수면
A LIFETIME OF SLEEP

우리는 일주리듬과 항상성 같은 수면의 양과 시간에 영향을 미치는 다양한 요인들을 다뤘다. 이런 메커니즘이 작용되는 대상들은 각자의 나이에 따라 특정한 수면량을 가진다. 이번 장에서는 신생아의 수면과 생애 첫 몇 달간 인지될 수 있는 수면 패턴이 어떻게 형성되는지, 유아기와 청소년기를 거치면서 어떻게 수면이 발달하고 성인기와 노년기에는 어떻게 달라지는지에 대해 살펴볼 것이다. 또 수면과 각성의 일주리듬이, 예를 들어 청소년기 후반이나 노년기 초반처럼 나이가 듦에 따라 어떻게 변하는지도 살펴보겠다. 이로써 7장에서 다룰 연령별로 다른 특징을 갖는 수면 질환에 대해 알아볼 준비가 될 것이다.

신생아는 어떻게 수면할까?

유아와 어린이의 수면

What is sleep like in the first years of life?
Sleep in infants and children

유아의 수면 양상 발달
태어난 후 첫 두 해는 수면에 다양한 변화가 일어나는 시기다. 24시간 중 전체 수면은 점차 줄고, 밤에만 수면하는 방식으로 굳어지며, 렘수면은 감소한다.

수면은 평생 변화하며 유아기와 아동기 수면은 그 첫 단계라고 할 수 있다. 이번 장에서는 먼저 전반적인 패턴에 대해 알아보고, 이후 각 연령대별 수면을 살펴보도록 하자.

일반적 경향

몇 가지 일반화를 통해 수면이 어떻게 진화됐는지 쉽게 알아볼 수 있다. 전체 수면 시간은 유아와 어린이에게서 가장 높게 나타난다. 그러다가 청소년기와 성인기에 돌입하면서 줄어들고 노년기에 다시 감소한다. 수면 단계 역시 변한다. 렘수면의 비율은 전체 수면과 비슷한 패턴을 보인다. 즉 유아와 어린이에게서는 렘수면이 길고 청소년기에는 렘수면이 적어진다. 성인이 되면 상대적으로 비슷한 양을 유지하다가 노년기에 다시 줄어든다. 하지만 이는 상당히 가변적이다. 느린파형수면 역시 유아와 어린이에게서 많이 나타나고 청소년기 이후 느리게 감소한다. 성인기와 노년기에도 느리지만 꾸준하게 감소한다. 반대로 각성 상태는 상대적으로 나이가 어릴수록 적게 나타나다가 나이가 들면서 점진적으로 증가한다. 불충분한 수면과 관련된 불만은 성인기 전반 내내 늘어나 성년 초반 20퍼센트에서 70세 이후에 50퍼센트 이상으로 증가한다. 이처럼 노년기에 수면이 어려운 이유는 부분적으로 수면장애와 약물 복용 때문인 것으로 보인다.

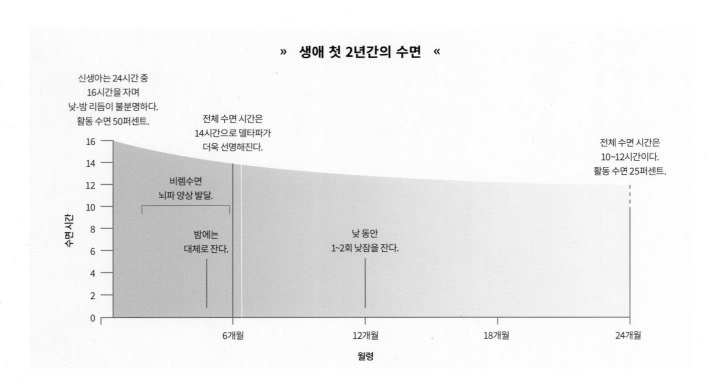

» 생애 첫 2년간의 수면 «

신생아는 24시간 중 16시간을 자며 낮-밤 리듬이 불분명하다. 활동 수면 50퍼센트.

전체 수면 시간은 14시간으로 델타파가 더욱 선명해진다.

전체 수면 시간은 10~12시간이다. 활동 수면 25퍼센트.

비렘수면 뇌파 양상 발달.

밤에는 대체로 잔다.

낮 동안 1~2회 낮잠을 잔다.

(y축) 수면 시간 — 0, 2, 4, 6, 8, 10, 12, 14, 16

(x축) 월령 — 6개월, 12개월, 18개월, 24개월

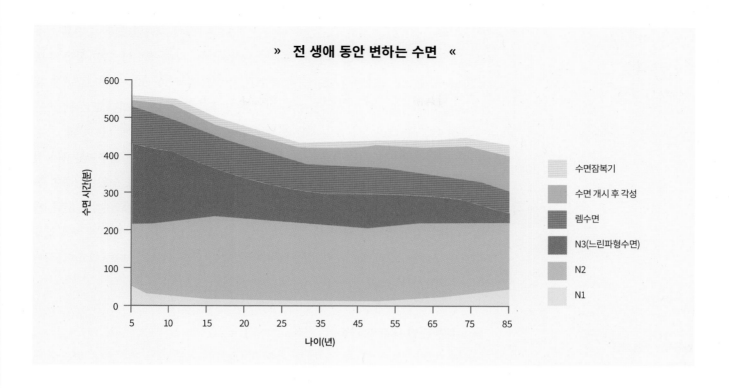

» 전 생애 동안 변하는 수면 «

그래프 Y축: 수면 시간(분), 0 ~ 600
그래프 X축: 나이(년), 5 ~ 85

범례:
- 수면잠복기
- 수면 개시 후 각성
- 렘수면
- N3(느린파형수면)
- N2
- N1

유아와 어린이의 전체 수면 및 수면 리듬

신생아의 수면에는 낮-밤의 구분이 거의 없으며, 그 양은 16시간 정도로 상대적으로 많고 여러 시간대에 걸쳐 발생한다. 태어난 지 두 달 정도 되면 식별할 수 있을 정도의 일주기 양상이 나타나기 시작한다. 하지만 초기에는 내재된 주기가 아직 일주기와 불일치하여 빛과 어둠에 의해 매일 재설정되지 않는다(4장 참고). 4개월에서 5개월이 되면 (부모들에게 다행히도) 수면은 빛과 어둠에 의해 설정되기 시작하고, 밤에는 대체로 수면하는 형태로 굳어진다. 1년 정도 지나면 낮 시간에 보통 1~2회 낮잠을 잔다. 최소 한 번 낮잠을 자는 습관은 1.5세의 경우 95퍼센트 이상으로 나타나지만 4세쯤 되면 전체의 3분의 1로 줄어든다. 그리고 취학 연령이 되면 잠은 거의 밤에만 잔다. 전체 수면 시간은 6개월일 때 14시간이었던 것이 2세 정도에는 10~12시간으로 줄어든다. 수면 시간은 계속 줄어서 성인이 되면 (학교를 가야 하는 등 사회적 제약이 없을 경우) 8시간 정도가 된다.

수면 단계

수면 단계를 보면 갓난아이는 각성 상태에서 곧장 렘수면인 '활동 수면active sleep'에 진입한다. 이 시기에 활동 수면은 전체 수면의 50퍼센트를 차지하며 조산아의

나이가 수면에 미치는 영향

3500명 이상의 건강한 개인이 참여한 65개 연구를 분석한 결과 상당히 흥미로운 점이 다수 발견되었다. 특히 어린이와 청소년의 전체 수면 감소 현상은 평일에만 나타났다. N3 단계 수면은 나이가 들면서 상당량 감소하고, 85세 즈음에는 N1 단계 수면과 수면 개시 후 각성 상태가 더 많이 발생한다. 그리고 수면잠복기가 길어진다. 이것은 노년기에 불충분한 수면에 의한 불편이 증가하는 것과 상응한다. (Ohayon 외, 2004.)

경우 약 80퍼센트를 차지하기도 한다. 태어난 지 3~4개월이 지나면 활동 수면은 감소하고 아기들은 각성 상태에서 비활동 수면으로 들어간다. 2세 정도가 되면 활동 수면은 20~25퍼센트로 감소한다. 렘수면-비렘수면 사이클 역시 50~60분 정도로 매우 짧게 나타난다. 2~4개월이 된 아기들에게서는 수면방추가 분명하게 나타나고 K복합파는 4~6개월 정도에 나타난다. 6~7개월 정도가 되면 델타파도 분명하게 나타난다. 가장 놀라운 점은 느린파형수면 발달로 유아와 어린이의 수면에서 느린파형수면이 굉장히 많아져서 이들이 첫 렘수면 시기를 종종 갖지 않기도 한다는 것이다. 느린파형수면 동안 아이들은 매우 깊이 잠든다. 그래서 상대적으로 큰 소리나 자극에만 깨게 된다. 아이를 키워본 적이 있다면 잠든 아이를 깨지 않게 안아서 방으로 들어가 본 적이 있을 것이다. 부모들은 알기 어렵지만, 실험 결과를 보면 알파파 활동(12~13쪽 참고)이 서서히 나타나기 시작해 8세 무렵에는 완전히 발달한다.

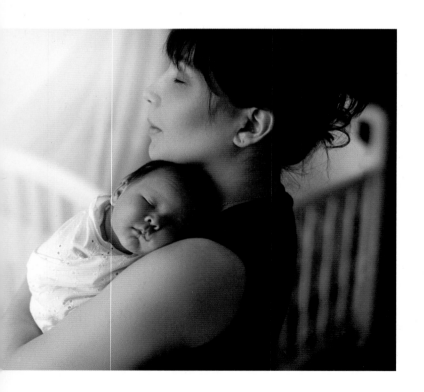

수면 관련 내분비 과정

수면 자체뿐만 아니라 수면과 관련된 내분비 과정 역시 유아기에 발달하며, 아동기와 청소년기를 거치면서 변화한다. 6장에서 수면과 관련된 성장호르몬 분비(104~106쪽 참고)에 대해 알아볼 것이다. 신생아의 경우 낮과 밤의 성장호르몬 혈중 수치가 서로 비슷하고, 활동 수면과 비활동 수면 양 역시 비슷한 수준이다. 3개월 차에 접어들면서 비활동 수면은 더 많아지고 각성 상태일 때의 성장호르몬 수치는 상당히 줄어들어 비활동 수면 때보다 현저히 적어진다. 사춘기 전 아동들에게서는 수면 관련 분비가 낮에 비해 상당히 많아지고 청소년기에는 낮과 밤 시간 모두에서 분비가 늘어난다.

아동기 수면 방해

수면장애는 연령에 따라 다르게 나타나는 경향이 있는데, 다수가 유아기와 아동기에 발생한다. 유아들은 주기적으로 몸을 떨거나 아기 침대에 머리를 부딪치기도 한다. 이러한 현상은 우려스러울 수 있지만 침대에 완충재를 보완해주면 막을 수 있다. 몽유병은 흔하게 일어날 수 있는데, 대부분 비렘수면의 양성 과정으로서

» 부모의 관점에서 본 유아와 아동의 수면 «

일반적으로 부모들은 신생아의 수면에서 리듬이나 낮-밤의 구분을 보지 못할 것이다. 2개월경에 리듬 패턴의 첫 요소들이 나타나지만 환경과 밀접한 연관이 있진 않다. 4~5개월이 되면 수면은 빛과 어둠에 더 영향받으면서 밤에 수면의 대부분이 이뤄지게 된다. 태어난 지 얼마 되지 않은 신생아들에게서 부모들은 종종 활동 수면의 행위를 관찰할 수 있는데, 아이가 자면서 얼굴을 찡그리거나 팔다리를 움직이는 경우다. 때로는 비활동 수면 때보다 불규칙적으로 숨을 쉬기도 한다. 전체 수면량은 신생아 때 16시간에서 2세경에 10~12시간으로 줄고 청소년기가 될 때까지 계속 줄어든다. 아동의 경우 초저녁에 잠이 드는 편이고 반대로 청소년기에는 밤늦게까지 깨어 있는 경향이 있다(94~95쪽 참고).

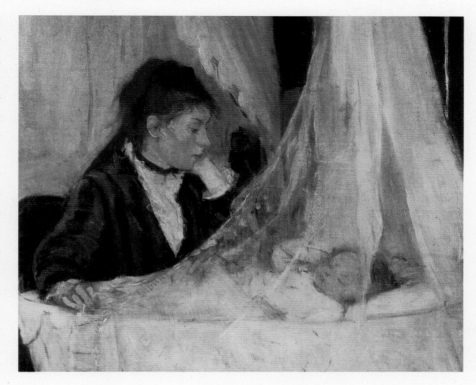

스트레스 상황에서 더 빈번히 나타나며, 매우 드물게는 의학적 우려 대상인 야간 발작의 징후일 수 있다. 아동에게서도 폐쇄수면무호흡(114~115쪽 참고)이 나타나는데 이는 성인의 경우와 다를 수 있다. 명백한 졸음 대신 주의력결핍과다활동장애 유사 증상을 보일 수 있고 공격적으로 변하거나 과도하게 수줍어할 수 있다. 성인과 달리 경우에 따라 편도를 제거하는 것이 가장 효과적일 수 있으며 기도양압positive airway pressure 역시 이용될 수 있다. 이러한 장애나 악몽, 야경증에 대해서는 7장에서 이야기하겠다(136~139쪽 참고).

어린이의 수면 방해와 관계있다고 보는 또 다른 요인에는 잠자리에서의 휴대전화나 태블릿 사용이 있다. 20개의 연구 분석에서 이와 짧은 수면, 수면 질 저하, 낮 동안 졸림 현상 증가와의 관계를 발견했다. 어린이가 실제로 전자기기를 사용하지 않고 가지고만 있어도 이러한 현상이 나타났다. 휴대전화나 태블릿을 잠자리에서 사용하지 않았을 때의 효과와 관련된 연구는 아직 없지만 생각해볼 만한 문제다.

패턴 등장

베르트 모리조(1841~1895)의「요람」(1872)에서 엄마가 잠자는 아기를 바라보고 있다. 부모들은 아기가 태어나고 몇 년 동안 아기의 수면 패턴이 변하는 것을 보게 된다.

청소년기의
수면은 어떨까?

신체가 변화하는
시기의 수면

How do adolescents sleep?
Sleep in a changing body

졸린 십대

청소년기에는 늦은 시간에 자는 경향이
있다. 그런데 등교를 위해 일찍 일어나기
까지 해야 한다면 만성적 수면 박탈과 낮
동안의 졸림 현상을 겪게 된다.

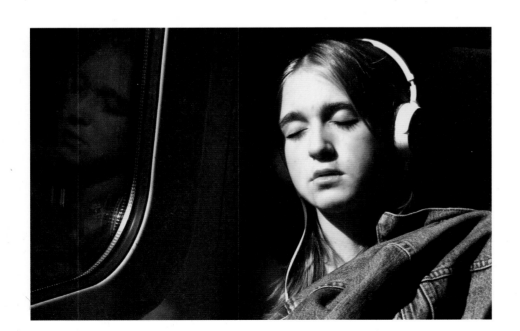

어린이가 언제 청소년기에 들어서는지는 쉽게 알 수 있다. 아침에 아기를 몇 시간이라도 더 재우려고 노력했던 부모들은 이제 반대로 애들을 깨우기 위해 전력을 다한다. 청소년기의 아이를 깨우기 위해서는 성인보다 높은 수준의 자극이 필요하다. 진화론의 관점에 따르면 이는 부모가 포식자로부터 이들을 보호해주고 있어서 잠을 자도 안전하기 때문이다. 또한 청소년기에는 자연적으로 수면의 시작과 끝이 뒤로 지연되는 경향(위상 지연)이 있을 수 있다. 우리가 말할 수 있는 바는 이것이 매우 기본적인 과정으로 미국, 유럽, 아시아 그리고 산업혁명 이전 문화에서도 관찰된 현상이며 딱히 특정 문화와 연관된 것은 아니라는 점이다. 늦은 수면 시간은 사춘기(성적 성숙) 시작 전에 나타난다. 그러나 아침 8시 30분 혹은 그보다 이른 시간에 등교하기 위해 일찍 일어나야 하는 상황에서 이러한 수면 시간의 변화는 마찰을 빚게 된다. 수면에 대한 욕구는 비슷한 수준을 유지하거나 심지어는 더 강해지는데 이는 결국 늦어도 청소년기 후반기에는 만성 수면 부족을 발생시켜 잠재적으로 각성 상태와 정보를 유지하는 능력에 영향을 미친다. 주말에 어린 청소년들은 평소와 비슷한 양의 수면을 취하는 경향이 있지만 나이가 많은 청소년들은 1시간이나 1시간 반 정도 늦게 수면에 든다. 나이가 많은 청소년은 주말 저녁에 늦게 잠자리에 드는 경향이 있으므로 주중에도 불규칙한 수면 패턴을 갖게 되는데 이는 수면장애로 이어질 수 있다. 최근 청소년 연구에서는 주중에 늦게 자는 청소년은 전체 수면량과 운동량이 같은 청소년 대비 체질량지수가 더 높을 수 있다고 밝혔다. 그 이유는 분명하지 않지만 패스트푸드 섭취와 관련 있는 것으로 보인다. 주중 밤의 전체 수면 감소는 수면 실험 연구를 통해서도 관찰할 수 있었다. 렘수면은 조금 감소하다가 성년 초반에 안정을 찾는다. 조사에 따르면, 여자아이들은 잠들기 전에 깨어 있는 시간이 길지만 남자아이들보다 오래 잔다고 한다. 이는 일반적인 패턴이긴 하지만 불면증까지 겪게 된다면 초경(생리 기능의 개시)에 영향을 줄 수 있다. 남자아이들에게서는 불면증이 조금 더 이른 나이에 나타

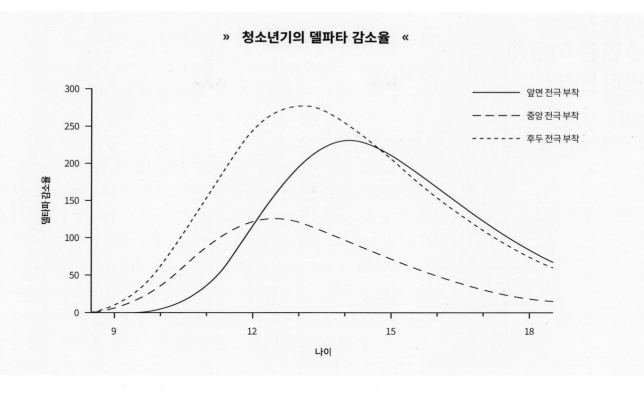

» 청소년기의 델파타 감소율 «

(그래프 범례)
— 앞면 전극 부착
--- 중앙 전극 부착
···· 후두 전극 부착

(세로축) 델타파 감소율
(가로축) 나이

날 수 있다. 청소년기의 불면증은 뇌전도 분석에 따르면 비렘수면에서 베타파 활동량(12~13쪽 참고)이 매우 높게 나타난다. 이러한 현상은 성인의 불면증에서도 볼 수 있는데, 이는 높은 대뇌겉질 각성 수치가 반영된 것으로 여겨진다. 7장에서 과도한 각성을 포함한 불면증의 개념에 대해 뇌 영상 연구 등 다양한 방법으로 알아볼 것이다.

청소년기 초반에는 아동기 때처럼 느린파형수면이 계속 높게 나타난다. 실제로 어린 청소년들은 첫 렘수면을 건너뛰기도 하는데 이는 느린파형수면 양이 많기 때문이다. 이후 느린파형수면은 감소하고 렘수면은 일찍 발생한다. 이러한 느린파형수면의 감소는 청소년기 수면 뇌전도에서 보이는 가장 중요한 변화로 10~20세에 50퍼센트나 감소한다. 일반적으로 남자아이보다 여자아이에게서 먼저 일어난다. 느린파형수면의 감소는 성적 성숙의 진행과 관련 있는 것으로 보인다. 그러나 일부 수치는 나이와 더 밀접해 보이기도 한다. 미국 수면 연구가 어윈 파인버그(1928~)는 청소년기에 나타나는 느린파형수면 감소는 대대적으로 뇌를 재조직하는 과정에서 일어난다고 추측했다. 이 시기에는 피질 신경세포 간 상호 접속(연접 치밀질synaptic density)이 줄고 뇌의 가소성可塑性이 저하되며 좀더 성인에 가까운 사고 과정 형태를 갖추기 시작한다.

N3 단계 감소

청소년기인 10~20세에 N3 단계(느린파형수면)가 반 정도로 급격히 감소하는 현상이 두드러진다. 전자적으로 측정된 델타파 감소율처럼 수면 뇌전도 분석에서도 이러한 감소를 볼 수 있다.

성인기의 수면은 어떻게 변하는가?

젊은 성인부터 노년기까지의 수면

How does sleep change in adulthood?
Sleep from young adulthood to older age

아동기에서 청소년기를 거치면서 수면에 큰 변화를 겪고 난 후 성인이 되어서는 수면이 훨씬 안정세를 이룬다. 청소년기에 두드러졌던 수면위상지연은 더 이상 나타나지 않는다. 20대 중반부터 60대 중반까지 수면량은 일반적으로 7~8시간으로 안정된다. 하지만 많은 사람이 상당히 적게 혹은 많이 수면을 하기도 한다(28~31쪽 참고).

초기 성년기

초기 성년기에는 N2(2단계) 수면이 밤의 약 50퍼센트를 차지하고 렘수면은 25퍼센트, 느린파형수면은 20퍼센트, N1(1단계) 수면이 5퍼센트를 차지한다. 보통 렘수면은 하룻밤에 4~5회 발생한다. 수면 개시 후 90분이 지나고 첫 렘수면이 시작되는데 이는 상대적으로 짧다. 그리고 밤이 깊어갈수록 렘수면은 길어진다. 느린파형수면은 처음 발생할 때 상대적으로 길고 밤이 깊어갈수록 짧아진다. 수면의 깊이(각성을 위해 필요한 청각 자극의 정도로 구분)는 느린파형수면 때 가장 깊으며 아동기나 청소년기 때보다는 각성을 위해 필요한 절대적 자극량이 적다. 또 매일 밤 깨는 횟수도 상대적으로 적다. 초기 성년기에는 대부분의 사람이 수면 후 편히 쉬었다고 느낀다. 캐나다의 한 연구에 의하면, 불면증에 대한 불만은 초기 성년기부터 34세까지 10퍼센트 정도에서 나타나지만 노년기에 비하면 적은 편이다. 그러나 생활 방식에 의한 수면 박탈과 그로 인한 졸림 현상은 초기 성년기에 속하는 많은 사람에게 중요한 문제일 것이다. 스트레스와 불안은 성년 초반에 수면 방해를 일으키는 주된 요인이다. 수면 방해를 발생시키는 사지

» 수면과 생리 주기 «

생리는 여성의 수면에 영향을 미친다. 여성의 절반 정도는 생리 전 그리고 생리를 하는 동안 일찍 잠에서 깨고, 잠을 잔 후에도 개운하지 못하며, 잠이 들기까지 시간이 더 걸린다고 말한다. 붓기, 두통, 감정 변화, 경련 및 기타 증상을 동반하는 월경전증후군을 겪는 여성은 불면증이나 과도한 졸림 현상을 겪기도 한다. 증상 완화를 위해 선택세로토닌재흡수억제제를 처방하는 의사도 있지만 임상적으로 수면에 미치는 영향은 크지 않다. 인지행동치료가 효과가 있다고 보고되기도 했다. 칼슘 보조제나 아미노산 L-트

립토판을 추천하는 경우도 있다.

폐경 역시 수면 방해를 일으킨다. 일과성 열감(얼굴과 상체에 더위를 느끼는 현상)으로 인해 잠에서 깨게 된다. 상대적으로 짧은 순간(대개 30초 미만)이지만 이런 순간들이 축적되면 잠을 자도 푹 쉰 느낌을 받지 못한다. 일과성 열감을 겪는 여성은 하룻밤에 15~20회 깨게 된다. 일반적으로 열감이 있는 여성은 수면 효율이 떨어지고, 밤에 간헐적으로 깨는 시간이 많아진다. 호르몬 대체제 사용을 통해 수면 방해를 개선하고 다른 증상들을 완화시키는 것은 복잡한 문제로,

약의 효과와 그로 인해 발생할 수 있는 잠재적 합병증 사이에서 균형을 잘 맞추어야 한다('위민스 헬스 이니셔티브Women's Health Initiative' 연구에서는 이를 유방암, 심장질환, 혈관성 치매와 연관 지었다). 이러한 이유로 많은 의사가 호르몬 대체 요법 사용을 꺼리거나 아주 짧은 기간만 사용하기를 권한다. 몇몇 의사는 선택세로토닌재흡수억제제인 파록세틴paroxetine을 사용하기도 한다. 이완 요법, 스트레스 저하 같은 비약물 치료법과 함께 색상이 밝은 침대 커버를 사용하는 것도 추천된다.

운동장애와 폐쇄수면무호흡은 이 나이 때 상대적으로 적게 나타나며 중년층이나 노년층에서 증가한다. 기면증은 예외적 현상으로 과도한 졸림 현상과 야간 수면 방해를 모두 일으킨다. 대개 청소년기와 초기 성년기에 발생한다(130~131쪽 참고).

중년기

65세까지의 성인기를 거치면서 많은 변화가 일어난다. 전체 수면은 상대적으로 안정되나 깨는 횟수가 점차 늘어난다. 청소년기에 보였던 느린파형수면의 급격한 감소는 점진적으로 완화되지만 성인기에 걸쳐 느린 감소가 지속된다. 이 시기에 렘수면의 양은 비교적 안정적이다. 임상적으로 수면 방해에 의한 불만율이 점차 증가하는데, 이는 밤에 깨는 현상이 증가하는 것으로 일부 설명할 수 있다. 앞서 언급했듯이 이 나이 때에는 주기성 사지 운동장애나 폐쇄수면무호흡 같은 수면장애가 더 빈번하게 나타난다. 또한 질병이나 의약품 사용으로 인해 수면장애가 일어나기도 한다. 가령 고혈압이나 심장부정맥에 쓰이는 베타차단제와 콜레스테롤을 낮춰주는 스타틴이 수면을 방해하기도 한다. 다른 예로 ACE억제제는 고혈압에 사용되지만 이들 환자의 3분의 1이 마른기침을 지속적으로 하게 돼서 수면 방해가 발생한다. 많은 성인이 생활 방식의 영향으로 수면 시간이 계속 줄어 7.5~8.5시간에 못 미치는데, 이 정도 수면은 낮 동안 충분한 각성 상태를 유지하기 위해 꼭 필요하다. 성인 5명 중 1명은 자신에게 필요한 시간보다 1시간가량 적게 잔다고 여긴다. 나이가 더 들수록 교대 근무를 감당할 능력도 줄어든다.

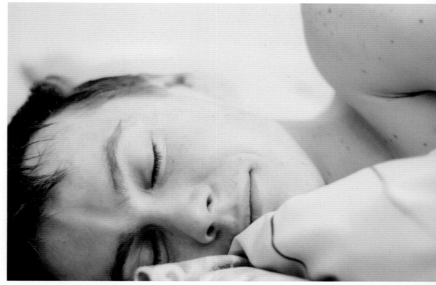

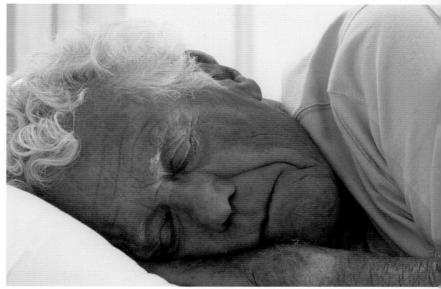

성인의 수면 변화

중년에서 노년이 되어가면서 수면에 수많은 변화가 생긴다. 그중 하나가 잠자리에 일찍 들고 일찍 깨는 것이다. 또한 N3 단계 수면과 수면 효율이 줄고 밤에 깨는 횟수가 증가한다.

나이가 수면에
미치는 영향

노년기의 수면

How aging affects sleep
Sleep in older people

65세 이상 노년층의 수면에는 많은 변화가 발생하는데, 질병(약 복용)에 의한 영향과 따로 구분하기 어려울 때도 있다. N3 단계(느린파형수면)의 측정치는 매우 낮고, 특히 65세 이상 남성에게서는 때때로 관찰되지 않기도 한다. 그 이유는 정확히 알려지지 않았다. 뇌전도 검사 시에 델타파의 진폭은 나이가 많을수록 줄었다. 노년의 여성은 남성에 비해 델타파 활동이 적게 나타나지만 느린파형수면도 남성보다 적은 것은 아니다. 느린파형수면 감소는 소리에 쉽게 방해를 받는 것과 수면 관련 성장호르몬 분비 차이와 관련 있을 수 있다(104~106쪽 참고). 뇌전도의 주파수와 진폭 사이의 변화도 있을 수 있다. 일반적으로 주파수가 낮아질수록 진폭이 높아지는데, 나이가 들면서 이런 관계가 사라진다.

노년기의 느린파형수면 감소는 베타아밀로이드 단백질을 제거하는 능력 저하와의 관련을 암시한다. 이 단백질은 뇌에 축적되어 알츠하이머병을 일으키는 유해한 물질이다. 느린파형수면 동안 피질 신경세포는 특히 잠잠한데, 이 시기에 뇌는 스스로 청소를 한다. 일반적으로 최소한의 느린파형수면만 가지는 노년층의 경우 뇌척수액에서 베타아밀로이드 수치가 높아 플라크가 더 쌓일 수 있다.

느린파형수면을 이용해 수면-각성 조절의 2요인 모델(82~83쪽 참고)에서 항상성 욕구를 측정할 수 있는데, 노년층에서는 항상성 원리 감쇠율이 수면 중에 낮아지는 듯하다. 렘수면은 지속되지만 그 양이 약간 줄어들 수는 있다. 하지만 치매를 앓는 경우에는 급격한 감소가 나타날 수 있다. 노년층에서 가장 분명한 변화는 수면 중 깨는 횟수의 증가다. 이런 변화는 본인 스스로도 알고, 뇌전도를 통해서도 짧은 각성이 일어나는 것을 볼 수 있다. 또한 나이가 많은 사람에게서는 일주기 위상이 전진하는 경향이 나타난다. 즉 수면의 시작과 끝이 일찍 일어나는 것으로 청소년기와는 반대의 현상이 일어난다. 이는 공동주택 생활과 더불어 햇빛에 대한 노출이 감소하고 수면과 각성의 일주리듬 진폭이 줄면서 일어나는 현상이다. 해결법으로 공동주택에 사는 사람은 최대한 밝은 빛을 많이 쬐는 것이 추천되며 이를 통해 잠자리에 드는 시간을 늦출 수 있다.

수면과 기억력 과정

노년기에 수면을 제대로 취하지 못해 발생하는 문제 중 하나는 기억력, 주의력, 업무 수행능력 감퇴다. 이는 치매로 오인되기도 한다. 우리는 3장에서 수면이 기억력 처리 과정에서 하는 역할에 대해 이

» 낮 시간의 졸림 현상 측정 «

낮 동안의 졸림 현상 증가는 수면잠복기반복검사를 통해서 확인할 수 있다. 낮 동안 4~5회 20분간의 낮잠 시간을 주어서 생리적 졸림 정도를 측정하는 검사다. 수면잠복기(불을 끈 후부터 수면 개시까지의 시간)가 확인되면 4~5회 수면잠복기의 평균이 기록된다(134~135쪽 참고). 이러한 낮 동안의 졸림 현상 증가는 노년의 야간 수면 감소가 수면의 필요성 감소에 의한 것이 아닌, 수면할 수 있는 능력의 저하에 기인한 것이라는 의미. 낮 동안의 기능 감소와 관련해서는 전체 야간 수면 감소보다 변질된 수면 지속성이 더 큰 원인을 제공한다고 여겨진다. 낮 동안 증가한 수면은 24시간 중 전체 수면량에 변수가 되는데, 그 감소량은 적은 편이다.

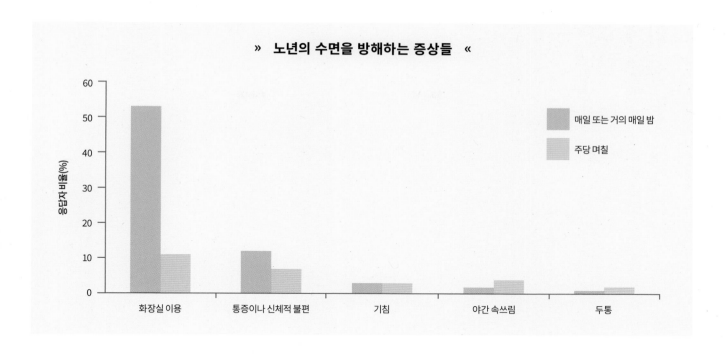

» 노년의 수면을 방해하는 증상들 «

(세로축) 응답자 비율(%)

범례: 매일 또는 거의 매일 밤 / 주당 며칠

(가로축) 화장실 이용 / 통증이나 신체적 불편 / 기침 / 야간 속쓰림 / 두통

야기했다. 수면 동안 운동기억을 장기기억으로 만드는 과정은 기능성자기공명영상fMRI에서 봤듯이 조가비핵putamen이라는 뇌 영역의 활동 증가와 낮잠을 잘 때 나타났던 뇌전도 수면방추 활성과 관련 있을 수 있다. 이 둘은 나이가 들면 상대적으로 줄고, 노년기에는 야간 수면과 관련된 기억력 응고화가 감소한다. 흥미로운 점은 노년기에는 밤사이에 절차적 기억procedural memory(특정 동작 수행에 대한 기억력)의 유지력이 향상되는 일이 덜 뚜렷해지지만 훈련 후 낮잠을 자면 이런 손실이 크게 개선된다는 것이다.

노년기의 수면은 개인마다 변수가 많아서 젊은 성인에 비해 일반화가 어렵다. 게다가 수면무호흡, 질병, 약물 복용, 치매 같은 다양한 수면장애가 영향을 미치기도 한다(7장 참고). 적절한 졸림은 일반적인 현상이지만, 심각한 졸림은 위와 같은 증세와 연관 있을 수 있으며 이는 평범한 노화와는 다름을 명심해야 한다. 노년층의 10~30퍼센트가 졸림 현상을 경험하는데, 이는 줄어든 사회적 유대, 생산성, 친밀감과 연관 있다. 심각하게 졸리거나 9시간이 넘는 야간 수면은 현재나 이후의 인지능력 감퇴로 이어질 수 있는 위험 요소이며, 장애와 관련된 의학적 또는 신경학적 원인을 찾는 데 좋은 지표가 된다. 요약하자면 노년기에는 수면에 많은 변화가 일어나는데, 특히 수면-각성 리듬의 위상 전진, 느린파형수면 감소, 깨어나는 횟수 증가가 대표적이다. 적정한 낮 시간 동안의 졸림은 종종 나타날 수 있지만 심각한 졸림 현상은 근본적으로 질병의 가능성을 알려주는 경고일 수 있다.

밤 시간의 방해 요인

미국 국립수면재단National Sleep Foundation에서 실시한 55~83세 1500명을 대상으로 한 연구는 수면 방해를 일으키는 가장 공통적인 이유가 화장실 이용, 통증이나 신체적 불편이라고 지적한다. 화장실 이용은 실험자들 사이에서 나이가 많을수록 증가했다. 통증이나 신체적 불편은 하루 6시간 미만으로 가장 적게 자는 사람들에게서 가장 많이 나타나는 원인이었다.

6장

호르몬과 수면
HORMONES AND SLEEP

호르몬은 샘에서 순환기관으로 분비되는 화학적인 메신저로서 성장, 성적 발달, 스트레스 대응, 섭취한 음식의 에너지화 등에 영향을 미치며 신체 조절을 폭넓게 돕는다. 내분비기관은 호르몬을 분비하는 모든 샘을 포괄적으로 지칭하는 용어다. 이번 장에서 우리는 어떻게 잠들고 언제 잠드는지와 같은 문제에 내분비기관이 어떤 영향을 미치는지 알아볼 것이다. 또한 수면, 일주리듬(4장 참고), 나이 같은 기타 요소에 호르몬 분비가 영향을 받는 것도 살펴볼 것이다. 예를 들어, 3장에서 이야기했듯이 만성적 수면 박탈은 식욕과 혈당을 조절하는 호르몬에 중대한 영향을 미쳐 비만을 일으키기도 한다. 그러므로 수면은 적절한 내분비 기능을 위해 필요하며 반대로 호르몬 분비 역시 양질의 수면에 영향을 미친다.

뇌하수체는 어떤 일을 할까?

내분비와 수면

What does the pituitary gland do?
Endocrine secretion and sleep

많은 종류의 호르몬이 주기적이고도 짧은 펄스 형태로 분비되고, 특정 패턴은 특정 수면 단계, 렘수면-비렘수면 주기, 하루 중 전체 수면-각성 시간을 포함한 수면의 다양한 특징과 관련 있다. 그 외 빛과 어둠, 나이 등 많은 것이 영향을 준다. 종종 한꺼번에 여러 요인이 호르몬 분비에 영향을 미치기도 하지만 그 정도는 각각 다르다. 성장호르몬은 특별히 더 흥미롭다. 연구에 따르면 성장호르몬제 복용 시 수면 상태인지 낮 동안의 각성 상태인지에 따라 다른 효과가 발생하고, 심지어는 반대 효과를 불러일으키기도 한다. 호르몬 분비가 잠자는 동안 독특한 방식으로 신경화학물질에 의해 통제된다는 관찰은 수면이 그 자체로 독특한 생리 현상이며 매우 특수한 상태라는 점을 보여준다.

주분비선

우리는 '주분비선master gland'이라고 불리는 뇌하수체 호르몬에 집중해볼 것이다. 여기서 혈액으로 분비되는 호르몬들은 갑상샘과 부신 등 몸 전체에 있는 다양한 샘에 엄청난 영향을 미친다. 또한 신체 조직에도 직접적인 영향을 준다. 뇌하수체는 완두콩만 한 크기로 두개골 하부 뼈의 빈 공간에 위치한다. 이것은 시각교차 바로 뒤에 있는 시상하부라는 뇌 영역의 아랫부분과 좁은 줄기로 연결되어 있다(78~79쪽 참고). 뇌하수체 전엽은 가장 흥미로운 부위인데 다수의 중요한 호르몬이 여기서 발생한다(그림 참

» 호르몬 분비를 연구하는 방법 «

호르몬 분비가 수면이나 일주리듬을 결정하는지, 그리고 어느 정도까지 관여하는지를 알아보기 위해 수많은 연구가 행해졌다. 가장 기본적인 연구 방법은 혈액 샘플을 채취해 시간에 따라 정기적으로 분석하는 것이다. 이를 통해 호르몬이 일반적 상황에서 어떻게 분비되는지를 알 수 있다. 이때 수면 뇌전도를 기록하면 분비가 특정 수면 단계와 관련이 있는지 없는지를 구분

할 수 있다. 또한 호르몬 분비와 수면 행위의 관계는 오전 9시에 수면에 드는 것처럼 수면-각성 패턴이 뒤바뀐 상황에서 24시간 동안 일련의 혈액 샘플을 채취하는 연구 방법으로 알아볼 수 있다. 만일 수면-각성 패턴이 뒤바뀐 상황에서 밤에 분비되던 호르몬이 낮에 분비되면 이 분비가 수면과 밀접하다는 것을 의미한다. 반대로 수면-각성 사이클이 뒤바뀐 상황에서 낮에 수면을

하는데도 밤에 호르몬이 그대로 분비된다면, 이는 호르몬이 수면보다는 일주기에 의해 조절된다는 것을 의미한다. 마지막으로는 오랜 시간 지속적으로 각성 상태를 유지시키며 호르몬 분비를 살피는 연구가 있다. 뇌하수체 전엽의 호르몬 분비 패턴을 알아보면서 이 연구들에 대해 더 살펴보도록 하겠다.

고). 시상하부는 자체 호르몬을 분비해 뇌하수체 기능에 영향을 주며, 이를 통해 뇌하수체는 특수한 호르몬을 분비하게 된다. 일반적으로 뇌하수체를 조절하는 통제 메커니즘에는 세로토닌, 노르에피네프린(노르아드레날린), 아세틸콜린처럼 수면을 조절하는 신경전달물질이 많이 속해 있다(34~36쪽 참고).

» 내분비 기능과 뇌하수체 «

시상하부
자체 호르몬과 뇌하수체 호르몬 분비를 조절하는 억제 호르몬 분비를 통해 뇌하수체 기능에 영향을 미친다.

뇌하수체 전엽에서 분비되는 호르몬
- 성장호르몬
- 부신피질자극호르몬
- 갑상샘자극호르몬
- 황체형성호르몬
- 난포자극호르몬
- 프로락틴

뇌하수체 문맥계
뇌하수체 문맥계pituitary portal system는 시상하부와 뇌하수체 전엽을 이어주는 정맥망으로 구성되어 있다. 성장호르몬방출호르몬과 성장호르몬억제호르몬 같은 뇌하수체의 방출 및 억제 호르몬을 뇌하수체로 운반한다.

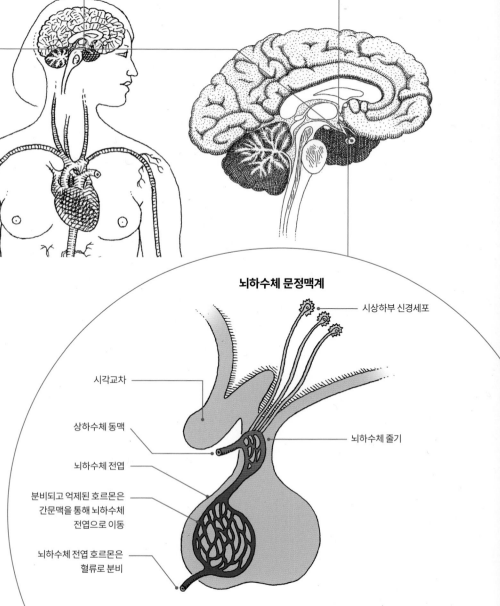

뇌하수체 문정맥계

시상하부 신경세포

시각교차

상하수체 동맥

뇌하수체 전엽

뇌하수체 줄기

분비되고 억제된 호르몬은 간문맥을 통해 뇌하수체 전엽으로 이동

뇌하수체 전엽 호르몬은 혈류로 분비

수면 중 특정 호르몬은 어떻게 분비되는가?

수면 및 일주리듬과 호르몬 분비의 관계

How are certain hormones secreted during sleep?
The relation of sleep and circadian rhythms to hormone secretion

호르몬이 어떻게 수면에 영향을 주고, 반대로 수면이 어떻게 내분비 기능에 영향을 주는지 이해하고자 한다면, 우선 호르몬들이 어떻게 분비되는지를 알아보는 게 좋다. 전체 호르몬을 다 알아보기에는 책의 분량이 제한적이니 내분비 기능과 수면과 관련 있는 특정 호르몬만 선택해서 보도록 하자.

수면 관련 분비의 전형, 성장호르몬

성장호르몬은 펩타이드(단백질 조각)로 뇌하수체에서 분비되고 다양한 기능을 갖고 있다. 이름에서 알 수 있듯 성장호르몬은 연골과 장골이 성숙으로 인해 더 이상 성장하지 못할 때까지 성장을 자극하고 다양한 연조직과 장기에 영향을 준다. 이러한 영향 중 많은 부분이 성장촉진제라고 알려진 성장호르몬에 대응하여 간에서 분비되는 펩타이드에 의해 발생한다. 이 호르몬은 탄수화물, 단백질, 지방 대사에도 영향을 미친다. 성장호르몬은 인슐린에 의해 유도된 감소에 따라 혈당수치를 올리기도 한다. 이러한 성질을 이용해 적은 양의 인슐린을 주입하고 성장호르몬 반응 정도를 측정하는 자극검사를 할 수 있다. 성장호르몬이 행동에도 영향을 미친다는 증거가 있는데, 예를 들어 성장호르몬을 투여한 쥐들은 일정 상황에서 더 공격적인 모습을 보였다.

1960년대 말 세인트루이스에 위치한 워싱턴대학에서 실시한 획기적 연구를 통해 수면의 첫 90분간 많은 양의 성장호르몬이 분비되고, 이것이 1시간 30분~3시간 30분 지속되며, 전체 24시간 분비 중 80퍼센트를 차지한다는 사실이 발견됐다. 만일 수면이 지연되면 분비 역시 그 뒤에 나타난다. 잠을 자던 도중 깨서 2~3시간을 그대로 있게 되면 분비는 다시 잠이 든 후 발생한다. 분비되는 양의 반 정도가 N3 단계(느린파형수면)에서 나타난다. 하지만 느린파형수면은 하룻밤 중 15퍼센트밖에 되지 않는다. 수면-각성을 180도 바꾸어 연구했을 때 성장호르몬 분비는 즉각적으로 새로운 낮 수면 시간으로 옮아갔다. 이는 성장호르몬 분비가 수면, 특히 느린파형수면과 관련 있음을 명확히 보여준다. 하지만 이후 연구에서 일주기의 영향도 발견됐는데, 예를 들어 밤에 수면이 박탈되면 분비가 적게 이뤄졌다. 성장호르몬은 성장호르몬방출호르몬 주입에 따라 분비되는데 성장호르몬방출호르몬 또한 일주리듬의 영향을 받는다. 느린파형수면과의 관계는 정확히 파악하기 어려우며, 일부 과학자들은 성장호르몬 분비가 느린파형수면의 전체 양보다는 그 개시와 더 관련 있다고 생각한다.

낮과 밤 시간의 혈청 성장호르몬 수치는 노년기에 감소한다. 수면과 관련된 분비는 노년층 남성보다 노년층 여성에게서 더 낮아진다. 노년층 여성의 경우에는 수면 관련 성장호르몬 분비와 뇌전도로 측정된 델타파 활동 간의 관계가 덜 분명하다

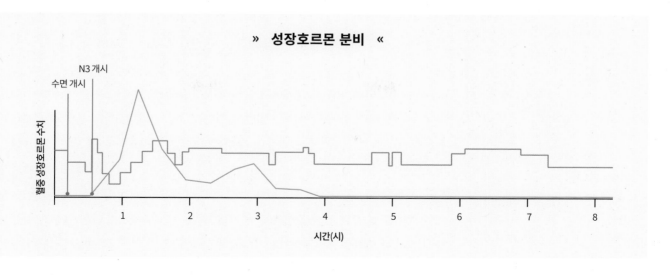

» 성장호르몬 분비 «

N3 개시

수면 개시

혈중 성장호르몬 수치

시간(시)

는 기록이 있다(12~13쪽 참고). 반면 남성의 경우에는 관계가 지속된다. 이 같은 성 차이는 여성에게서 나타나는 델타파 활동 감소와 관련 있을 수 있다. 옥시베이트나트륨 sodium oxybate 활성복합체인 감마 히드록시부티르산gamma hydroxybutyrate은 기면증 치료에 사용되는 약품으로 노년의 느린파형수면과 수면 관련 성장호르몬 분비를 증가시킨다는 보고가 있다(135쪽 참고). 야간 성장호르몬 분비는 질병 상태에 따라서도 영향을 받는데, 기면증이 있을 경우 줄어든다. 성장호르몬을 관장하는 시상하부 조절 메커니즘은 수면 관련 신경전달물질 활동에 변화를 주는 약물을 투여한 후 그 효과를 통해 관찰할 수 있다. 이러한 물질로는 아세틸콜린과 세로토닌이 있다. 한 연구에서는 실험 참가자들에게 아세틸콜린수용체(무스카린수용체)를 억제하는 약물인 메트스코폴라민methscopolamine을 주었는데, 낮 동안에는 인슐린으로 자극했을 때 메트스코폴라민이 성장호르몬 분비에 아주 국소적으로만 억제작용을 한 반면 밤에 메트스코폴라민을 주

밤 동안 분비되는 성장호르몬

일반적인 성년기 초반에서 보이는 성장호르몬 분비 패턴이다. 수면 후 첫 90분 간 많은 양이 급작스럽게 일시적으로 분비되는 것은 N3(느린파형수면)와 관련 있다.

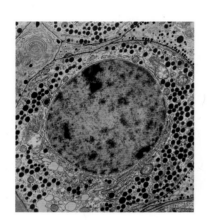

성장호르몬 생성 세포

염색하여 촬영한 이 투과전자현미경 사진은 성장호르몬을 생산하는 뇌하수체 전엽의 소마토트로핀somatotropin이라는 세포를 보여준다. 성장호르몬은 핵을 제외한 세포의 세포질(노란색)에 있는 밤색의 작은 알갱이로 나타난다.

었을 때는 수면 관련 성장호르몬 분비가 거의 완전히 이뤄지지 않았다. 이는 성장호르몬 분비 조절에 대한 아세틸콜린의 역할이 두 상황에 매우 다르게 나타난다는 것을 말해준다.

세로토닌의 역할을 알아보기 위해 과거 편두통 예방에 사용된 세로토닌 수용체를 막는 메티세르자이드 약물을 일반 실험 참가자들에게 주고 낮 동안 적은 양의 인슐린을 주었더니 성장호르몬 반응이 낮아졌다. 이는 세로토닌이 이 같은 상황에서 성장호르몬 분비를 촉진하는 역할을 한다는 것을 의미한다. 그러나 밤에는 메티세르자이드를 복용한 피실험자들에게서 반대 현상이 일어났다. 이들의 성장호르몬 분비는 플라세보(위약)를 복용한 사람들에 비해 증가해 수면 동안에 세로토닌은 성장호르몬 분비를 억제하는 역할을 하는 것으로 나타났다. 결국 같은 신경전달물질을 낮에 주느냐 밤에 주느냐에 따라 성장호르몬에 있어 반대되는 현상이 일어날 수 있는 것이다. 이는 수면이 그 자체로 독특한 생리적 현상으로서, 낮에 깨어 있는 사람에게서 나타나는 것과는 매우 구분되는 현상임을 보여주는 첫 입증 사례 중 하나다.

코르티솔과 수면

코르티솔은 스테로이드호르몬으로 뇌하수체 전엽에서 분비된 부신피질자극호르몬에 의한 자극에 대응하여 콩팥 위에 있는 부신으로부터 혈액으로 분비된다. 그러면 뇌하수체는 다시 혈액 속 코르티솔 양에 민감하게 반응하여 분비된 부신피질자극호르몬 양이 낮아진다(이를 '폐쇄 루프closed loop' 조절이라 한다). 코르티솔의 활동은 포도

24시간 동안의 코르티솔

대부분의 뇌하수체 전엽 호르몬은 여러 번 짧게 터지듯이 또는 박동성으로 분비된다. 코르티솔 분비 펄스 빈도와 크기가 잠에서 깨기 전 이른 아침에 증가하는 것처럼 각 펄스의 크기와 기간은 하루 동안 다양하게 나타난다. 이 그래프는 한 무리의 사람들에게서 나타나는 평균적 호르몬 수치를 보여주는데, 시간에 걸쳐 나타나는 혈중 호르몬 수치의 평균을 보여주므로 각각의 펄스도 평평하게 나타나는 경향을 보인다. 일반적인 코르티솔 분비 패턴을 보면 이른 아침 시간에 혈중 수치가 상승하고 각성 때 대폭 상승한다. 그러고는 하루 종일 감소하다가 새벽 1~3시에 최저점에 이른다.

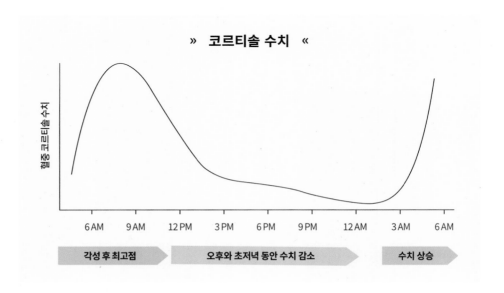

» **코르티솔 수치** «

혈중 코르티솔 수치

6 AM 9 AM 12 PM 3 PM 6 PM 9 PM 12 AM 3 AM 6 AM

각성 후 최고점 → 오후와 초저녁 동안 수치 감소 → 수치 상승

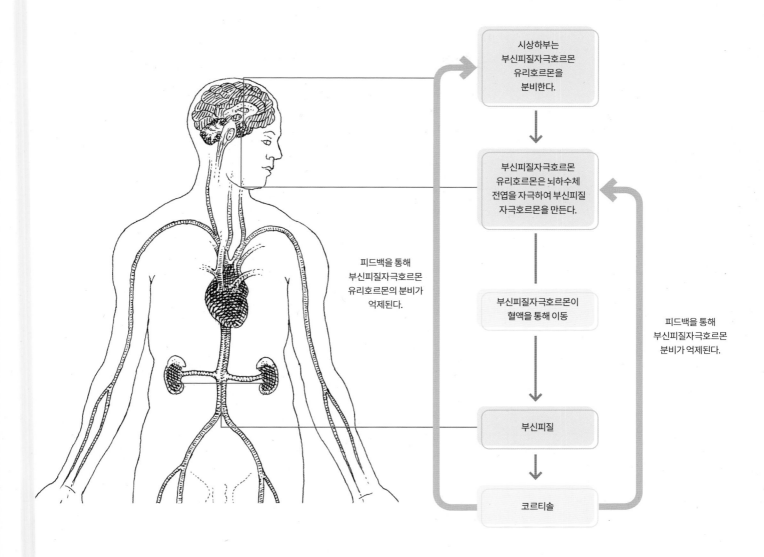

시상하부는
부신피질자극호르몬
유리호르몬을
분비한다.

부신피질자극호르몬
유리호르몬은 뇌하수체
전엽을 자극하여 부신피질
자극호르몬을 만든다.

부신피질자극호르몬이
혈액을 통해 이동

부신피질

코르티솔

피드백을 통해
부신피질자극호르몬
유리호르몬의 분비가
억제된다.

피드백을 통해
부신피질자극호르몬
분비가 억제된다.

폐쇄 루프 조절

순환하는 코르티솔 수치를 조절하는 데는 음의 피드백이라고 알려진 폐쇄 루프 시스템이 포함되어 있다. 뇌하수체 전엽은 부신피질자극호르몬을 혈액에 분비해 콩팥 위에 위치한 부신피질이 코르티솔을 분비하도록 자극한다. 순환하는 코르티솔은 시상하부로부터 분비되는 부신피질자극호르몬 유리호르몬에 영향을 미치고 뇌하수체 전엽에 분비된 부신피질자극호르몬 양을 조절한다. 폐쇄 루프 시스템에 대해 음의 피드백이 일어나는 일반적 원리는 제어공학에도 널리 사용된다. 예를 들어 집 안의 자동온도조절장치를 특정 온도로 맞춰놓으면 난방기는 집을 따뜻하게 한다. 그러면 따뜻해진 공기가 자동온도조절장치에 영향을 주어서 난방기를 끄게 만든다. 이러한 제어 시스템으로 안정을 찾을 수 있게 된다. 실제로 내분비계 기능의 주요 목적은 신체 변화 과정에서 안정을 유지하는 데 있다(항상성).

당 생산을 증가시키고 심장과 뇌를 제외한 신체 대부분 조직 세포에서 포도당 흡수를 낮추며 염증 반응을 억제하고 지방과 단백질 대사를 변화시킨다. 또한 24시간 중 가장 필요한 때 쓸 에너지를 비축하고 스트레스 반응을 조절한다.

코르티솔은 박동성으로 분비되고 이러한 펄스의 빈도와 크기는 일주기 시스템의 영향을 받는다. 혈중 코르티솔의 평균 수치는 24시간 동안 예측 가능한 패턴을 따르는데, 오전 4시에서 8시경에 높게 나타나며 깨어났을 때 최대 50퍼센트까지 치솟고 30분 후 최고점을 찍는다. 이 수치는 오후와 초저녁 동안 줄고 새벽 1~3시에 최저점에 이른다. 점층적으로 코르티솔은 24시간 중 6시간 동안 분비되고 하루 분비 중 절반 정도는 수면 중 이뤄진다. 혈액에서 재빨리 사라지는 성장호르몬과 달리 코르티솔은 상대적으로 천천히 제거된다. 그래서 특정 수면 단계와 코르티솔의 분비를 연관 짓기는 어렵지만 코르티솔은 종종 렘수면 상태에서 높게 나타난다. 느린파형수면은 코르티솔 수치 저하 시기와 관련 있어 보인다.

성장호르몬과 함께 코르티솔 조절에 대한 수면과 일주기 과정의 중요성을 살펴보기 위한 다양한 수면 변화 연구가 있다. 3장에서 우리는 오랜 시간 실험 참가자들의 수면을 박탈한 연구를 설명했다. 같은 조건에서 코르티솔에 관해 연구했을 때 코르티솔의 낮-밤 분비 패턴은 200시간 동안 지속된다. 실험 참가자들을 긴 시간 동안 빛에 노출시켰을 때 분비 패턴은 최대 3주간 상대적으로 변하지 않았다. 만일 사람들을 매우 짧거나(19시간) 긴(33시간) 수면-각성 일정에 새로 맞추도록 하면 코르티솔 분비는 그 일정에 1~2주 후 적응하게 된다. 이렇게 수면에 느리게 적응하는 모습은 급격히 변화하는 성장호르몬과 극명히 비교된다. 결론적으로 부신피질자극호르몬과 코르티솔은 양쪽 과정에 영향을 받지만, 성장호르몬에 비해 일주기 메커니즘이 훨씬 더 중요한 역할을 한다. 그리고 수면 박탈은 코르티솔 분비에 영향을 준다. 부분 혹은 전체 수면 박탈이 하룻밤 있고 그다음 날 오후에 코르티솔 수치는 상승했다. 이에 따른 건강상 문제는 연구 대상인데, 기억력과 포도당 사용 능력에 영향을 미친다는 증거를 통해 봤을 때 만성적 부분 수면 박탈이 유해한 효과를 가질 가능성이 있다. 전체 24시간 코르티솔 분비는 노년기에 높은데 일부 연구진은 이것이 5장에서 언급된 것처럼 밤에 깨는 시간 증가와 렘수면 양 감소와 관련 있다고 생각한다. 부신피질자극호르몬과 코르티솔 분비는 일부 수면장애 시 변형될 수 있다. 불면증을 앓는 사람은(154~155쪽 참고) 오후 10시부터 새벽 2시에 부신피질자극호르몬 수치가 높을 수 있다. 전체 수면이 감소한 사람은 일반적 수면을 하는 사람에 비해 이 시간 동안 코르티솔 수치가 높게 나타난다.

갑상샘자극호르몬

갑상샘자극호르몬thyroid stimulating hormone은 당단백질(탄수화물과 결합된 단백질)로 갑상샘의 성장을 강화한다. 목 전면에 있는 나비 모양의 갑상샘은 몸 전체 대사를 조절하는 호르몬을 분비한다(음식을 에너지로 바꾸고 다른 화학물질을 한 구성 요소를 쌓는다). 갑상샘자극호르몬은 갑상샘 호르몬인 티록신thyroxine과 트리요오드사이로닌triiodothyronine 분비를 자극한다. 그러면 이들은 대사율을 높여준다. 갑상샘자극호르몬은 시상하부의 갑상샘분비호르몬에 대응하여 뇌하수체 전엽에서 분비된다. 그리고 순환하는 갑상샘 호르몬으로부터 음의 피드백을 받는다. 혈장 갑상샘자극호르몬 수치는 수면 개시 전 저녁에 상승하고 수면 중에 약해진다. 수면과 각성이 180도 바뀌면 밤에 깨어 있을 때 분비가 증가한다. 이는 성장호르몬과 반대로 수면이 어떤 방식으로든 갑상샘자극호르몬 분비를 억제한다는 것을 보여준다.

급성 수면 손실은 갑상샘자극호르몬 증가와 관련 있지만, 2주간의 부분적 수면

» 갑상샘 기능 조절 «

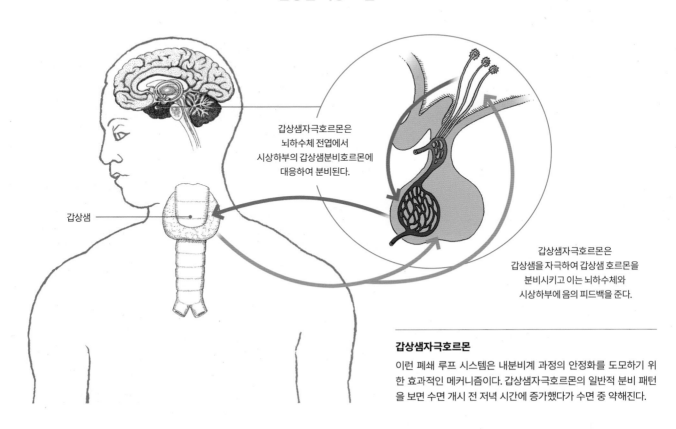

갑상샘자극호르몬은 뇌하수체 전엽에서 시상하부의 갑상샘분비호르몬에 대응하여 분비된다.

갑상샘

갑상샘자극호르몬은 갑상샘을 자극하여 갑상샘 호르몬을 분비시키고 이는 뇌하수체와 시상하부에 음의 피드백을 준다.

갑상샘자극호르몬

이런 폐쇄 루프 시스템은 내분비계 과정의 안정화를 도모하기 위한 효과적인 메커니즘이다. 갑상샘자극호르몬의 일반적 분비 패턴을 보면 수면 개시 전 저녁 시간에 증가했다가 수면 중 약해진다.

제한 후에는 불분명해진다. 이는 시간이 지나면서 이런 특수한 상황에 적응하게 된다는 것을 의미한다. 또한 갑상샘 호르몬은 질병이 어떻게 수면에 영향을 미치는지를 보여준다. 갑상선기능항진증을 앓는 경우 느린파형수면이 증가하고, 반대로 갑상선기능저하증의 경우 감소한다. 느린파형수면이 감소하는 경우는 많지만, 증가하는 경우는 적다. 일반적으로 수면 전문의는 수면 검사에서 느린파형수면 증가가 보이면 갑상선기능항진증의 가능성을 염두에 두고 예의 주시한다.

황체형성호르몬

황체형성호르몬luteinizing hormone은 당단백질로, 시상하부에서 나오는 생식샘자극호르몬방출호르몬에 대응하여 뇌하수체에서 분비된다. 일주기 영향과 생식샘스테로이드로부터의 폐쇄 루프 피드백 모두에 민감하다. 황체형성호르몬 및 이와 관계있는 난포자극호르몬은 생식샘자극호르몬(난소와 고환의 생리를 자극)이다. 아동과 성인 남성의 경우에는 일련의 황체형성호르몬의 박동성 분비와 수면 간의 관계가 분명치 않다. 사춘기에는 남녀 모두에게서 수면 관련 박동성 분비가 증가하며 점층적으로 낮에 깨어 있을 때보다 상당히 분비가 많아진다. 만일 수면-각성이 180도 바뀌면 낮 수면 동안 분비에 변화가 생긴다. 그러나 일주기 조절로 여전히 밤에 깨어 있을 때도 황체형성호르몬이 분비된다. 만일 수면 시간이 지연되면 황체형성호르몬 분비 역시 비슷하게 지연되어 수면과의 관계를 유지한다. 사춘기가 끝날 때쯤에는 낮에 깨어 있는 동안에도 분비 폭이 커져 남성에게서는 분명한 밤-낮 구분이 더 이상 발견되지 않을 때가 있다. 여성의 경우에는 황체형성호르몬 분비가 월경 주기에 의해 조절되고 24시간 패턴은 주기의 위상과 함께 달라진다.

기타 호르몬과 관련 내분비계

물론 수면이나 각성과 관련해서 알아볼 호르몬은 이 외에도 많다. 성인 남성의 경우 테스토스테론 수치가 저녁 시간에 낮다가 수면 초기에 높아지는데 아마도 렘수면과 관련 있어 보이며 이른 아침 시간에 최고치에 이른다. 뇌하수체에서 분비되는 황체자극호르몬은 수면 개시 1시간 후 증가하고 아침 5~7시에 최고치에 이르는데 렘수면과 관계있어 보인다. 지방 조직에서 형성된 렙틴leptin은 포만감을 촉진하고 그렐린grehlin은 주로 위에서 형성되어 배고픔을 촉진한다. 또한 수면 박탈이 2형 당뇨와 비만을 일으키는 소인이라는 것은 3장에서 언급했다(66~67쪽 참고). 폐쇄수면무호흡이 당뇨 전 단계와 당뇨 위험성을 높인다는 것은 7장에서 이 장애와 관련해 설명할 것이다

» 그렐린과 렙틴 «

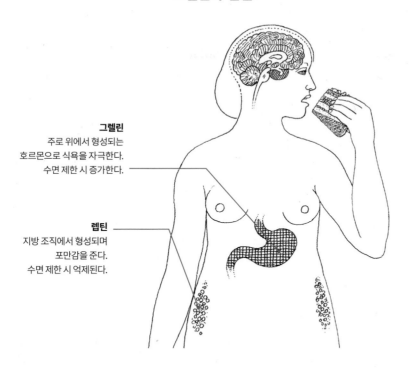

그렐린
주로 위에서 형성되는
호르몬으로 식욕을 자극한다.
수면 제한 시 증가한다.

렙틴
지방 조직에서 형성되며
포만감을 준다.
수면 제한 시 억제된다.

식욕과 에너지 이용에
영향을 미치는 호르몬
음식 소비를 조절하는 과정은 복잡하며,
기대감, 보상, 에너지 항상성과 관련된 신
경계와 내분비 작용들이 포함되어 있다.
이러한 내분비 과정에 관여하는 호르몬
으로 렙틴과 그렐린이 있다.

(118~119쪽 참고).

호르몬은 성장, 에너지 생산, 스트레스 대응 등 신체의 다양한 기능에 영향을 미친다. 호르몬 분비는 종종 수면과 관련 있는 같은 신경전달물질에 의해 조절되기도 한다. 성장호르몬에 대한 연구는 이러한 신경전달물질의 활동이 수면이냐 각성이냐에 따라 매우 다른 역할을 하기도 하고 심지어 반대 역할을 하기도 한다는 것을 보여주었다. 이는 수면 동안 어떻게 생리작용이 두드러지게 달라질 수 있는지를 보여주는 좋은 예시다. 앞에서 우리는 수면 중 혈중 이산화탄소 수치에 따른 호흡에 대해 이야기했다 (27쪽 참고). 각 호르몬은 24시간 동안 특징적인 분비 패턴을 보여준다. 그리고 성장호르몬과 프롤락틴 같은 일부 호르몬은 주로 수면과 관련해서 분비된다. 코르티솔 같은 호르몬은 상대적으로 일주기의 영향을 굉장히 많이 받는다. 갑상샘자극호르몬은 적어도 단기적으로는 수면에 의해 억제된다. 황체형성호르몬과 난포자극호르몬은 수면과 관련된 호르몬의 분비가 특정 성장기(청소년기)와 명백히 관련 있음을 보여주는 예시다. 수면과 내분비 기능은 서로가 서로에게 영향을 미치면서 상호적 관계를 맺는다. 일부에서는 불충분한 수면량과 수면장애로 내분비 기능에 변화가 일어날 수 있는데, 예를 들어 식욕과 에너지 이용에 영향을 미칠 수 있다.

7장

수면장애
SLEEP DISORDERS

1장에서 설명했듯이 수면은 다양하고 폭넓은 생리 과정의 조화 속에서 이루어진다. 따라서 이토록 복잡한 수면 시스템의 기능상 문제로 장애가 발생한다 해도 그리 놀랄 일은 아니다. 수면장애는 그 종류가 100개도 넘는다. 그러나 일반적으로 환자들이 경험하는 장애는 크게 세 가지로 분류된다. 이는 불면증, 과도 수면, 수면 중 원치 않는 행위와 경험이다. 지난 몇십 년 동안 생리학적 이상 현상에 대한 이해와 수면장애 치료 개발과 관련해 엄청난 진전이 있었다. 보통 사람의 35~40퍼센트는 잠을 자는 데 어려움을 느끼거나 낮 시간에 졸림 현상을 겪는다. 근본적으로 이러한 문제를 일으키는 수면장애는 삶의 질에도 막대한 영향을 미치며 경제적 부담도 발생시킨다. 이번 장에서는 가장 흔하게 접할 수 있는 형태의 수면장애와 그 증상 그리고 의사들이 어떻게 이 병을 진단하는지에 대해 살펴볼 것이다. 그중에서 가장 일반적인 수면장애 중 하나인 불면증은 8장에서 자세히 다룰 것이다. 이번 장에서는 다양한 수면장애와 그 치료법에 대한 정보를 제공하고 독자들이 의료 기관을 찾을 때 수면장애에 대해 더 쉽게 이해할 수 있도록 하고자 한다.

수면 호흡 장애

폐쇄수면무호흡과 중추수면무호흡은 무엇인가?

Sleep-disordered breathing
What are obstructive and central sleep apnea?

수면 호흡 장애는 수면의 독특한 생리 과정을 보여주는 좋은 예시다. 이는 깨어 있을 때는 정상적으로 숨을 쉬다가 잠을 자는 동안에는 호흡 정지가 발생하는 현상이다. 이러한 호흡 간 간격을 무호흡(부분적 간격은 '호흡저하')이라고 하는데 여기에는 두 가지 종류가 있다.

1. 폐쇄수면무호흡 상기도가 막혀 공기의 흐름이 정지되는 현상으로 목 근육이 이완되어 폐쇄가 일어나며 짧은 시간 동안 목이 닫히게 된다(때로는 다양한 원인으로 기도가 좁아져 폐쇄가 더 잘 일어날 수 있다). 이런 현상이 발생하는 와중에도 호흡을 촉진하는 근육(가로막과 흉벽 근육)은 계속 작동한다.

2. 중추수면무호흡 뇌가 규칙적으로 호흡하도록 몸에 보내는 신호에 문제가 생겨 나타나는 현상이다. 이 시기 동안 가로막과 흉벽 근육은 움직임이 없다. 게다가 중추와 폐쇄의 성질을 모두 가진 혼합성무호흡을 겪는 사람도 있다.

호흡 간에 간격이 생기면 혈중 산소량은 줄고 이산화탄소는 늘어나 밤에 자다가 깨게 된다. 그러면 궁극적으로 불면증, 과도 수면, 피로, 성기능 장애, 고혈압까지 다양한 증상이 발생한다.

폐쇄수면무호흡은 중년층에서 가장 흔히 일어나며 여성의 9퍼센트와 남성의 24퍼센트는 최소 가벼운 형태의 폐쇄수면무호흡을 겪는다. 65세가 넘어가면 여성과 남성에게서 좀더 비슷한 비율로 폐쇄수면무호흡이 나타난다. 다만 호르몬 대체 요법을 받는 여성의 경우는 예외다. 비만, 성인 당뇨병과 고혈압이 있다면 발병률이 더 높다. 어린이의 1~5퍼센트도 폐쇄수면무호흡을 겪는다.

중추수면무호흡은 중년층과 노년층에게서 더 흔히 나타난다. 모든 연구는 아니지만 그중 대다수가 중추수면무호흡은 남성에게서 더 빈번히 발생한다고 밝혔다. 체인 스토크스 호흡Cheyne-Stokes respiration이라는 중추수면무호흡의 한 형태에서는 호흡이 점차 증가하다가 감소하는 반복적 양상 속에서 무호흡이 발생한다. 일반적으로 울혈성 심부전증이 있는 환자에게서 나타나는데, 이 환자들 중 약 45퍼센트에서 볼 수 있을 만큼 빈번하다. 수면 호흡 장애는 만성폐쇄성폐질환 등 폐질환을 앓고 있는 사람에게서 수면 동안 호흡을 악화시키는 형태로도 나타날 수 있다. 수면 관련 저환기 장애sleep-related hypoventilation disorder로 알려진 수면 관련 장애도 있는데, 과거 피크위크증후군Pickwickian syndrome(찰스 디킨스의 소설 『픽윅 보고서Pickwick Papers』의 인물 이름에서 따왔다)으로 알려진 비만 저환기 증후군obesity

---

> » **이번 단원에서 사용되는 용어** «

- **중추** 중추 과다수면 혹은 중추 무호흡에서 중추라는 말은 중추신경계(두뇌와 척주脊柱)를 뜻한다. 그러므로 중추수면무호흡이란 것은 두뇌가 숨을 쉬라고 주기적으로 가로막에 신호를 보내는 것에 실패하여 나타나는 수면무호흡이다.
- **과다수면** 과도하게 졸린 증상이다. 이 장에서 언급한 병 중 하나인 중추 과다수면은 중추신경계의 기능 장애로 졸림 현상이 발생한다.
- **특발성** 특발성 질환이라는 것은 원인을 알지 못하는 경우를 말한다. 예를 들어 '특발성 과다수면'은 이유가 설명되지 않는 불면증의 한 종류다.
- **사건수면** 수면보행증이나 야경증처럼 수면 중 원치 않거나 기분 나쁜 경험을 하는 병을 말한다.

» 폐쇄수면무호흡 «

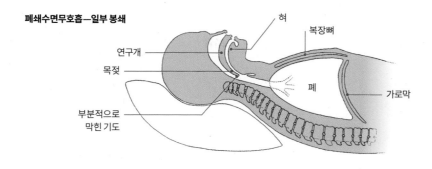

폐쇄수면무호흡—일부 봉쇄

- 연구개
- 목젖
- 부분적으로 막힌 기도
- 혀
- 복장뼈
- 폐
- 가로막

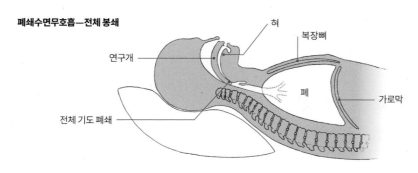

폐쇄수면무호흡—전체 봉쇄

- 연구개
- 전체 기도 폐쇄
- 혀
- 복장뼈
- 폐
- 가로막

hypoventilation syndrome이 그 대표적 예다. 디킨스는 그를 이렇게 표현했다. "놀랍도록 뚱뚱한 소년 조가 눈을 감은 채 꼿꼿이 서 있었다." 이 증후군은 심각한 비만, 졸림 현상, 명확한 폐질환명이 없는 기상 시의 호흡 감소, 혈중 이산화탄소 수치 상승, 폐쇄수면무호흡 증상을 보인다. 이 병의 발생 원인은 렙틴이라는 호르몬(66, 110~111쪽 참고)에 대한 예민성 저하와 관련 있다고 여겨진다. 렙틴의 역할은 다양하지만 그중 하나가 혈중 이산화탄소 수치가 증가할 때 호흡을 늘리는 것이다.

코골이

코골이는 수면 중 호흡 장애 가운데에서 그나마 가벼운 증상이라고 할 수 있는데, 성인의 32퍼센트와 어린이의 7퍼센트에서 나타난다. 들숨 때 더 우세하게 일어나고 등을 대고 누웠을 때 빈번하게 발생한다. 코골이는 폐쇄수면무호흡의 특징적인 증상이지만 만성으로 코를 고는 사람 중 다수는 무호흡증을 갖고 있지 않다. 반면에 만성 코골이가 (잠자리를 함께하는 사람에게 고통을 준다는 점 외에도) 완전히 안전한 것은 아니며 혈관성 질병과 뇌졸중의 위험성 증가 등 건강상 문제와도 관련 있을 수 있다는 증거가 많아지고 있다.

수면무호흡
진단:
수면다원기록

수면 실험 연구로 어떻게
수면무호흡을 발견할까?

Diagnosing sleep apnea:
the polysomnogram
How does a sleep study detect sleep
apnea?

1장에서 우리는 수면을 기록하는 기본적인 기술에 대해 이야기했다. 이런 기술 중 뇌전도, 근전도, 안전도는 수면 단계를 밝혀내는 데 이용된다. 수면제 분야가 발전하면서 수면 과정의 부차적 성질을 알아보기 위한 수많은 기록법이 생겨났다. 이 같은 기록의 집합체를 갖고 연구하는 방식을 수면다원검사라고 하며, 그 결과물은 수면다원기록이라고 한다. 기본적인 수면다원기록에서 수집하는 정보는 다음과 같다.

• **코의 기류** 공기 온도(날숨은 들숨보다 따뜻하다)나 코의 공기압 변화를 측정하여 공기의 순환을 예측한다. 또 일부 실험에서는 코 옆에 부착하는 특수 전극으로 숨을 내쉴 때 공기 중 이산화탄소량을 측정하기도 한다.

• **호흡 노력** 배와 가슴에 밴드를 두르고 가로막과 흉벽 근육의 노력 정도를 각기 측정한다. 이것은 고무 밴드가 늘어나는 양(스트레인 게이지strain gauge)을 측정하거나 '유도성 체적 변동 기록기inductive plethysmography'라는 더 정교한 기술을 이용해 알아볼 수 있다. 앞서 말한 것처럼 폐쇄수면무호흡과 중추수면무호흡의 차이는 코의 기류가 없는 동안 호흡 노력이 있었느냐(폐쇄) 없었느냐(중추)에 있다.

• **동맥혈산소포화도** 호흡 정지가 혈중 산소량을 줄이는지를 알아보기 위해서는 산소측정기를 손가락에 붙여야 한다. 이 장치는 혈액 속 헤모글로빈 색을 감지하는데, 이것은 운반하는 산소량을 반영한다. 이에 대한 수치는 헤모글로빈의 전체 잠재적 산소 운반 능력의 백분율로 표시되며, 이를 동맥혈산소포화도라고 한다.

» **정상 호흡에 대한 기본 수면다원기록 예시** «

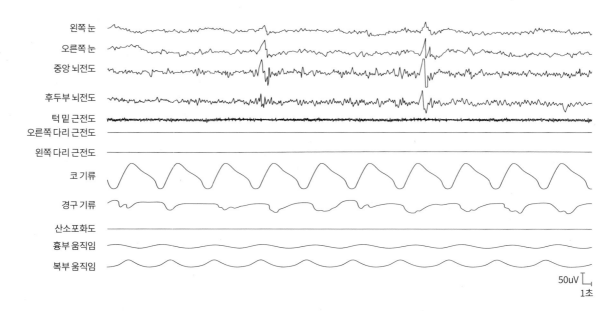

| 왼쪽 눈 |
| 오른쪽 눈 |
| 중앙 뇌전도 |
| 후두부 뇌전도 |
| 턱 밑 근전도 |
| 오른쪽 다리 근전도 |
| 왼쪽 다리 근전도 |
| 코 기류 |
| 경구 기류 |
| 산소포화도 |
| 흉부 움직임 |
| 복부 움직임 |

50uV
1초

• **심율동** 심장 채널은 심박수를 측정하고 무호흡 동안 발생할 수 있는 비정상적 심율동의 발생 가능성을 알아보기 위해 사용된다.

• **다리 근전도** 근전도 전극 쌍을 전경골근(정강이 부분)에 붙여서 주기성 사지 운동장애에서 보이는 다리 움직임이 나타나는지 볼 수 있다(128~129쪽 참고).

수면다원기록에서 입과 코의 공기 기류가 최소 10분간 90퍼센트 혹은 그 이상 저하하는 현상을 무호흡이라고 정의한다. 호흡저하라고 알려진 부분적 무호흡은 코의 기류가 최소 30퍼센트 감소하고 동맥혈산소포화도가 최소 4퍼센트 떨어질 때를 이른다. 이런 호흡 사건들이 가슴과 복부 채널에 호흡 노력이 있는 상태에서 나타나면 폐쇄성으로 여겨지고, 호흡 노력이 없을 때는 중추로 여겨진다. 처음에는 중추로 시작했다가 진행하면서 호흡 노력이 보이는 복합적인 형태로 나타날 수도 있다. 호흡 사건의 횟수는 측정된 후 주로 수면 시간당 무호흡이나 호흡저하 횟수로 표시된다(무호흡/저호흡 지수). 일반적으로 무호흡/저호흡 지수가 시간당 5 이상일 때 수면무호흡이라고 진단한다.

수면제에 대한 연구 초기에는 우선적으로 수면 실험 환경을 설정한 후 그곳에서 수면다원기록을 실행했다. 기술이 더욱 정교해지면서 집에서도 기기를 이용한 기록이 가능해졌다. 기기에는 다양한 기능이 있는데, 가장 일반적으로 코의 기류, 흉벽과 가로막의 호흡 움직임, 혈중 산소와 심박수를 측정할 수 있으며 보통 수면 뇌전도 측정 기능은 없다. 집에서의 사용을 위한 지침이 점차 더욱 편리해졌고 사용 규격도 계속 발전하는 중이다. 일반적으로 집에서 측정하는 것이 수면무호흡을 진단하는 데 더 효과적이나(이는 증상 발현에 대한 강한 임상적 의심을 확인해준다) 수면 호흡 장애를 제외시키는 데는 효과적이지 않다. 수면 실험 연구는 집에서의 진단 후 수면무호흡에 대한 강한 불신이 남아 있을 때나 집에서의 검사에 따른 치료가

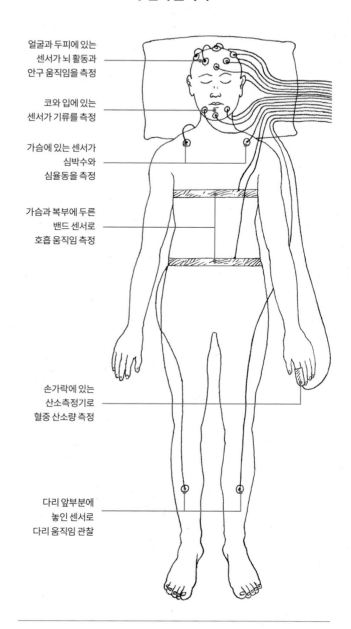

얼굴과 두피에 있는 센서가 뇌 활동과 안구 움직임을 측정

코와 입에 있는 센서가 기류를 측정

가슴에 있는 센서가 심박수와 심율동을 측정

가슴과 복부에 두른 밴드 센서로 호흡 움직임 측정

손가락에 있는 산소측정기로 혈중 산소량 측정

다리 앞부분에 놓인 센서로 다리 움직임 관찰

생리적 활동 측정하기

수면다원기록에서 '다원'은 수면 동안 측정된 넓은 범위의 생리적 상태를 강조한다. 수면다원기록에는 뇌전도, 안전도, 턱 밑 근전도(22~23쪽 참고), 심율동, 코의 기류, 동맥혈산소포화도, 호흡 시 가슴과 배 움직임 그리고 다리 움직임이 포함되어 있다. 수면장애가 있으면 이러한 생리적 상태가 많이 변하게 된다. 예를 들어, 폐쇄수면무호흡 때 폐쇄가 일어나면 코의 기류가 멈추고 동맥혈산소포화도가 낮아지고 심율동이 바뀐다. 또 폐쇄를 뚫고 공기가 통하게 하기 위해 호흡 근육 활동이 증가하게 된다.

오른쪽은 수면무호흡을 연구할 때 호흡과 혈류 산소와 관련 있는 수면다원기록 채널들이다. 1. 수면 시 일반적 호흡에서는 기류가 코를 통하고 일부 입을 통해 나간다. 동맥혈산소포화도는 적정 수준이며 흉벽과 가로막은 동시에 움직인다. 2. 폐쇄수면무호흡일 때는 인두가 막혀 있다. 입과 코의 기류는 멈추게 되고 동맥혈산소포화도는 떨어진다. 흉벽과 가로막은 공기가 막힌 곳을 뚫고 지나가도록 하기 위해 힘들게 일하는데, 너무 열심히 해서 조정력을 잃기도 한다. 이런 상태를 역설적 노력이라고 한다. 궁극적으로 혈액의 화학적 변화에 따른 반사 반응이 짧은 각성을 유발하고 그 후에는 일반적인 호흡을 하며 잠들게 된다. 3. 중추수면무호흡에서도 코와 입의 기류가 정지하고 동맥혈산소포화도가 떨어진다. 하지만 이 경우에는 가슴 근육과 가로막의 호흡 노력이 중단된다.

- 낮 동안 졸림
- 자동차 사고 및 업무 중 사고 증가
- 남성의 성기능 장애
- 감정 변화
- 기억력 및 집중력 장애
- 삶의 질 척도상 전반적인 삶의 질 저하

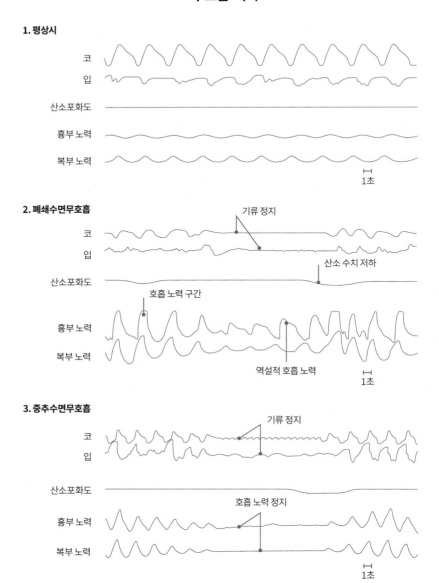

» **무호흡 기록** «

1. 평상시

코
입
산소포화도
흉부 노력
복부 노력
1초

2. 폐쇄수면무호흡

기류 정지
코
입
산소 수치 저하
산소포화도
호흡 노력 구간
흉부 노력
복부 노력
역설적 호흡 노력
1초

3. 중추수면무호흡

기류 정지
코
입
산소포화도
호흡 노력 정지
흉부 노력
복부 노력
1초

효과적이지 않을 때 등 지속적으로 여러 상황에서 중요한 역할을 한다.

폐쇄수면무호흡의 증상과 그 영향

폐쇄수면무호흡 증상을 가진 사람은 종종 낮 동안 졸림 현상, 피로, 성기능 저하, 동기 저하, 기억력 저하, 감정 변화에 대해 고충을 토로하게 된다. 때로는 코골이가 계속되고, 아침 두통이 나타나며 같이 잠을 자는 상대가 일련의 호흡 정지를 목격하기도 한다. 이들은 대부분 과체중이며 목둘레가 굵은 편이다. 실제로 폐쇄수면무호흡은 목둘레가 48.8센티미터 이상인 사람들에게서 그보다 얇은 사람들에 비해 20배가량 더 나타난다. 중추수면무호흡과 관련해서는 불면증과 밤 동안 깨어나는 현상에 대한 고충 호소가 많으나 일부는 낮 동안 졸림 현상을 겪기도 한다.

폐쇄수면무호흡은 낮 시간 활동에 많은 지장을 주기도 한다. 폐쇄수면무호흡을 앓는 사람들은 자동차 사고를 일으킬 확률이 2~13배 더 높다. 일반적으로 졸림 현상에 의한 것이긴 하지만 다른 요인으로 사고를 일으키기도 한다. 사고율에는 특히 장거리 운전을 하는 트럭 운전사처럼 업무 스케줄로 인해 발생하는 졸림 현상이 복합되어 있을 수 있다. 폐쇄수면무호흡을 겪는 남성 환자의 절반가량은 다양한 종류의 업무 중 사고를 경험한 적이 있다고 말한다. 폐쇄수면무호흡 환자들은 때로 정신적 업무 수행이나 특히 단조로운 일을 하는 데 어려움을 겪는다고 이야기한다. 정식 심리 검사에서 이들은 각성과 집중력 유지에 손상이 나타나는 경향이 있고 인지능력 시험에서 속도가 느려지고 실수가 많아졌다. 또 기억력을 요하는 일에서 정보 흡수, 저장, 복구 능력이 떨어지며 판단이 흐려지고 계획을 짜고 수행하는 데 어려움을 느끼게 된다. 이 같은 증상을 겪으면 삶의 질이 다방면에서 떨어질 수 있다.

폐쇄수면무호흡은 다양한 질병과도 관련 있다. 이런 무호흡증을 앓고 있는 사람은 전신성 고혈압(몸 전체의 고혈압)이 두세 배 더 높을 수 있는데 환자의 체중, 성별, 나이가 부분적인 영향을 미친다. 일반적으로 지속적인 기도양압positive airway pressure 치료(120~122쪽 참고)가 어느 정도 혈압을 낮춰준다. 폐쇄수면무호흡을 앓게 되면 허파 동맥계 고혈압(폐고혈압)이 있을 확률이 높다. 비례적으로 관상동맥경화 빈도가 높고 일반인에 비해 야간에 관상동맥경화로 사망할 확률이 더 높다. 심지어 혈압, 당뇨, 흡연 여부 등 다양한 요소를 참작하더라도 뇌졸중 발병률과 사망률이 더 높게 나타난다. 심각한 폐쇄수면무호흡의 경우 전당뇨 상태(혈중 인슐린 수치가 정상보다 높지만 공식 진단을 받았거나 당뇨인 경우만큼 높지는 않은 상태)나 당뇨의 발생 확률이 높다. 일부 희망적인 데이터가 있지만, 지속적인 기도양압 치료가 전당뇨에서 당뇨로의 진행을 멈추거나 늦춘다고는 아직 확신할 수 없다.

어린이의 폐쇄수면무호흡은 과도한 활동, 집중력과 인지장애, 야뇨증(자다가 오줌을 싸는 증상), 졸림 현상과 성장장애와 연관이 있을 수 있다. 일부 동물연구에서는 실험적으로 오렉신 길항제인 알모렉산트almorexant로 수면 호흡 장애와 성장 면에서 개선이 나타난 것을 들어 이것이 오렉신/히포크레틴 펩타이드(37~38쪽 참고)와 관련 있을 수 있다고 본다.

» 폐쇄수면무호흡의 의학적 영향 «

폐쇄수면무호흡은 다양한 질병과 관련 있으며 다음과 같은 부분에서 위험이 증가된다.

• 전신 혹은 허파의 고혈압(폐고혈압)
• 뇌졸중
• 심근경색증
• 돌연사
• 암에 의한 사망
• 당뇨병
• 뇌의 백질과 회백질 변화

수면 호흡 장애 치료

어떻게 수면무호흡을 앓는 사람을 도울 수 있을까?

Treatment of sleep-disordered breathing
What can be done to help people with sleep apnea?

폐쇄수면무호흡의 경우 장기적 관점에서는 체중 감량이 가장 중요하다. 이와 더불어 아래에 나와 있는 좀더 구체적인 치료법을 병행하는 것이 좋다. 코골이와 폐쇄수면무호흡은 일반적으로 등을 대고 누웠을 때 가장 심하게 나타나므로 옆으로 누워 자는 법을 익히면 좋다. 등을 대고 누웠을 때 불편함을 느끼도록 티셔츠 등 쪽에 테니스 공을 넣을 수 있는 주머니가 있는 옷도 있고 비슷한 목적의 베개도 있다. 술과 진정제(166~168쪽 참고) 모두 그 정도는 다르지만 호흡을 억제하는 성질이 있으므로 삼가야 한다. 또한 의사의 진료를 통해 부어오른 편도선이나 코 막힘을 확인해볼 수 있으며, 이에 따라 비강 스테로이드가 사용되기도 한다. 코가 열려 있도록 도와주는 접착형 비강 확장기의 경우에는 그 결과가 복합적이다.

폐쇄수면무호흡 치료

위에서 언급한 지속적인 체중 감량, 음주와 진정제 섭취 자제, 옆으로 누워 자기 연습은 폐쇄수면무호흡 치료를 위한 좋은 시작점이 되며, 가장 흔히 행하는 치료법으로는 양압기 사용이 있다. 심각한 비만이라면 수술을 통한 체중 감량도 방법이 될 수 있다.

기도양압

기도양압은 일반적으로 폐쇄수면무호흡에 사용되는 치료법으로 1980년대에 처음 소개되었다. 기도양압을 해주는 양압기는 단순하게 설명하면 팬이 있는 상자에 호스로 코에 씌우는 유연한 마스크가 연결된 형태다. 저기압 공기가 상기도로 들어가서 '공기 부목'을 대는 역할을 하며 이것을 크게 열어준다. 원래는 기도 근육이 반사적으로 기도를 열어줄 것이라고도 생각했지만 현재 이에 대해서는 분명하지 않다. 일부 환자는 저기압 공기가 들어오면 숨을 내쉴 때 불편함을 느끼기도 한다. 그래서 숨을 들이마실 때는 고기압 공기를 불어주고 내쉴 때는 저기압 공기를 불어주는 기계도 있다. 또 자동적으로 환자에게 필요한 압력을 감지하는 기계도 있어 자는 동안 자동적으로 압력을 바꿔준다. 이는 많은 이점이 있는 듯 하지만 지금까지의 자료에 따르면 이 기기가 평균적으로 좀더 낮은 압력을 주고 더 편안할 것으로 보이는데도 하룻밤당 사용 시간이 더 높지는 않았다. 설명대로 사용할 경우 양압기는 보통 수준부터 심각한 수준인 환자의 무호흡 발생 횟수를 현저히 줄여주고 동맥혈산소포화도 개선, 졸림 현상 저하, 혈압 완화 효과를 보인다. 그러나 보통 수준부터 심각한 수준의 환자까지 삶의 질 면에서 향상이 있긴 했지만 집중력이나 인지기능 손실에 대해서는 완전한 개선이 이뤄지지

» 기도양압 «

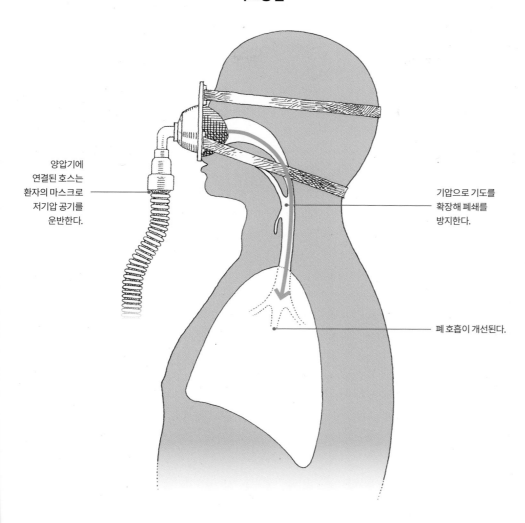

양압기에 연결된 호스는 환자의 마스크로 저기압 공기를 운반한다.

기압으로 기도를 확장해 폐쇄를 방지한다.

폐 호흡이 개선된다.

기도양압 치료

폐쇄수면무호흡 환자의 코에 양압기 마스크를 씌운 그림이다. 마스크는 여러 형태와 사이즈가 있다. 양압기는 장치의 정교한 정도가 다양하여 간단하게 압력을 사전에 조절할 수 있는 것부터 들숨과 날숨 때 압력을 다르게 해주거나 자동으로 필요한 압력을 맞춰주는 기계 등이 있다.

못했다. 폐쇄수면무호흡을 겪고 있다면 우울증도 있을 수 있는데 이 경우에 우울증이 기도양압 치료에 더 잘 반응한다는 것이 자료에 나타난다. 양압기 사용은 안전 운전에도 긍정적 효과를 준다. 폐쇄수면무호흡을 앓는 트럭 기사를 대상으로 한 연구는 착실하게 자동 양압기를 착용한 사람들의 교통사고율이 폐쇄수면무호흡이 없는 일반 운전자와 비슷한 수준으로 나타났음을 보여주었다. 반면에 착실히 양압기를 사용하지 않은 환자의 경우에는 교통사고 횟수가 5배 더 높았다.

압력에 저항하여 숨 쉬는 데 불편을 느낀다는 것 외에 가장 큰 부작용은 마스크가 불편하다는 것과 공기 유출이다. 특정한 마스크에 불편을 느끼는 사람을 위해 다양한 종류의 마스크가 나와 있고, 코에 삽입하는 관에 부드러운 쿠션을 댈 수도 있다.

목젖입천장인두성형술은 기도를 막고 있는 조직을 제거해 기도를 확장한다. 새로운 수술 방법은 제거 부위가 작지만 좀더 세부적인 부분을 제거하기 때문에 더 많이 사용된다.

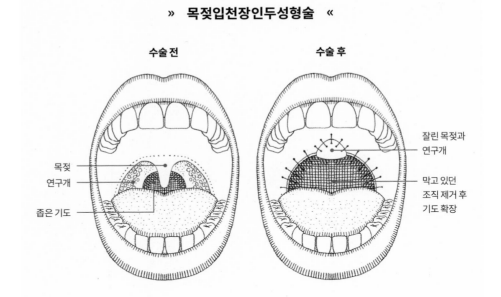

» 목젖입천장인두성형술 «

수술 전

수술 후

목젖
연구개

좁은 기도

잘린 목젖과
연구개

막고 있던
조직 제거 후
기도 확장

비충혈이나 공기 유출로 인한 결막 자극, 마스크 사용으로 인한 피부 자극이 발생하기도 한다. 공기를 따뜻하고 습하게 해주면 도움이 되는데, 특히 비충혈이 있는 환자에게 좋다. 전반적으로 수술이라는 대안에 비해서는 아주 약한 정도의 부작용이라 폐쇄수면무호흡과 일부 형태의 중추수면무호흡 치료의 선택지가 될 수 있다.

수술 및 장치 이식

폐쇄수면무호흡에 대한 외과적 치료에는 기관절개술이나 목젖입천장인두성형술 등의 수술이 포함된다. 수면무호흡이 임상적으로 널리 인정받게 된 1980년대에는 기관절개술(목을 통해 기도에 기관 튜브를 삽입하는 수술)이 유일하게 가능한 치료법이었다. 이는 매우 효과적이긴 하지만 자체 특성과 합병증 때문에 만족스러운 해결책은 아니었다. 또한 목젖입천장인두성형술로 많이 대체되기도 했는데 이는 코, 구개, 혀 아래 기도를 막는 조직을 제거하거나 위치를 바꿔주는 수술이다. 매일 밤 사용해야 하는 양압기와 달리 이런 치료는 한 번만 하면 되는 장점이 있지만 이는 목소리가 변하거나 코로 들어가는 액체가 역류하는 등 잠재적 위험이 있는 대형 수술이다. 많은 수면 전문의가 이 같은 이유로 양압기 사용에 실패하거나 사용을 원치 않는 환자 또는 시간당 20회 이상 무호흡이나 호흡정지가 생길 정도로 증상이 심각한 경우, 기도 구조가 비정상적인 환자에게만 수술을 권한다. 도움이 많이 되는 것은 사실이나 목젖입천장인두성형술을 받은 환자 중 일부는 계속 심각한 수면 호흡 장애에 시달리고 그로 인해 추가로 양압기를 사용하게 될 수도 있다. 개인별로 독특한 기도 구조에 따라 대안적이고 특수한 수술 기술을 요하며 종종 진정제 투여 후 내시경술을 이용하기도 한다.

혀밑신경 자극

또 다른 방법은 전기적으로 근육을 자극해서 기도를 여는 것이다. 혀밑신경 자극법에서는 흉벽에 장치를 이식하여 호흡 센서와 혀밑신경에 전선을 연결한다. 숨을 들이마시면 혀밑신경이 자극되어 턱끝혀근(턱과 혀를 연결하는 근육) 수축이 일어나서 혀를 앞으로 잡아당기게 된다. 양압기 사용을 견디지 못하는 환자 같은 일부 경우에는 유용할 수 있지만 이 방법에도 부작용은 있다. 이물감, 입이 마르는 것, 신경에 영향을 주는 것, 찰과상이 그것이다. 현재로서는 특수 연구실에서만 사용되며, 폐쇄수면무호흡 치료에서 가장 먼저 사용되는 방법은 아니다.

빅토리아/에드워드 시대의 시인 A. E. 하우스먼(1859~1936)은 『슈롭셔의 젊은이A Shropshire Lad』(1896)로 잘 알려져 있다. 이 시집은 영국 지방에서 자란 젊은이의 감정을 묘사한다. 위 시에서 시인은 또 다른 주제를 이야기하는데, 잠을 자는 중에도 숨을 쉬도록 해주는 몸의 메커니즘이 있을 것이란 생각을 시적으로 표현하고 있다. 글에 나와 있듯 중추수면무호흡은 이러한 메커니즘이 주기적으로 실패했을 때 나타나는 것으로 코와 입을 통하는 기류를 정지시키고 흉벽과 가로막의 움직임이 적어진다.

약물 치료

의사들은 심하지 않은 일부 폐쇄수면무호흡에 약을 사용하지만 성공적이진 않다. 여기에는 삼환계항우울제, 세로토닌재흡수억제제 플루옥세틴fluoxetine과 복합 세로토닌 수용체 차단제 미르타자핀mirtazapine이 있다. 이 약품의 효과는 제한적이며 미국이나 유럽에서는 이 용도로 승인되지 않았다. 수면 호흡 장애를 줄이기 위한 이 약들과 달리 모다피닐modafinil은 폐쇄수면무호흡과 연관 있는 졸림 현상을 막기 위한 약으로서 상당한 효과가 있다. 한 가지 잠재적 문제는 이 약을 복용한 일부 환자가 증상 개선을 느끼고 양압기 사용을 멈춘다는 것이다. 수면 호흡 장애 치료를 위해서는 지속적인 양압기 사용이 중요하다는 점이 강조되어야 한다.

구강 내 장치

구강 내 장치의 역사는 19세기 당시 코골이 치료로 사용됐던 때로 거슬러 올라간다. 이 장치는 다양한 형태를 보이지만 일반적으로 기도가 열리도록 입에 맞게끔 디자인되어 있다. 기계적으로 아래턱을 당기거나 흡입 컵과 함께 혀에 붙여서 혀를 앞으로 당기는 방식이 가장 일반적이다. 코골이를 하는 사람들과 함께 자는 사람들에 의하면, 이 장치를 사용하자 호흡정지와 상관없이 격렬한 코골이 현상이 줄었다고 한다. 2년 혹은 그 이상 지난 뒤에는 사용자의 3분의 2 또는 그 이하의 사람들만 지속적으로 이 장치를 사용했으며 종종 효과가 없어서 사용을 멈추기도 했다. 일부 자료에는 이런 장치가 심각하지 않은 수면무호흡에서는 졸림 현상, 호흡, 혈중 산소 농도를 개선했다고 나와 있다. 그러나 개선 정도는 양압기보다 적다. 이 분야와 관련해서 활발한 연구가 있었지만 미국에서는 폐쇄수면무호흡 치료를 위한 구강 내 장치의 공식 승인은 나지 않았다.

중추수면무호흡 치료

폐질환이 없고 혈중 이산화탄소 농도가 높을 때 나타나는 중추수면무호흡에 대한 치료는 명확하지 않다. 양압기는 많은 환자에게 도움이 될 수 있다. 그에 대한 근거는 뇌의 호흡 신호가 억제되는 경우 이 반사를 야기한 우선적인 기도 폐쇄가 있을 것이라는 가정이다. 양압기 사용으로 큰 효과를 보지 못한 심부전 환자들은 몇 분간의 측정 중 호흡이 일정 수준 이하로 떨어지면 다양한 수준의 압력을 주는 자동 적응형 양압기를 사용할 수 있다. 효과에 대한 우려가 있고 일부 심부전 환자의 심혈관 사망률을 궁극적으로 증가시킬 수 있으므로 이것의 임상적 역할은 여전히 발전이 필요한 단계다. 일부 환자의 경우에는 코 산소 관리로 중추수면무호흡을 줄일 수 있지만 폐쇄수면무호흡을 증가시킬 수 있다. 의사 중에는 중추수면무호흡 횟수를 줄이기 위해 아세타졸아마이드를 사용하는 경우가 있는데, 이 역시 폐쇄수면무호흡을 증가시킬 가능성이 있다. 전반적으로 중추수면무호흡 치료는 폐쇄수면무호흡만큼 발달하지 못했다.

하지불안증후군은 인구의 5~10퍼센트에서 나타나는 수면장애의 일종이며, 이 중 약 3퍼센트는 증상이 심각하여 치료가 필요하다. 주요 증상은 다리를 움직이고자 하는 충동이 생기는 것이며, 보통 벌레가 기어가는 불쾌한 기분이나 욱신거리는 감각이 동반된다. 다른 장애와 구분되는 요소로는 주로 쉬고 있을 때나 누웠을 때 나타나며, 밤에 더 심해지고 일어나거나 걸으면 적어도 일시적으로는 증상이 나아진다는 점이 있다. 중년이나 노년에 나타나는 경향이 있으나 젊은 나이에도 발생할 수 있다. 또한 남성보다는 여성에게서 더 빈번하다. 임신 중에도 발생하는데 일반적으로 출산 후에 증상이 나아진다. 하지불안증후군을 가진 사람의 40~90퍼센트는 가까운 친척에게서 이 병이 나타날 정도로 가족력의 영향이 강하다. 하지불안증후군은 대개 장기적인 치료가 필요하며 시간이 지나면서 악화된다. 하지만 일부 경우에는 발병한 후부터 계속 증상이 약한 상태로 지속되기도 한다.

진단 역시 쉽지 않은데, 이는 환자들이 그 느낌을 정확히 표현하는 데 어려움을 겪기 때문이기도 하고, 비슷한 증상의 다른 병들로부터 하지불안증후군을 구분해내야 하기 때문이기도 하다. 동맥이 막혀 다리에 통증이 생기는 경우가 그런데, 이는 대개 운동 때문이지만 쉬고 있을 때 더 심각한 증상이 나타날 수 있다. 그러나 하지불안증후군과 달리 움직인다고 나아지지 않으며(오히려 역효과가 나타난다) 밤중에는 덜 나타난다. 말초신경병증(중추신경계 밖 신경질환)은 저림 현상과 따끔한 느낌을 주지만 보통은 움직인다고 증상이 나아지지는 않는다. 바르지 않은 자세 때문에 생긴 불편은 보통 조금만 움직여도 해소되며 꼭 밤에 나타나지 않는다. 배제해야 할 다른 원인들도 있다. 불안해서 다리를 떠는 것, 근육통, 항정신병약 부작용에 의한 좌불안석증(가만히 앉아 있지 못하는 증상)이다. 그리고 하지불안증후군은 일부 약물에 의해 유발되거나 악화될 수도 있다.

수면다원검사를 해보면 대부분의 환자에게서 잦은 주기성 사지 운동과 과도한 신체 움직임이 나타나고 수면 효율과 전체 수면의 저하도 보인다. 이는 불편한 경험일

하지불안증후군

밤에 나타나는 다리의 불편한 감각

Restless legs syndrome (RLS)
Uncomfortable sensations in
the legs at night

» 성인의 하지불안증후군 발병을 높이는 요인 «

노화	흡연
소득 저하	임신
적은 운동	철분 부족
높은 체질량지수	신장 손상

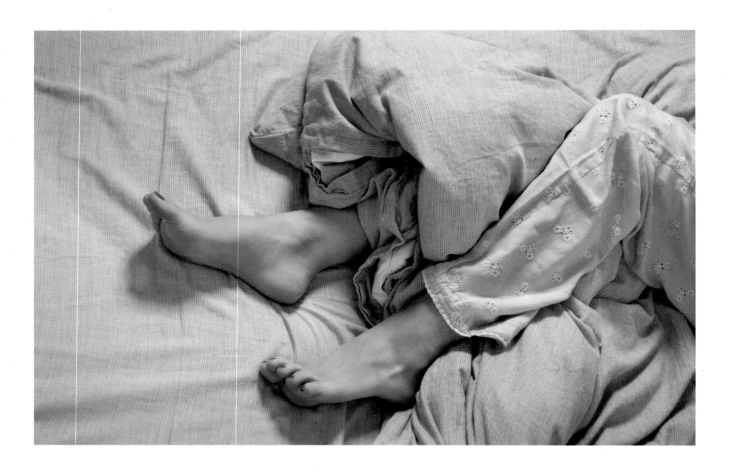

다리가 쉬지 않으면

하지불안증후군은 다리에(때로는 팔에도) 불편한 감각을 주는데, 이는 '벌레가 기어가는' 느낌, 따끔거림, '저리는 느낌'으로 묘사된다. 이 증상은 몸을 움직이면 사라진다. 대개 밤에 쉬고 있을 때 나타나며, 가벼운 증상부터 극심한 경우까지 다양하다. 가장 흔히 일어나는 수면장애 중 하나로 인구의 5~10퍼센트에서 다양한 형태로 나타난다.

뿐만 아니라 삶의 질에도 영향을 미칠 수 있고 심장병 위험 상승, 우울증, 불안과도 관련 있다. MRI를 이용한 한 연구에서는 하지불안증후군을 겪는 사람들의 경우 뇌졸중 위험 요소로 여겨지는 무증상 소혈관 질환silent small vessel disease 발생률이 높을 수 있다고 보고했다.

하지불안증후군의 원인은 완전히 밝혀지지 않았다. 오랫동안 철분 결핍성 빈혈과 관련 있다고 보았는데, 최근 연구에서는 혈액 속 철분량이 적지 않아도 뇌에 철분 결핍이 있을 수 있다고 말한다. 이는 도파민을 생산하는 뇌의 흑질(34~35쪽 참고)이라고 알려진 구조에서 나타나므로 도파민 기능에 변화를 일으킬 수 있다. 하지불안증후군은 기타 질병(2차성 하지불안증후군)과 연관 있는데, 빈혈과 더불어 요독증, 신부전증, 크론병, 셀리악병이 있을 수 있다. 약물 복용으로 하지불안증후군이 악화될 수도 있는데 항히스타민제, 항정신병약이 여기에 해당된다. 항우울제 복용도 같은 현상을 일으킬 수 있다는 기록이 있다. 하지만 현재로서는 명확하지 않다.

많은 의사가 하지불안증후군 치료에 엘도파L-DOPA나 퍼골라이드pergolide, 로피

니롤ropinirole, 로티고틴rotigotine 같은 도파민 수용체 작용제(자극제)를 사용한다. 로티고틴은 약물이 서서히 방출되도록 피부에 붙이는 패치 방식이다. 이런 제제로 인해 때때로 졸림 현상이 발생하기도 한다. 흥미로운 점은 환자 중 일부에게서 성적 욕망이나 도박 충동이 증가했다는 것인데, 파킨슨병 환자가 이 약물들을 복용할 때 이런 현상이 나타나는 것으로도 알려졌다. 항경련제, 벤조디아제핀(발륨류), 오피오이드가 들어간 약물은 보통 효과가 적다. 8장에서 설명할 테지만, 불면증의 합병증으로 많은 사람에게서 나타나므로 약물 치료와 함께 수면 위생을 잘 유지하는 것이 중요하다.

주기성
사지 운동장애

수면 중
갑자기 움직이는 사지

Periodic limb movement disorder
Jerking movements of the limbs
during sleep

사지운동 측정
수면다원기록을 할 때 전극 쌍을 정강이
부근 전경골근에 붙여서 다리의 움직임
을 측정한다.

수면장애를 겪는 많은 사람이 수면 중에 잘 쉬지 못하고 밤 동안 뒤척인다. 주기성 사지 운동장애의 경우에는 주기적으로 매우 구체적인 사지 운동이 나타난다. 엉덩이, 무릎, 발목에서 가장 흔하게 굽힘이 0.5~10초간 아주 짧게 나타나며 20~40분마다 증상이 발생한다. 불면증을 앓는 사람들의 12퍼센트와 과다수면 증상이 있는 사람들의 3퍼센트에서도 같은 증상이 나타난다. 40세 이상에서 더 흔히 나타나지만 성년기 초기, 심지어 아동에게서도 발생한다. 이 장애가 있다고 여겨지는 사람은 같이 자는 사람에게 이런 움직임이 있었는지 물어보면 도움이 된다.

이런 움직임은 보통 뇌전도상 각성 신호(1장에서 말한 알파파, K복합파)를 동반하기 때문에 전통적으로 수면 방해 요인이자 임상적인 수면장애의 원인으로 여겨져왔다. 주기성 사지 운동장애는 수면다원검사로 진단되며 전경골근(정강이 부위)에 부착한 근전도 전극을 이용한다. 이 같은 움직임은 기면증, 렘수면행동장애, 하지불안증후군 같은 기타 장애에서도 발견되며 특히 하지불안증후군 환자의 80~90퍼센트에서 나타난다. 주기성 사지 운동장애는 삼환계항우울제, 선택세로토닌재흡수억제제 항우울제를 포함한 일부 약물 복용과도 연관성이 있을 수 있으나 이와 관련된 연구 결과는 일정하

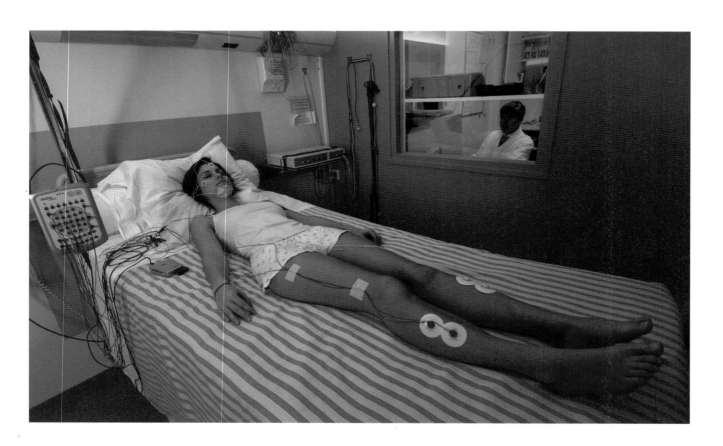

》 주기적인 다리 움직임에 대한 수면다원검사 《

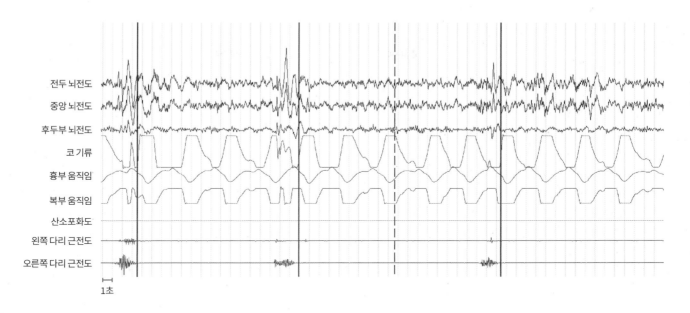

전두 뇌전도
중앙 뇌전도
후두부 뇌전도
코 기류
흉부 움직임
복부 움직임
산소포화도
왼쪽 다리 근전도
오른쪽 다리 근전도

1초

지 않다. 기타 증상이나 약물 복용이 없는 환자에게서 이 증상이 나타나면 주기성 사지 운동장애 진단이 고려된다. 아동의 경우 수면 중 시간당 5회 이상, 성인은 15회 이상 발생하면 주기성 사지 운동장애로 진단한다. 일반적으로 이에 대한 치료에는 움직임 때문에 깨는 횟수를 줄이는 벤조디아제핀(발륨류) 약물인 클로나제팜clonazepam이 사용된다. 클로나제팜에서 흔히 나타나는 부작용은 진정 효과다.

주기성 사지 운동장애에 대한 고찰은 진화하고 있다. 원래는 '야간 근육간대경련(자신도 모르게 근육 경련이 일어나는 것)'으로 묘사되었는데, 이것이 뇌전증의 형태와 관련 있다는 암시를 줄 수 있으므로 옳지 않은 선택이었다. 이후에는 이것을 위에서 언급된 바와 같이 각성을 야기하는 운동의 발생으로서 인지하게 되었다. 최근에는 자는 동안 뇌에서 척추 흥분성을 낮춰주는 신호를 내려보내지 못한 것에 중점을 두고 접근하기도 한다. 일반적으로 수면 동안에는 척추의 다리 굽힘 반사작용 억제가 증가한다. 그런데 야간에 뇌전도 순환 교체 패턴(얕은 수면과 깊은 수면의 순환)과 동시에 주기성 활성화 신호가 발생하고, 주기성 사지 운동장애 시 불충분하게 억제되어 다리의 움직임이 나타나게 된다는 것이다. 이런 관점에서 다리의 움직임은 원인이 아니라 각성의 결과다. 이러한 접근에서 주기성 사지 운동장애는 그 병 자체를 구성하기보다는 오히려 다른 질병, 특히 하지불안증후군의 발병 위험성을 알리는 역할을 한다고 볼 수 있다.

주기적인 다리 움직임

주기성 사지 운동장애는 다리가 짧은 시간(0.5~10초) 동안 움직이는 증상이다. 어떤 경우에는 왼쪽보다 오른쪽에서 움직임이 더 많다. 이런 움직임은 20~40초마다 주기적으로 발생한다. 아동의 경우 시간당 5회 이상, 성인의 경우 시간당 15회 이상 발생하면 주기성 사지 운동장애로 진단한다.

신경계 질환에 따른 과다수면

신경계 기능 이상으로 지나치게 졸릴 때

Excessive sleepiness due to nervous system disorders
When nervous system malfunction makes us too sleepy

수면과 관련된 가장 흔한 질환은 불면증이지만, 사람들이 수면 클리닉을 찾는 가장 흔한 이유는 과다수면이다. 과다수면은 폐쇄수면무호흡을 암시하는 코골이 같은 증상을 동반하는 경우가 아주 많다. 혹은 고혈압에 의한 호흡정지도 수반한다. 이런 경우에는 수면 중 호흡과 산소포화도에 대한 실험 연구가 필요하다. 이런 호흡 소견이 나타나지 않는다면 여러 다른 종류의 과다수면장애일 수 있다. 이 중에는 허탈발작cataplexy을 동반한 기면증嗜眠症(감정과 연관되어 유도되는 근긴장 손실), 허탈발작 무동반 기면증, 중추신경 과잉 수면장애, 생활 방식에 따른 수면 박탈, 질병·약물로 인한 졸림 현상 등이 있는데, 여기서는 허탈발작 동반 기면증에 초점을 맞출 것이다. 그 이유는 이 질환이 현상적(수면 개시 렘수면)·생리학적(히포크레틴 결핍) 면에서 수면 과학이 그 기초를 어떻게 확립했는지 보여주는 좋은 예시이기 때문이다. 유사한 증상을 가진 개들을 대상으로 실험이 행해지기도 했으며 연구를 용이하게 해주었다. 기면증은 그 흥미로운 특징 때문에 에드거 앨런 포의 「성급한 매장A Premature Burial」, 조지 엘리엇의 『사일러스 마너Silas Marner』, 허먼 멜빌의 『모비 딕』을 포함한 고전 소설들에서 이를 암시하는 듯한 증상이 묘사되기도 했다.

허탈발작 동반 기면증

인구의 0.02~0.04퍼센트에서 발생하는 허탈발작 동반 기면증은 수면마비, 입면환각hypnagogic hallucination, 야간 수면 방해 같은 하나 혹은 그 이상의 2차 증상을 동반하며 낮 동안 과도한 수면과 허탈발작이 생기는 특징이 있는 병이다. 이러한 증상들은 같은 시간에 발생하지 않으며, 기면증이 있는 사람이라고 반드시 이 모든 증상을 겪지도 않는다. 전형적인 양상은 생활 방식이나 약물 복용으로는 설명되지 않는 과도한 졸림이 청소년이나 젊은 성인에게서 나타나는 것인데 이런 부적절한 수면 증상이 주변 사람들을 어리둥절하게 만든다. 몇 년이 지난 후 허탈발작 혹은 2차 증상 중 일부가 나타나면서 진단을 받게 된다. 개별 증상은 다음과 같다.

매우 심각한 졸림 현상

기면증을 앓는 사람은 놀랍도록 심한 졸음을 겪는다. 이들은 대화 도중에 잠이 들기도 하고 아주 활발한 활동을 하는 도중에, 심지어 성관계 중에도 잠이 든다. 실제로 이 같은 종류의 병리학적 졸음의 이력에서는 잠을 잘 때가 아닌데도 잠이 들어버리는지를 알아보

» 기면증과 관련 있는 기타 특징 «

위에서 설명한 과다수면 증상과 더불어 기면증이 있는 사람들은 다음과 같은 여러 증상이 나타날 확률이 높다.

• 우울증
• 체질량지수 및 허리치수 증가
• 삶의 질 저하
• 렘수면행동장애(139쪽 참고)
• 수면 관련 섭취장애

는 것이 중요하다. 그렇게 잠에 빠지면 짧게 낮잠을 잔 듯하고 일시적으로 휴식을 취한 기분이 든다는 특징이 있다.

허탈발작

앞서 언급했듯이 허탈발작은 감정과 관계되어 급작스레 무게를 지탱하는 대부분 근육과 머리, 목의 근긴장이 떨어지는 현상이다. 힘이 약간 빠지는 느낌이 들면서 자리에 앉게 되는데 대부분은 이보다 훨씬 심

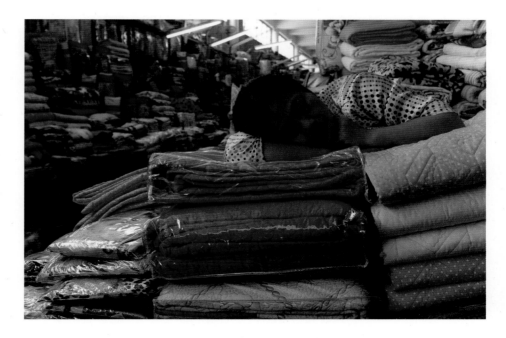

각하며 바닥에 쓰러지기도 한다. 이 병의 주요 특징은 웃음이나 분노다. 가령 흥미진진한 영화를 볼 때의 감정도 관련 있을 수 있다. 일부 연구진은 이것이 "웃겨서 아주 데굴데굴 굴렀다"거나 "그 말에 놀라 입이 떡 벌어졌다" 같은 말에 표현되는 우리 모두가 느끼는 현상들의 극단적 경우라고 본다. 증상은 매우 짧게 일어나서 대개 30초에서 몇 분 정도 나타난다. 이보다 긴 허탈발작 후에는 환자가 환시를 경험하기도 한다.

일하는 도중 잠들기

졸림에는 당연히 수면 박탈, 일주리듬 장애, 약물 복용, 독성/신진대사 문제를 포함한 많은 이유가 있다. 기면증과 특발성 과다수면 같은 낮 동안의 과다수면을 유발하는 신경계 질환도 중요한 이유일 수 있다.

수면마비

일반적으로 수면에서 각성으로 바뀌는 시점에 나타나는 수면마비에서 환자는 의식은 있지만 몇 초에서 20분 정도까지 몸을 움직이지 못하게 된다. 이 병은 불안증이나 극심한 공포를 동반한다. 허탈발작과 달리 수면마비에서는 쉽게 각성될 수 있다. 환시나 환청이 동반되기도 한다. 종종 시각화된 형상이나 사람 혹은 물체가 가슴에 앉아 있는 것처럼 느껴지기도 한다. 수면마비는 낮 동안의 과다수면이라는 맥락에서 기면증의 한 증상이라 할 수 있지만 이는 정상적인 사람에게도 나타날 수 있다.

입면환각

입면환각은 꿈 같은 시각적 경험이 각성에서 수면으로 전환되는 시점에 생생히 나타나는 것이다. 잠이 들면서 나타나는 생각과 비슷한 몽상과는 반대다. 앞에서 언급했듯이 허탈발작의 맥락에서 발생한다.

밤 시간 수면 방해

모순적으로 낮 동안에는 매우 졸리던 사람이 밤에는 잠들기가 어렵다. 그래서 자주 깨고 뒤척이게 된다.

허탈발작 동반 기면증의 일반적 특징

허탈발작 동반 기면증은 남녀 모두에게서 비슷한 수준으로 나타난다. 환자의 4분의 1 정도는 20세 이후에 발병하지만 대개 10~20세에 발생한다. 이 병은 환자의 삶에 심각한 영향을 미칠 수 있다. 4분의 3 정도는 업무 중 졸림 현상이 심각한 문제가 되며, 3분의 2는 운전 중이거나 위기 상황에서도 졸음이 쏟아져 잠이 든다고 말한다. 기면증은 종종 비만, 정신병, 인지장애 같은 다른 증상을 동반한다. 어린 시절에 발생하는 허탈발작 동반 기면증은 과체중과 성조숙증이 일어날 확률을 높인다. 이에 대한 메커니즘에는 오렉신/히포크레틴 시스템(37~39쪽 참고)의 활동 저하가 포함되었을 수 있다. 이는 성호르몬 방출에 영향을 미친다. 기면증과 주요 우울장애의 관계는 역학 연구를 통한 연구 대상으로 남아 있지만 우울한 감정이 아주 흔히 나타난다. 일부 환자는 기억장애를 호소하는데 이것이 병에 내재된 것인지, 마이크로 수면 동안 본래 입력된 자료가 없기 때문인지 확실하지 않다.

기면증은 노년이 되면 어느 정도 개선될 수 있지만 보통 전 생애 동안 겪는 질환이다. 이 병은 유전적 요인이 있는 것으로 보이는데 가까운 친척의 0.9~2.3퍼센트에서 나타나며 과다수면과 관련해서는 그 수치가 훨씬 높다. 오직 일란성쌍둥이의 35퍼센트만 양쪽 모두 기면증을 가졌기 때문에, 건강 전반이 발병에 영향을 미친다고 볼 수 있다. 이는 면역 기능에 포함된 인간의 혈액세포 표지와 관련 있는 것으로 밝혀졌는데 환자의 약 90퍼센트가 HLA 항원 DQB1*0602 양성이다. 이러한 표지가 기면증을 진단 내리는 것은 아니며 여러 인종에서 전반적으로 꽤 많이 나타나 일본인에게서는 12퍼센트, 아프리카계 미국인에게서는 38퍼센트 정도다. 기면증과 백혈구 표지 연관성은 일부 연구자들로 하여금 기면증이 어느 정도 자가면역질환에 속한다고 생각하게 했다. A군 연쇄상구균, A형 독감 등 일부 감염과 더불어 이 과정의 잠재적 촉진제가 될 수 있는 유럽에서 사용하는 일부 인플루엔자 백신과의 관계에 대한 관찰이 이러한 생각을 뒷받침해준다. 앞서 언급했듯이 허탈발작 동반 기면증은 각성 촉진 펩타이드인 시상하부의 오렉신/히포크레틴 저하와 관련 있다. 실제로 낮은 수준의 뇌척수액 오렉신/히포크레틴 펩타이드가 관찰된다. 이는 진단 단계에서 진단을 확증시켜주는 요소로 이용된다. 특발성 수면과다에서는 수치가 정상으로 나타난다.

특발성 과다수면

　　이름 자체가 말해주듯이, 이 병은 이유를 알 수 없지만 과도한 졸림 현상이 나타나는 것을 말한다. 이 병에 걸린 사람들에게서는 허탈발작이 나타나지 않는다. 짧게 낮잠을 자면 일시적으로 피로가 풀린 기분이 드는 기면증 환자와 달리 이 병을 앓는 사람은 낮 동안 더 긴 시간의 잠을 자며, 짜증이 나고 개운하지 못한 상태로 잠에서 깬다. 일반적으로 기면증은 전 생애 동안 지속되는 병이지만 특발성 과다수면을 겪는 사람들은 자연스럽게 호전되기도 한다. 기면증은 수면다원검사에서 '수면 개시 렘수면'이 나타남에 따라 진단된다. 특발성 과다수면에서는 이런 현상이 일어나지 않는 대신 8분 미만의 평균 수면잠복기로 인해 나타나는 졸림 현상이 관찰된다. 물론 불충분한 수면, 약이나 질병에 의한 졸림 현상, 월경 관련 과수면 등 과도한 졸림 현상이 일어나는 이유는 다양하다. 클라인-레빈 증후군에서 청소년, 그중에서도 특히 남성의 경우 졸림 현상이 더 길고 변동적으로 나타나며 종종 폭식, 강한 성욕, 우울한 감정이 동반된다.

오렉신/히포크레틴 시스템 출력

외측 시상하부 내 오렉신/히포크레틴을 함유한 신경세포는 시상하부의 다른 부분, 뇌줄기(청반과 배측봉선 포함), 대뇌변연계, 시상 그리고 뇌의 더 넓은 부위로 뻗어나간다. 이 신경세포들은 각성을 증가시키고, 부적절한 렘수면의 등장을 억제하고, 식욕 증진을 포함한 다른 기능을 일으키는 경향이 있다. 오렉신/히포크레틴 경로는 노르에피네프린과 세로토닌 활동을 증가시킨다. 이는 여러 활동 중에서도 렘수면 동안 근긴장을 떨어트리는 하행 경로를 특히 억제한다. 오렉신/히포크레틴 부족이 발생하면 기면증의 경우 모노아민 활동 저하로 각성 때 허탈발작이 일어난다.

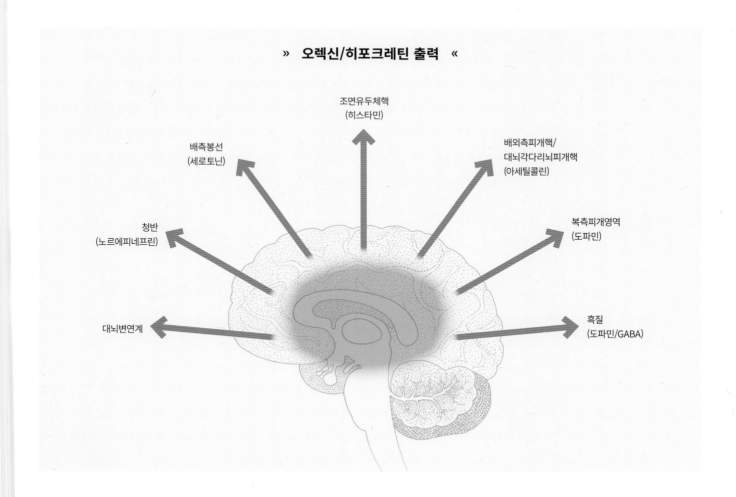

》　오렉신/히포크레틴 출력　《

조면유두체핵
(히스타민)

배측봉선
(세로토닌)

배외측피개핵/
대뇌각다리뇌피개핵
(아세틸콜린)

청반
(노르에피네프린)

복측피개영역
(도파민)

대뇌변연계

흑질
(도파민/GABA)

과다수면 진단과 치료

기면증과 특발성 과다수면 진단

Diagnosing and treating excessive sleepiness
Assessing narcolepsy and idiopathic hypersomnia

3장에서 우리는 졸림 현상과 관련하여 각성과 수행능력 정도를 평가하는 방법에 대해 이야기했다. 주관적 졸림 정도를 평가할 수 있는 척도도 있는데, 대표적으로 알려진 것은 엡워스 졸림증 척도Epworth Sleepiness Scale다. 생리학적 졸음 현상은 수면잠복기반복검사를 이용해서 측정해볼 수 있다. 이 검사에서는 환자에게 낮 동안 4~5회 20분씩 낮잠을 자게 한다. 수면잠복기(불이 꺼진 후부터 수면 개시가 일어날 때까지의 시간)가 결정되면 평균 수면잠복기가 기록된다. 정상적으로 기상하는 사람은 평균 10분이나 그 이상의 잠복기를 가진다. 수면잠복기가 평균 8분 미만이면 졸림 현상을 겪는다고 보고 그 시간이 5분 이하일 경우 병으로 간주한다. 기면증이 있는 사람은 평균 8분 이하의 수면잠복기를 갖고 있고 더불어 수면 개시 렘수면도 나타난다. 1장에서 말했듯이 보통의 성인에게서는 렘수면이 수면 개시 후 90분까지 일어나지 않는다. 기면증 환자의 경우에는 수면잠복기반복검사를 해보면 짧게 낮잠을 잘 때 15분 내로 렘수면이 시작된다. 이런 현상이 2회 이상 반복되면 진단에서 중요한 내용이 된다. 의학적으로 그 이유가 다양할 수 있기 때문에 진단은 단순히 검사에서 발견한 것만으로 이루어지지 않으며, 증상에 대한 종합적 소견을 바탕으로 한다. 이는 수면 개시 렘수면이 수면무호흡의 경우나 정상인의 수면에서도 나타날 수 있기 때문이다. 위에서 언급했듯이 특발성 과다수면이 있는 사람은 평균적으로 짧은 수면잠복기를 보이며 심한 졸림 현상을 겪게 되지만 이들에게서 수면 개시 렘수면은 일어나지 않는다. 대상이 깨어 있도록 하는 것 외에는 동일한 방식으로 이뤄지는 각성유지검사를 포함해 다양한 수면잠복기반복검사가 있다. 일부 의료 연구자들은 각성유지검사가 낮 동안 졸림 현상의 결과를 예측하는 데 더 유용하다고 생각하지만 반대로 이 검사 결과가 명확하지 않다고 생각하는 사람들도 있다.

기면증과 특발성 과다수면의 치료

기면증과 특발성 과다수면 모두 약물 치료나 행동 개입으로 치료가 가능하다. 보통 두 방법을 동시에 사용한다.

비약물 치료법

기면증이 있는 사람에게는 좋은 수면 상태를 유지하는 것을 포함해 여러 행동 단계가 필요하다(162~163쪽 참고). 낮잠은 큰 도움이 될 수 있는데, 앞서 언급했듯이 기면증 환자의 경우는 일시적으로라도 상쾌한 기분으로 잠에서 깰 수 있다. 그러므로 기면증이 있는 사람은 짧은 낮잠이 필요하다는 것을 고용자에게 언급하면 좋다. 이들은 직업적으로나 사적으로나 성취도가 낮고 자존감도 떨어진다. 심리치료나 약물요법으로 치료할 수 있는 우울증 증상을 더 많이 보이기도 한다. 이러한 현상 때문에 기면증 치료에 항우울제를 사용하는 의사도 있다. 때때로 이런 약이 기면증과 우울증을 동시에 치료하기도 한다.

약물 치료

의사들은 다양한 종류의 약물을 이용해 기면증의 여러 성질을 개선한다. 본래 졸림 현상과 관련해서는 메틸페니데이트methylphenidate나 덱스트로암페타민dextroamphetamine 같은 각성제가 사용된다. 이 약물의 효과는 의존성(이들은 규제 약물이다), 남용의 용이성 같은 문제와 고혈압·심장질환 가능성 같은 부작용으로 인해 제한적이다. 모다피닐modafinil과 지속력이 좀더 긴 관련 약물인 아모다피닐armodafinil은 효과도 있고 일반적으로 부작용이 약한 편이지만 드물게 심각한 수준의 발진과 알레르기 반응, 정신병, 심장효과의 우려가 있다. 허탈발작 치료를 위해서는 벤라팍신venlafaxine과 플루옥세틴fluoxetine 같은 항우울제가 많이 쓰

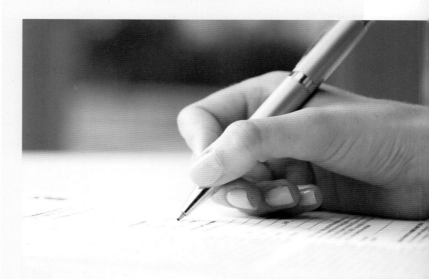

엡워스 졸림증 척도에서 응답자는 밤에 본인이 잠드는 모습과 비슷한 상태를 평가하게 된다. 가령 앉아서 책을 읽다가, 텔레비전을 보다가, 누군가와 이야기를 하다가, 도로에서 몇 분간 차가 정차한 사이에 잠드는 상황들이다. 이런 식의 잠드는 모습에 대해 0부터 3까지 점수를 매기는데, 0은 잠을 잘 확률이 없음을 의미하고, 3은 매우 높음을 의미한다. 모두 더해 가장 높은 점수가 24점이다. 정상 수준은 0~10점이고, 11~12점은 약한 수준의 과도 졸림, 13~15점은 중간 수준의 과도 졸음, 16~24점은 심한 졸음을 겪는다는 의미다. 기면증 환자에게서는 보통 혹은 심각한 수준의 졸음에 해당되는 점수가 나온다.

인다. 현재 졸림 현상과 허탈발작에 모두 사용될 수 있는 약물은 옥시베이트나트륨뿐이다. 이는 야간에 수면을 방해받을 때도 도움이 될 수 있다. 문제는 약물 남용의 우려가 있어서 규제되는 물질이며 허가를 받은 약국에서만 구입할 수 있다는 점이다. 환자들은 일반적으로 추가 복용을 위해 밤에 깨야 한다. 이것은 신경계 진정제로 다른 진정제를 복용하거나 음주를 한 경우에는 복용하면 안 되며, 특히 폐질환이나 수면무호흡이 있을 경우에는 호흡을 위축시킬 수 있다. 위에 언급한 모든 약물 치료법은 판단력과 운전 중 각성에 영향을 미칠 수 있다.

특발성 과다수면은 일반적으로 기면증보다 약물 치료 효과가 적은 편이며, 각성제와 일부 항우울제가 사용된다. 많은 의사가 치료를 위해 모다피닐이나 아모다피닐을 선택하는데, 이 약들이 특발성 과다수면의 치료 목적으로 특별히 승인된 것은 아니다.

사건수면

수면 중 원치 않는 행동 또는 경험

Parasomnias
Undesired behaviors or experiences
during sleep

사건수면parasomnia은 각성, 부분 각성, 수면 단계 간의 전환transition 장애로 여겨진다. 일부 사건수면은 비렘수면과 관련 있지만, 렘수면에서도 사건수면이 발생한다. 이에 대해 차례대로 알아보자.

비렘수면 각성 장애

우리는 지금까지 수면의 단계와 수면 자체에 대해 이야기했다. 수면이란 것은 분명 구분이 되는 상태이긴 하나, 일부 임상 조건하에서는 그 경계가 희미해지기도 한다. 이는 수면과 각성이 항상 상호 독점적으로 나타나는 현상이 아니라는 말로 표현되기도 한다. 각성 질환의 경우 전형적인 각성 때의 행위(보행, 수다, 섭취)를 잠을 자는 도중에 깨어나서 한다. 그리고 일부 수면의 특징(의식과 수행능력 저하)이 각성 단계로 전환될 때도 지속된다. 가장 흔한 것은 혼돈성 각성으로 어린이들에게서 나타나는데 후기 청소년기와 초기 성년기에도 제법 나타난다. 이들은 시간에 대한 감각이 없고 자신들이 어디에 있는지에 대해 인지하지 못하며 멍한 상태에 놓이게 된다. 질문을 하면 말이 되지 않는 답을 한다. 아주 드물게 이러한 혼돈 상태가 폭력으로 이어지기도 한다. 대부분의 각성 질환처럼 이후에 이러한 사건에 대한 기억을 거의 하지 못하거나 아예 못하기도 한다. 대체로 수면무호흡 같은 다른 수면 질환이 함께 나타나고 불안증, 조울증을 포함한 심각한 정신질환을 겪기도 한다. 수면무호흡 발생은 각성 질환에서 흔하게 나타나는 특징이다. 각성 장애는 수면장애나 과도하게 시끄러운 환경 같은 수면 방해를 일으키는 조건과 관련 있다. 또한 이전의 수면 박탈이나 비非벤조디아제핀 GABA 수용체 작용제 수면제 같은 진정제 복용을 포함하여 더욱 깊게 잠이 들도록 만드는 작용과 함께 나타나는 경향이 있다. 이러한 약물은 8장에서 자세히 다룰 텐데, 수면을 돕는 역할로 널리 사용되며 더 오래된 수면제들보다 일반적으로 덜 해롭지만 역시 제약은 있다. 백혈구에 HLA DQB 1*05:01로 알려진 유전자 연쇄 같은 유전자형 출현 확률이 높은 것으로 보아 비렘수면 사건수면을 겪는 사람은 유전적 공통점을 가졌을 것으로 보인다.

혼돈 각성에 특별한 치료 방법은 없다. 창문을 닫는 것처럼 안전을 위한 예방책을 취하고 적정한 양의 수면을 갖는 것이 유일한 방법이다. 음주가 촉매 요인이 되느냐 아니냐에 대해서는 의견이 분분하지만 많은 임상의가 음주 후에는 수면제 복용을 삼가야 한다고 강조한다.

몽유병

몽유병은 일반적으로 어린 나이에 발생하는 질환이라고 생각되지만 실제로는 성인의 5~6퍼센트에서도 나타난다. 몽유병은 대개 밤 시간의 전반前半 3분의 1 동안 일어난다. 보통 몽유병 환자는 침대로 돌아간 후 그다음 날에 깨면 밤중에 일어났던 일을 기억하지 못한다. 모든 사건수면에서와 마찬가지로 몽유병 환자는 사건 중 누가 깨우면 혼란스러워한다. 가장 공통적으로는 환경에 대한 민감성이 유지되어 예컨대 벽에는 부딪치지 않지만, 안전상의 이유로 취침 장소 부근의 위험한 것들을 치울 필요는 있다. 유전적 요인이 강하게 작용할 수 있고, 이전의 수면 박탈로 유발될 수도 있다. N2(2단계) 수면에서도 발생할 수 있으나 일반적으로 N3 수면(느린파형수면)에서 나타나고, 사건이 발생하는 동안 N3 수면을 뇌전도로 확인할 수 있다. 수면 연구에서 이를 진단할 수 있는 한 가지 단서가 있는데, 종종 짧은 각성이 N3 수면 중 빈번하게 나타난다는 것이다. 큰 효과를 보이는 치료법은 없으며, 수면 박탈 같은 촉매 요인을 피하는 것이 중요하다. 어쩌면 리튬이나 비벤조디아제핀 GABA 효능제 수면제(168~169쪽 참고)와 관계있을 수 있다. 주변 환경을 최대한 안전하게 만들 필요가 있으며 때때로 수면제가 사용되고 일부 의사는 벤조디아제핀계 수면제인 클로나제팜을 처방한다. 다시 말하지만, 이 약들은 진정 효과라는 부작용이 있을 수 있다.

밤공포증

밤공포증(야경증夜警症)은 보통 어린이와 청소년에게서 나타난다. 아이가 소리를 지르고 엄청난 공포를 표출한다는 특징이 있다. 일반적으로 빠른 심박과 호흡 같은 자율신경계 흥분이 나타난다. 어린이의 경우 도중에 잘 깨지 않고 달래는 것 역시 쉽지 않다. 꿈의 내용을 말하지 않으며, 결국 이튿날 아침이 되면 밤중에 일어난 일을 기억하지 못한 채 다시 잠자리에 든다(하지만 부모는 기억할 수밖에 없다). 이러한 사건들은 대개 밤 시간의 전반前半에 일어나고 N3 수면에서 발생하는데, 이는 수면 연구에서는 종종 불완전하게 나타난다. 수면무호흡과 하지불안증후군이 발견되며, 유전적 요인이 강하다.

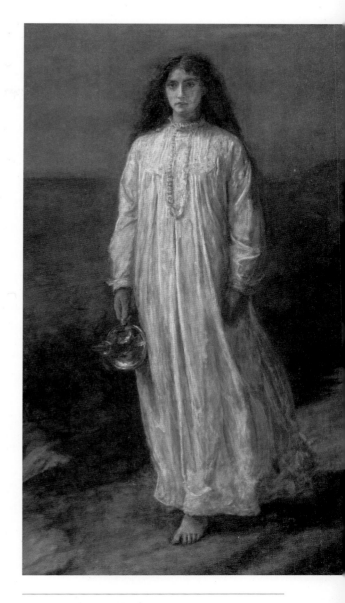

밤에 일어나는 이상한 일들

영국 화가 존 에버렛 밀레이(1829~1896)의 그림 「몽유병자」(1871)는 애정 문제를 겪는 젊은 여성 몽유병 환자 벨리니의 이야기를 담은 오페라 「몽유병 여인La Sonnambula」을 표현했다고 한다. 어두운 배경 속에서 몽유병에 걸린 여자가 불 꺼진 나뭇가지 모양의 촛대를 들고 절벽 가장자리를 따라 걷고 있다. 몽유병은 아동에게서 가장 흔히 나타나지만 성인에게서도 나타날 수 있다. 일반적으로 N3 수면에서 일어나며 수면 제한 상태에서 더 자주 발생한다. 몽유병을 겪는 사람을 보살피기 위해서는 열린 창문이나 계단 등 위험한 환경을 관리해야 한다. 그러나 비렘수면 몽유병 환자는 대부분 침대로 돌아가고 이튿날 아침이 되면 이를 거의 혹은 아예 기억하지 못한다.

밤공포증을 앓는 사람은 수면 부족을 확인하고, 불안이나 스트레스의 원인을 해결해야 한다. 낮잠이 도움이 될 수 있고, 계획하에 밤중에 깨는 것도 효과적일 수 있다. 일부 의사는 벤조디아제핀 수면제를 처방하기도 하지만, 밤공포증에는 특별한 약이 없다. 반면에 상대적으로 명확한 증거가 적은 사람에게는 선택세로토닌재흡수억제제인 파록세틴을 투약하기도 한다. 밤공포증은 악몽과 구분될 필요가 있는데, 이에 대해서는 아래에서 설명할 것이다.

렘수면 관련 사건수면

N3 수면에서 발생하는 몽유병이나 밤공포증과는 반대로 일부 사건수면은 렘수면과 관련 있다.

악몽증

악몽을 꾼 사람은 끔찍한 꿈을 생생히 기억한 채 잠에서 깬다. 대개는 두려움을 느끼고 분노나 혐오 같은 감정도 갖는다. 대부분의 성인이 간혹 악몽을 꾸지만 악몽증을 겪는 사람은 빈번한 악몽을 경험한다. 악몽증과 밤공포증은 여러 가지 요소로 구분된다. 악몽증은 밤의 후반에 나타난다. 밤공포증과 달리 보통은 꿈을 기억하는데, 그 내용이 명료하며 혼란을 겪지 않는다. 또한 빠른 심박과 호흡 같은 자율신경계 흥분은 약한 수준으로만 나타난다. 악몽증은 렘수면 현상으로, 악몽증이 우세하게 나타나는 밤의 후반은 렘수면이 한창일 때다. 예민한 사람이나 오래 이어지는 인간관계에 어려움을 느끼는 사람은 악몽증을 겪을 가능성이 더 높다. 치료가 필요한 사람에게는 영상 지향 정신 치료 또는 인지적 정신 치료가 자주 쓰인다. 악몽을 줄이기 위해 의사가 삼환계항우울

불쾌한 꿈
사람들은 때때로 불쾌한 꿈을 꾸지만, 악몽증을 앓는 경우에는 이것이 빈번하면서도 강렬하다. 악몽은 렘수면 현상이다. 비렘수면에서 발생하는 밤공포증과 달리 악몽증을 겪는 사람은 대개 완전히 깬 후에도 꿈의 내용을 명료하게 기억한다.

제인 아미트리프틸린amitriptyline을 처방하기도 한다. 특별히 악몽증을 위해 승인된 것은 아니지만 혈압약인 프라조신prazosin을 포함한 다양한 의약품이 사용될 때도 있다.

렘수면행동장애

2장의 '동물의 수면과 꿈' '렘수면 메커니즘'(52~53쪽 참고)에서 렘수면 동안 뇌줄기로부터 근육 운동을 억제하는 신호를 내보내는 생리 과정에 대해 이야기했다. 그리고 자는 동안 뇌줄기의 다리뇌 병변 영역이 어떻게 이 시스템을 방해하는지 알아봤으며, 그로 인해 동물이 꿈속에서 할 법한 어떤 행동을 밖으로 표출하는 것을 살펴봤다. 인간의 경우 렘수면행동장애라고 불리는 것이 있는데 이는 밤에 깨어나서 인지 활동을 포함한 운동성 행위를 하는 것으로, 때로는 타인에게 폭력을 가하기도 한다. 이 같은 병의 원인은 렘수면 동안 근육 활동을 억제하는 메커니즘의 문제에 있다. 렘수면행동장애는 특발성(원인을 알 수 없는)이거나 음주나 수면제 금단 현상일 수 있으며 대부분의 항우울제 복용에서는 드물게 나타나는 부작용일 수도 있다. 보통 노년층에게서 나타나고 진단을 받고 몇 년 안에 파킨슨병이나 퇴행성 뇌질환으로 발전할 수 있다. 가끔 허탈발작 동반 기면증을 앓는 사람에게서도 보인다. 가족 중 누가 꿈속에서 할 법한 행동을 실제로 한다는 보고가 종종 있기도 하다. 렘수면행동장애는 특히 폭력적 기질이라는 관점에서 아주 심각한 문제가 될 수 있다. 비록 수면 연구에서 렘수면 때 이러한 사건이 발생되는 것을 포착하기는 어렵지만(그럼에도 성공하기는 했지만), 렘수면행동장애에 대한 암시는 렘수면 때 근전도상 무긴장(근육 이완)이 덜하거나 간결한 움직임이 더 나타나는 것을 관찰함으로써 발견할 수 있다. 렘수면행동장애는 주변 환경을 최대한 안전하게 만드는 것으로 관리할 수 있다. 의사들은 주로 벤조디아제핀(발륨류) 계열의 클로나제팜이나 멜라토닌(80~81쪽 참고)을 처방한다.

반복적 수면마비

이번 장을 시작하면서 허탈발작에 대해 설명했다. 그런데 일부 사람들 특히 초기 성년기 중 일반적인 낮 시간의 각성 상태에서 기면증 증상이 전혀 없는 사람들에게서도 수면마비가 일어난다는 것이 밝혀졌다. 그 이유는 알 수 없으며 이 증상은 특별히 정신질환과 관련 있는 것도 아니었다. 치료를 위해 어떤 의사들은 좀더 오래된 삼환계항우울제나 선택세로토닌재흡수억제제를 처방한다.

다양한 질병

율동성 운동, 경련, 두통

Miscellaneous disorders
Rhythmic movements, seizures and
headaches

이번에는 앞서 언급한 병에는 해당되지 않는 다른 종류의 병들을 간단히 알아볼 것이다. 율동성 운동장애rhythmic movement disorder, 수면 관련 경련, 수면 관련 두통이다.

율동성 운동장애

이 장애는 일반적으로 유아가 태어난 첫해에 나타나며 머리를 부딪친다거나 몸을 흔드는 것 같은 자동 반복적 운동 행동을 하는 것을 의미한다. 이러한 행동은 몇 분간만 유지되지만 일부 경우에는 몇 시간까지 지속될 수 있으며 보통 아이가 침대나 유아용 침대에 혼자 있을 때 일어난다. 비렘수면과 렘수면에서 모두 혹은 렘수면에서만 일어날 수도 있지만 대개 비렘수면에서 이런 움직임이 일어난다. 유아용 침대 벽에 보호 장비를 덧대는 것 외에 별다른 치료법은 필요하지 않다. 행동치료는 그 효과가 제한적이다.

수면 관련 경련

경련을 겪는 환자의 약 5분의 1은 오직 수면 중에만 경련을 하고, 3분의 1은 수면과 각성 모두에서 경련을 겪는다. 수면 중 발생하는 경련은 밤 10~11시 그리고 새벽 4~5시 이 두 시점에 나타나는 경향이 있다. 다른 종류의 경련들이 각기 다른 수면 단계에서 일어날 가능성도 있지만 일반적으로 대개 비렘수면에서 일어나며 가끔 N2(2단계) 수면에서 발생한다. 경련의 종류에 따른 뇌 부위는 경련의 시기와도 연관이 있다. 예를 들어 대뇌 피질의 전두엽에서 시작된 뇌전증으로 인한 경련은 수면 중에 일어난다. 반면에 측두엽에서 발생하는 경련은 깨어 있을 때 나타난다. 뇌전증은 수면에 여러 가지로 영향을 미치는데, 경련 자체로 수면을 방해할 수 있고 경련이 없어도 경련과 비슷한 패턴의 뇌파가 영향을 줄 수도 있다. 또 항경련제 복용이 수면에 영향을 미칠 수 있다. 때로 일반적 경련의 경우 전체 수면과 렘수면이 감소될 수 있다. 심지어 경련이 없는 밤에도 종종 수면 효율이 떨어지고 깨는 횟수가 늘어나게 된다. 특수 뇌전증의 한 종류인 야간전두엽뇌전증에서는 침대에서의 다양한 각성과 비정상적 움직임이 포함되지만 일부 경우에는 일어나서 걷거나 뛰기도 한다. 이런 증상은 비렘수면 몽유병과 구분될 필요가 있다. 궁극적으로 뇌파와 낮 시간 동안의 경련이 이 둘을 구분해주지만 임상적 징후에도 차이가 있다. 수면과 관련된 경련은 밤의 전반前半이 아닌 밤새 나타날 수 있다. 이렇게 되면 사고로 부상을 입을 확률이 높아지고 경련을 겪는 사람이 침대로 돌아갈 확률은 낮아진다.

» 야간전두엽뇌전증 «

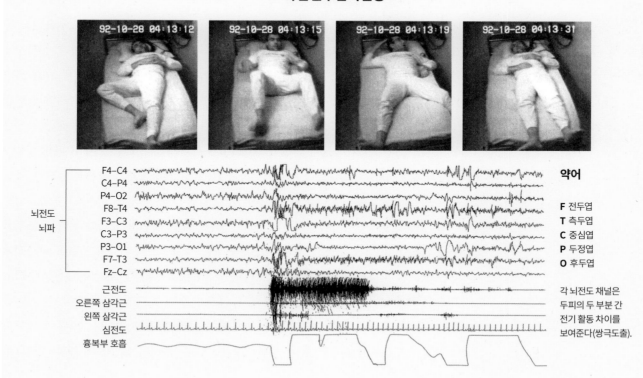

의사들은 일반적으로 경련을 항뇌전증제로 치료하는데 이는 낮 동안 환자를 졸리게 만들 수 있다. 폐쇄수면무호흡이 이러한 환자들에게서 종종 발생하고 때로는 수면무호흡 치료가 경련 치료에 효과를 보이기도 한다.

수면 관련 두통

다양한 원인으로 발생하는 두통이 수면을 방해하고 낮에 졸리게 만들 수 있다. 일반적으로 중년이나 노년기가 되면 '알람시계 두통alarm clock headache(수면 두통hypnic headache)'을 겪는다. 이는 매일 밤 같은 시간에 깨게 만드는 두통이다. 군발두통群發頭痛은 한쪽 눈과 관련된 통증을 유발하며 눈물이 나고 코가 막히게 된다. 이런 증상은 비렘수면 혹은 렘수면 때 나타나며 매일 밤 같은 시간에 나타나기도 한다. 편두통은 수면과 관련되며 렘수면에서 일어나는 경향이 있다. 폐쇄수면무호흡 같은 수면장애는 일반적으로 깨어날 때 두통을 야기한다. 이러한 증상에 대한 치료는 대개 수면무호흡 자체에 초점이 맞춰져 있다.

수면 중 경련

'발작성 각성'이라고 알려진 경련의 종류에 대해 보여주는데, 이는 비렘수면에서 발생하고 보통 20초 미만 동안 이어진다. 실험 대상자는 앉아서 눈을 뜨고 겁을 먹은 듯했다가 다시 잠이 든다. K복합파는 뇌전증 활동이 뇌전도 채널에 보이기 직전에 나타난다. (옥스퍼드대학 출판부 게재 허락.)

정신질환 시 수면

우울증 및 불안증을 겪을 때의 수면

Sleep in psychiatric illness
Sleep in depression and anxiety disorders

미국의 수면 연구가 프레더릭 스나이더(1938~2003)는 "마음이 복잡하면 수면 문제가 일어나고, 수면 문제가 다시 마음을 복잡하게 만든다"는 말로 이 복잡한 관계를 묘사했다. 불면증은 정신질환을 앓는 사람에게서 매우 흔하게 나타난다. 우울증일 때 가장 많이 일어나는데 75퍼센트 이상이 수면에 어려움을 느낀다고 밝혔다. 공황장애의 경우 약 60퍼센트, 조현병 환자에게서는 50퍼센트, 알코올 남용의 경우 최소 25퍼센트로 나타난다. 역으로 불면증은 이후 우울증으로 진행될 위험 요소가 된다. 불면증을 가진 사람들을 대상으로 한 1년간의 추적 연구에서, 초기 인터뷰 시 진단 가능한 정신질환이 나타날 가능성이 일반인 대비 1.6배로 나타났다. 1년 후 약 10퍼센트는 여전히 수면장애를 겪고 있었다. 이들이 정신질환, 가장 흔하게는 우울증을 얻을 확률은 거의 40배나 높았다.

우울증을 가진 사람들에게 불면증은 이후 자살 위험의 표지가 된다. 주요우울증을 가진 1000명의 환자를 대상으로 한 연구는 장기적으로 이들의 자살을 예측하게 하는 요소들이 우리가 일반적으로 생각하는 자살 충동, 절망감, 과거의 자살 시도라고 했다. 반면에 그다음 해 동안의 자살 예측 요소는 불면증, 불안, 공황 발작, 알코올 남용이었다. 이제 우울증을 겪는 사람들의 수면에 대해 알아볼 것이다. 그 후 불면증이 단순히 우울증의 결과인지 혹은 우울해지는 과정과 관련이 있는지에 대한 질문으로 돌아올 것이다.

우울증일 때의 수면

우울증에 걸렸을 때의 수면에 대해 간단히 요약하자면, 짧고 얕고 단편적이며 렘수면이 일찍 발생하면서 강렬한 안구 운동이 일어난다. 이는 특히 단극성 우울증이 있거나(조증 삽화가 없는 우울증), 나이가 많고 불안해하는 사람일수록 더욱 그러하다(조울증이 있는 사람들의 우울증은 약간 다르며 과다수면을 동반할 가능이 높다). 주요우울장애를 겪는 사람들의 수면 성질을 알아보는 것도 도움이 된다.

> » **짧은 렘수면 잠복기가 발견되는 환경** «
>
> • 강박장애
> • 신경성 식욕 부진
> • 이혼 경험
> • 기면증
> • 평범하지만 타임큐가 없는 환경 속에서 사는 사람들(87쪽 참고)
> • 일부 약물 남용 금단 현상
> • 조현병
> • 경계성 성격장애

짧고 얕고 단편적인 수면

일반적으로 전체 수면은 밤사이에 잦게 깨는 현상과 더불어 줄어든다. 전형적인 임상 기록상 우울증을 가진 사람들은 아침에 일찍 깨며 다시 잠들지 못하게 된다. 이들의 수면은 얕은데 이는 느린파형수면이 줄었음을 의미한다.

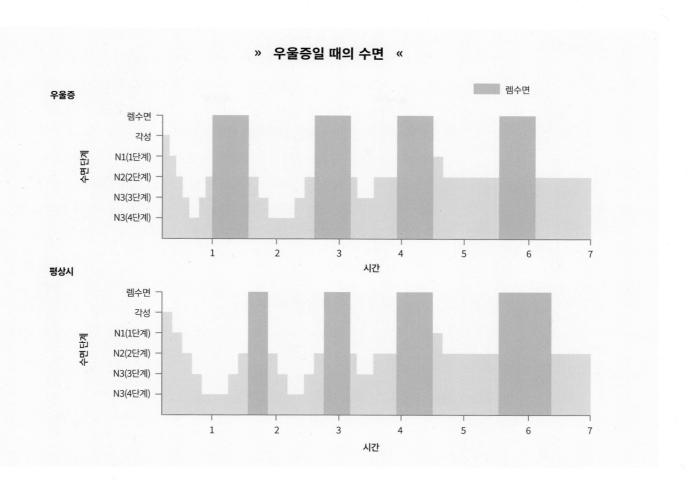

» 우울증일 때의 수면 «

우울증

렘수면

평상시

렘수면 현상

우울증을 앓는 환자들은 수면 개시부터 첫 렘수면이 시작될 때까지의 시간(렘수면잠복기)이 짧아지는 경향이 있다. 우울증이 없는 사람들의 첫 렘수면은 상대적으로 짧고 그다음 렘수면은 점차 길어진다. 반대로 우울증을 앓는 사람의 경우 첫 렘수면은 상대적으로 길고 밤 동안에도 길어지지 않는다. 첫 렘수면 동안 분당 안구 운동(렘수면 밀도)이 증가한다. 처음에는 짧은 렘수면 잠복기가 우울증의 생물학적 표지로 여겨졌고, 정신과 의사들은 이를 이 병의 생리를 이해하는 방법으로 보고 모든 병에서 이런 증상을 찾았다. 그러나 그 후 연구에서 짧은 렘수면잠복기가 다양한 조건에서 일어난다는 것이 발견됐다(왼쪽 박스 참고). 따라서 짧은 렘수면잠복기는 우울증과 관련해서 민감하게 나타나는 것은 사실이나 특정적인 것은 아니라고 할 수 있다. 짧은 렘수면잠복기 발생과 더불어 느린파형수면 감소는 수면 조절 모델로 우울증을 이해하는 데 사용되었다.

우울증에 의한 렘수면 밀도 증가

평상시 수면과 우울증을 앓을 때의 수면의 최적화된 막대그래프다. 우울증이 있을 경우 렘수면 개시가 상대적으로 이르게 나타나는 것을 볼 수 있다. 평상시에는 첫 렘수면이 상대적으로 짧고 밤이 깊어지면서 렘수면이 길어진다. 우울증이 있을 때는 첫 렘수면이 상대적으로 길고 종종 안구 운동이 많아지며 밤 동안에 렘수면의 길이에서 진전이 거의 없다. 이러한 렘수면의 변화와 더불어 수면은 일반적으로 짧아지고 밤 동안 깨는 경우가 많아진다. N3 단계(느린파형수면)가 줄어들며 이른 아침에 깬 후로 다시 잠자리에 들기가 어려워지기도 한다.

우울증 시 수면 조절 모델

3장에서 언급했듯이 1960년대에 일부 수면 연구가들은 언짢은 일 때문에 잠을 못 자서 생기는 렘수면 이상이 우울증으로 이어질 수 있다고 주장했다. 돌이켜보면 이 것은 여러 이유로 틀린 말이다. 우선 일반적으로 렘수면 감소는 기분 증상 개시 직전까지 보이지 않고, 더 중요하게는 고의적인 렘수면 박탈이 우울증 치료에 이용되기도 하기 때문이다. 우리는 우울증에서 무엇이 수면 변화를 일으키는지 정확히 알지 못하지만 수면이 어떻게 조절되는지 보여주는 모델을 통해 이를 이해해보려는 노력은 할 수 있다(39~40쪽, 82~83쪽 참고). 연구자들은 다양한 추측을 내놓았는데, 한 예로 수면 조절의 2요인 모델에서 우울증을 앓는 사람들은 각성 시에 항상성 압박(S과정)이 부적절

» 우울증 시 항상성 압박 «

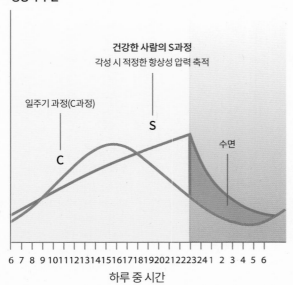

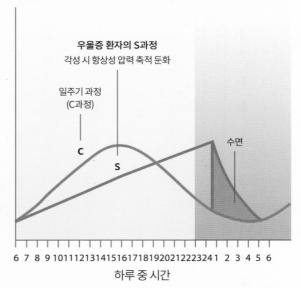

우울증의 수면 리듬

수면 조절의 2요인 모델(82~83쪽 참고)은 수면과 각성 현상이 두 가지 활동 간의 상호작용으로 발생된다고 말한다. 이 두 가지 활동이란 각성에서 수면으로 이어지는 동안 쌓이는 항상성 메커니즘(S과정)과 수면으로 허용된 시간을 포함하는 일주기 메커니즘(C과정)이다. 왼쪽은 각성 상태 동안 S과정이 쌓이고, C과정이 수면 허용 지점에 있을 때 수면이 시작되는 것을 보여준다. 2요인 모델에서 우울증을 겪는 사람의 늦어진 수면 개시(오른쪽)는 S과정의 증가 부족으로 설명될 수 있으며, 이로 인해 S과정이 수면에 들 만큼 충분히 축적되기까지 더 긴 시간이 필요하다.

하게 축적된다. 또 다른 방법으로는 수면을 시도하고 조작하여 우울증 증상에 어떠한 영향을 미치는지 살피는 것이 있다.

우울증 치료를 위한 수면 변화

3장 '수면 박탈은 언제나 나쁜 것인가'에서 우리는 다양하게 수면을 조작한 연구들에 대해 말했다(70~72쪽 참고). 이런 연구들에서는 일부러 환자의 렘수면 혹은 하루 동안의 전체 수면을 박탈하거나 장시간 동안 부분적으로 수면을 박탈함으로써 실제로 항우울제를 사용했을 때만큼이나 효과적으로 우울증 증상을 감소시켰다. 이러한 연구는 고된 실험 과정 때문에 현실에서는 실용적 방법이 되지 못했지만 중요한 시사점을 남겼다. 일부러 수면을 변화시키면 실제로 우울증 진행에 변화를 줄 수 있기 때문에 불충분한 수면이 단지 우울증의 결과이기만 할 가능성은 낮아 보인다. 대신 수면에 변화를 주는 것은 어떤 방식으로는 감정 질환 발생과 관련될 수 있다.

외상후스트레스장애

외상후스트레스장애Post-traumatic stress disorder, PTSD는 매우 스트레스가 심하고 무섭거나 고통스러운 경험에 노출된 후 생기는 현상이다. 외상후스트레스장애를 겪는 사람의 절반가량은 잠을 못 자는 것에 고충을 느끼며 50~70퍼센트는 악몽에 시달린다. 많은 사람이 밤 시간에 자는 것이 너무 힘들어 잠자리에 드는 공포까지 생기게 되었다고 한다. 실험 연구에서는 N3 수면 저하, 얕은 수면(N1) 증가, 렘수면 시 깨는 현상을 발견했다. 렘수면 밀도(렘수면 시 안구 운동량)는 증가하는데 트라우마를 재경험하는 사람들에게서 최고조로 나타나며 고통 정도도 이들이 가장 높다. 외상후스트레스장애를 겪는 사람들은 종종 다른 수면장애를 동시에 갖는다. 반 혹은 그 이상이 수면 호흡장애를 경험하고 33~76퍼센트는 과도한 주기성 사지 운동장애를 겪는다.

수면 방해와 외상후스트레스장애 간의 관계에 대해서는 잘 알려져 있지 않다. 교통사고 후 단기간 수면 방해를 겪는 사람들은 향후 6~12개월에 외상후스트레스장애로 발전될 가능성이 높다는 연구가 있다. 트라우마를 겪기 전에 수면이 불충분하면 향후 외상후스트레스장애로 이어지는 데 영향을 줄 수 있다. 미국 허리케인 앤드루 생존자를 대상으로 한 연구에서 허리케인 한 달 전에 수면 방해나 악몽을 겪은 사람은 나중에 외상후스트레스를 경험할 가능성이 더 높았다. 경찰관들을 대상으로 한 비슷한 연구에서도 불충분한 수면 이력은 외상후스트레스장애와 무관하게 전반적인 건강에서의 더 낮은 점수와 더 높은 신체상 고충 점수를 예측하는 데 도움이 됐다.

비록 수면 방해가 외상후스트레스장애를 더 일으킨다고 생각할 이유가 있긴 하지만 트라우마를 겪은 직후의 전체 수면 박탈은 실제로 감정적 영향을 낮춰준다는 자료도 있다. 옥스퍼드대학과 스톡홀름 카롤린스카 연구소에서 진행한 연구에 따르면 실험 참가자들에게 충격적인 영상을 보여준 후에 한 그룹은 잠을 자도록 하고 다른 그룹은 깨워뒀더니 12시간 후 수면 박탈을 당했던 그룹에서는 긴장되는 사건에 대한 심리적 충격 정도가 낮게 나타났고 향후 6일 동안 거슬리는 감정적 기억이 상대적으로 적었다고 한다. 수면의 기능 중 하나가 장기기억을 만드는 데 도움을 주는 것이기 때문에 트라우마를 겪은 후 곧바로 수면을 막으면 트라우마 경험이 깊어지거나 감정적으로 기억에 남을 가능성이 어느 정도 줄어든다.

외상후스트레스장애 시 수면장애 치료는 최소 두 가지 주요 목표를 가진다. 첫 번째는 공존하는 수면장애를 치료하는 것이다. 가령 수면 호흡 장애를 겪는 사람에게 적합한 치료는 외상후스트레스장애 증상을 전반적으로 저하시키는 것과 연관 있다. 프라조신이라는 약은 특정 종류의 노르에피네프린 수용체를 막는데 의사들은 수면과 전반적 임상 상태를 개선하고 악몽을 줄이기 위해 이를 처방하지만 이 약이 이 목적으로 특별히 승인된 것은 아니다(허가 외 사용off-lavel use). 프라조신의 문제는 과도하게 혈압을 낮춘다는 것이다. 외상후스트레스장애를 가진 사람들은 우울증이나 불안증을 많이 동반하는데 이는 적절한 약물로 치료 가능하다. 의사들은 외상후스트레스장애를 치료하기 위해 선택세로토닌재흡수억제제 항우울제 설트랄린sertraline과 파록세틴을 처방한다. 특히 이미지 트레이닝 같은 특정 종류의 심리치료, 재활훈련, 인지행동치료로도 증상을 개선할 수 있다. 하지만 치료받은 사람이라도, 심지어 증상이 많이 나아졌음에도 불구하고 반 정도는 계속 오랫동안 수면장애를 경험하게 된다.

넓은 범위의 질병들이 수면 방해를 일으키는데, 통증에 의한 불편을 주는 것뿐만 아니라 직접 수면 과정을 바꾸는 것들도 있다. 그 예들을 보도록 하자.

갑상선기능항진증

갑상샘은 약물 복용 부작용이나 그레이브스병과 중독성 갑상샘종 같은 질병 등 다양한 이유로 과민해질 수 있다. 증상으로는 수전증, 열 과민성, 심박수 증가, 응시하는 듯한 인상 등이 있다. 갑상선기능항진증을 겪는 사람은 종종 불면증, 악몽, 야간의 땀 분비를 경험한다. 수면 뇌전도는 일반적으로 과도한 N3 수면 양을 보이며, 실제로 의사들은 수면 검사를 할 때 이와 함께 상대적으로 높은 심박수가 나타나면 갑상선기능항진증을 의심하도록 훈련받는다. 갑상선기능항진증 치료 후 N3 수면 양이 정상으로 돌아오기까지는 시간이 걸린다.

야간 위식도역류

일부 사람은 누워 있을 때 위산이 식도로 역류하는 경험을 한다. 이것은 단순히 야간의 속쓰림만이 아니라 만성 기침과 함께 심장질환과 상관없는 가슴 통증을 야기할 수도 있다. 그 결과로 발생하는 수면 부족 때문에 식도 통증에 더 예민해지기도 한다. 위식도역류는 수면무호흡 위험성 증가와 야간 천식과도 관련 있다. 위식도역류는 속쓰림 증상 없이 조용히 나타날 수 있으며, 불면증과 낮 시간 피로의 숨은 원인이 되기도 한다. 산성에 민감한 전극을 식도에 삽입하는 수면 검사를 통해 위식도역류를 측정할 수 있다. 치료에는 생활 방식 변화(금연, 살 빼기, 매운 음식 삼가기)와 제산제 등 산 생산을 막는 약물 복용이 있다.

만성 신장 질환

만성 신장 질환은 전체 인구의 10분의 1을 차지할 만큼 많은 사람에게 영향을 미친다. 이들 중 대다수가 심각한 불면증 혹은 낮 시간 졸림 현상을 겪는다. 반 정도는 수면 호흡 장애를 겪는다고도 한다. 하지불안증후군과 주기성 사지 운동장애 역시 빈번하게 나타난다. 하지만 임상에서 수면 호흡 장애를 인지하기는 어렵다. 이런 사람들은 마르고 코골이 이력이 없는 경우가 많기 때문이며 결국에는 중추수면무호흡을 겪을 가능성이 높다. 복막투석(투석액을 복강으로 투입

» 수면을 방해하는 약물 «

병뿐만 아니라 치료에 쓰이는 약물이 잠을 방해할 수 있다. 그러한 처방 약 중에는 다음과 같은 것들이 있다.

- 기관지를 확장시키는 일부 천식약
- 고혈압과 협심증 베타차단제
- 니코틴 패치
- 주의력결핍과다활동장애에 쓰이는 자극제
- 스테로이드
- 갑상샘약
- 일부 선택세로토닌재흡수억제제 항우울제
- 일부 고콜레스테롤증 스타틴
- 일부 알츠하이머병 치료제(콜린에스테라아제 저해제)

처방전 없이 살 수 있는 약
- 코 막힘 완화제
- 진통제 또는 카페인 함유 제품
- 세인트존스워트 같은 허브 치료제

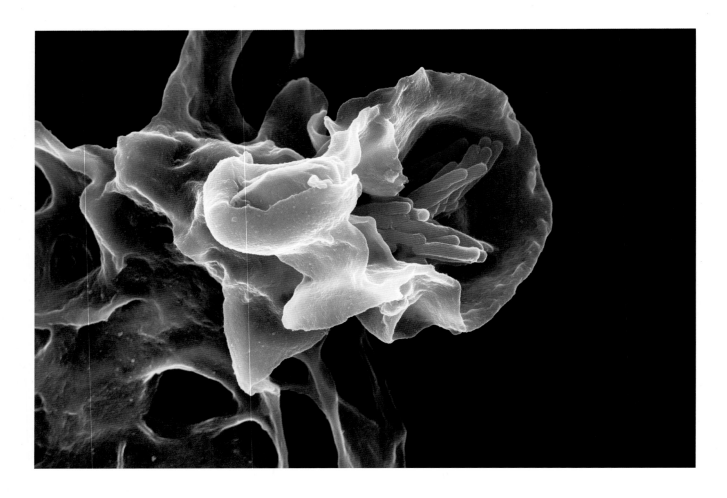

면역체계

대식세포가 세균을 소화하는 모습을 전자현미경으로 관찰한 모습이다. 대식세포는 백혈구의 한 종류로 (다른 종류의 세포들과 함께) 시토카인을 방출한다. 이 작은 단백질이 면역반응을 조절하고 수면에 영향을 준다. 서로 겹치며 상호작용하는 수면과 면역체계에 대한 연구가 진행 중이다.

하는 치료)을 계속해서 받는 환자들의 경우 대개 수면무호흡증이 생기는데, 부분적으로는 많은 양의 용액이 가로막 기능에 영향을 미치기 때문이다. 만성 신장 질환에서 수면 장애가 생길 확률을 높이는 요인은 다양하다. 만성 신장 질환과 관련된 일부 문제는 피부가 간지럽다거나 감정 변화가 심하다는 것인데 이것이 수면을 방해할 수 있다. 혈액 투석 시간도 원인이 될 수 있으며 특히 이른 시간에 행해질 때 그렇다. 요독 같은 화학물질 중 일부가 투석으로 완벽히 제거되지 않는 것도 문제가 된다. 하지불안증후군의 경우 의사들은 하지불안증후군에 일반적으로 처방되는 약물들을 치료에 사용한다. 폐쇄수면무호흡은 충분한 투석으로 조절될 수 있고 때로는 양압기가 지속적으로 쓰인다.

감염과 시토카인의 역할

졸림 현상은 감염에 따른 공통적 반응으로, 실제로 비렘수면이 종종 증가하는 반면에 렘수면은 줄어든다. 이러한 현상이 발생하는 메커니즘은 면역체계에 포함된 시토카인이라고 알려진 분자들의 활성 증가에 따른 것일 수 있다. 비렘수면 조절 기능과 면역체계는 대식세포라고 알려진 백혈구의 일종이 생성하는 종양괴사인자, 인터루킨-1interleukin-1 등의 공통된 화합물을 공유한다. 감염 회복과 관련된 수면의 역할은 계속 연구되는 주제다. 한 연구에서는 감염 이후 비렘수면이 크게 증가한 동물들이 그렇지 않은 동물들에 비해 회복력이 더 좋았다.

알코올의존 시 수면

알코올이 수면에
미치는 영향은?

Sleep in alcohol dependence
What effects does alcohol have on
sleep?

수면에 미치는 알코올의 영향은 알코올의존이 있었느냐에 달려 있다(장기간 과도한 음주를 이어오다 멈추면 알코올 진전섬망delirium tremens 같은 금단증상이 나타날 수 있다). 술을 과하게 마시지 않는 사람에게는 알코올이 수면에 들어가는 시간을 줄여준다. 그러나 수면에 대한 이러한 알코올의 이점은 의문스럽다. 알코올은 상대적으로 몸에서 빨리 분해되고 '소규모 금단증상'이 밤의 후반에 나타나면서 여러 번 잠에서 깨게 만들어 수면을 방해한다. 렘수면이 줄고, 과음한 경우에는 느린파형수면 역시 줄어든다. 그래서 알코올은 잠이 드는 데 도움이 되긴 해도, 전체적으로는 수면 방해라는 더 큰 대가를 치르게 한다. 사람마다 알코올에 대한 민감성이 다른 것이 공통적으로 관찰된다. 동물연구는 몸이 화학적으로 알코올을 분해할 수 있는 능력과 더불어 알코올의 진정 작용에 대한 뇌의 민감성에 유전적 요인이 관여된다고 본다. 이전 수면량 역시 알코올의 진정 작용 정도에 영향을 미친다. 수면이 적었던 사람이 술을 마시면 당연히 진정되는 효과가 더 많이 생긴다. 수면량이 많았던 사람에게는 그 반대 현상이 나타난다. 일주일 동안 매일 밤 10시간씩 피실험자가 자게 한 후 실험을 하자 나중에는 알코올을 주어도 무알코올 음료를 받았을 때와 차이가 없었다.

알코올이 수면을 만드는 과정은 복잡하다. 동물연구에서 아주 소량의 알코올을 뇌 시상하부 전시각중추(37~38쪽 참고)에 투여했더니 수면 유도가 이뤄졌다. 이는 시상하부가 이 과정에서 중요한 부위일 수 있음을 암시한다. 알코올은 GABA 수용체 복합체에 작용하는 듯한데(166~168쪽 참고) 동물연구에서 수용체 활동을 막거나 증가시키는 약물이 반사적으로 알코올에 의한 수면을 억제하거나 늘렸다.

알코올 남용 이력이 있지만 현재 금주하는 사람 중 많은 이가 심한 수면 방해를 호소한다. 실험에서는 이들의 수면이 단편적이고 N3 수면이 줄었음을 확인해주었다. 실제로 과거에 과도하게 음주하던 사람들이 다시 술을 마시는 이유 중 하나가 술을 마시면 다시 잠을 잘 잘 수 있다는 믿음 때문이다. 아주 짧은 동안에는 이것이 사실일 수 있다. 수면잠복기는 짧아지고 단편적 수면이 줄어든다. 또한 N3 수면의 양도 증가한다. 물론 장기적으로 보면 이것은 최악의 선택이다. 술은 끝없이 수면 방해를 일으키기 때문이다.

알코올의존증을 가진 사람들에게서는 금단증상의 반동으로 렘수면이 증가한다. 극단적인 경우 이는 알코올 환각증으로 나타난다. 마지막으로 술을 마시고 12시간이 지난 후 낮에 환각 현상이 활발히 일어나기도 한다. 또는 마지막으로 술을 마신 지 72~96시간이 지난 후 알코올 진전섬망이 혼동, 흥분, 환각, 교감신경계 과활동성과 함께 나타나기도 한다.

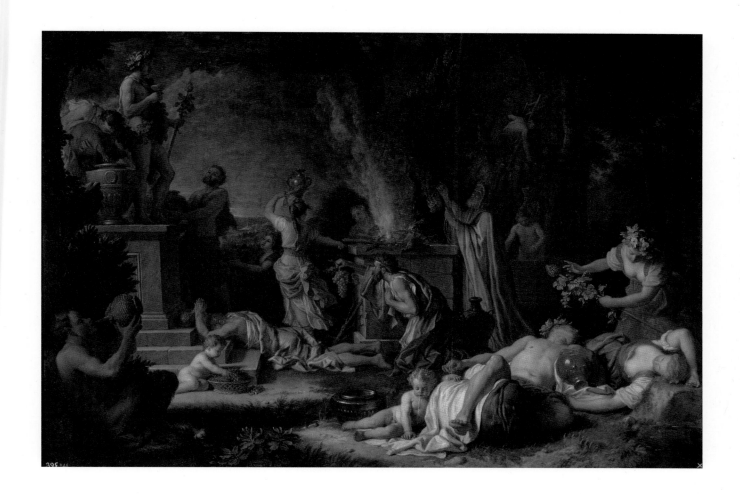

첫 알코올 금단증상이 지난 후에도 많은 사람이 음주가 오랫동안 뇌에 발생시킨 변화 때문에 금주를 시작한 때부터 2년간 지속적인 수면 방해를 겪는다. 약이 있더라도 어떤 약이 도움이 되는지 알기가 어렵다. 의사들은 대개 의존이 될까 염려되어 일반적인 수면제 처방도 주저한다. 일부 의사는 진정 효과가 있는 항우울제인 트라조돈 trazodone을 '허가 외' 방식으로 사용하기도 하지만 이는 특별히 추천되지는 않는다. 세로토닌의 전구 화학물질인 L-트립토판 실험용 합성물은 이론적으로는 알코올로 유도된 생체 아민(37~38쪽 참고) 신경계 변화의 교정을 반영하여 수면을 정상화한다. 불면증을 위한 인지행동치료도 도움이 된다.

수면의 질에 영향을 미치는 알코올

미셸 앙주 우아스(1680~1730)의 그림 「바쿠스에게 봉헌함」은 그리스 신화를 그린 것으로 술의 신 바쿠스를 따르는 자들이 바쿠스의 영광을 기리는 모습을 묘사했다. 술에 취한 사람도 있고 잠에 취한 자도 보인다. 알코올은 수면에 심각한 영향을 미치는데 술을 가끔 마셨는지 혹은 알코올의존증 정도였는지에 따라 달라진다. 비록 알코올이 잠이 들도록 도와주긴 하지만 자꾸 깨면서 소규모 금단증상이 나타나고 밤의 후반에는 이런 장점도 사라진다. 알코올의존은 장기적으로 수면 방해를 야기하는데, 금주 후에도 오랫동안 완전히 나아지지 않는다.

8장

불면증
INSOMNIA

불면증은 야간의 불편뿐만 아니라 낮 시간의 기능에도 부작용을 낳는 어렵고도 장기적인 문제다. 업무, 운전, 삶의 질에 영향을 주며 고혈압, 심혈관 질환, 당뇨 소인 등 건강 문제와 연관된다. 나아가서는 우울증 발생과도 관련있다. 그래도 좋은 소식은 치료법이 많다는 점이다. 여기에는 약물 치료와 함께 수면에 대한 생각과 행동을 바꾸는 법을 배우는 것이 포함된다. 각각의 방법에는 장점과 한계가 있다. 이들은 서로 양립할 수 있을 뿐 아니라 결합하기도 한다. 여기서 얻은 정보가 의사와 수면 문제 및 치료에 대해 논의할 때 도움이 되기를 바란다.

불면증은
무엇인가?

만성 불면증은 삶에
어떤 영향을 미칠까?

What is insomnia?
How can chronic insomnia affect
your life?

불면증insomnia은 마치 고통과 같은 개인적 경험으로 정의되고는 한다. 불면증은 수면에 들거나 수면을 유지하는 데 어려움을 느끼고 깨서도 상쾌한 기분을 느끼지 못하는 것이다. 심지어 밤에 잠을 잘 적절한 기회가 있었다 해도 낮 동안 피로나 기능저하 같은 문제가 동반된다.

불면증의 가장 공통적인 증상은 밤에 여러 번 깨거나 개운하게 잠을 자지 못하는 것이다. 불면증을 겪는 사람 대부분이 동반되는 증상을 가지는데, 한 예로 잠들기가 어려운 동시에 밤에 깨기까지 한다. 시간이 지남에 따라 불면증 증상은 달라진다. 수면에 들기 어려운 것과 같은 단일 증상은 더욱 다양한 양상을 보이는 반면에, 다양한 증상(잠드는 데 어려움을 겪는 동시에 밤에 깨는 것)이 있는 경우에는 더 일관된 양상이 나타난다. 미국과 영국에서는 인구의 약 3분의 1이 매일 밤 시간에 문제를 겪는다고 하고, 이들 가운데 3분의 1 정도가(인구의 10퍼센트) 불면증 때문에 낮 시간 생활에 지장을 받는다고 느낀다. 여기에는 피로, 충동, 흥분, 기억력 문제, 사적·업무적 관계의 어려움이 포함된다. 낮 동안 이런 증상을 겪는 사람들은 응급실 방문, 의사 진료, 전화 상담 등을 통해 의료 기관을 이용할 확률이 높다. 일주일에 몇 번 이상 발생하는 수면장애의 경우 남성보다 여성에게서 1.4배 빈번하며, 흥미롭게도 아이가 없는 가정보다 아이를 가진 부모에게서 더 흔하게 나타난다(54퍼센트 대 66퍼센트). 한 연구에서는 수면 관련 증상의 호소 빈도가 35~64세 성인에게서 가장 높고 65세 이상에서는 약한 감소가 있다고 밝혔지만, 대부분의 연구는 이런 빈도가 전 생애 동안 증가하며 노년기에 가장 높다고 말한다. 불면증 증세의 호소 비율은 사회 경제적 지위가 높을수록 약간 낮지만, 사회 경제적 지위와의 관계는 크지 않아 보인다.

» 낮 시간에 나타나는 불면증의 결과 «

불면증은 단순히 밤에 일어나는 수면 문제가 아니다. 불면증은 낮 동안의 다양한 어려움들과 관련 있는데, 이는 다음과 같다.

• 집중력, 감정, 에너지 문제
• 신경심리학적 검사상 변화
• 가족 간 관계에서 행복감 저하
• 피로에 의한 자동차 사고
• 무단결근
• 군에서의 진급 및 재입대 대상 제외
• 건강 관리를 위한 소비와 지출 증가

불면증, 낮 동안의 기능, 건강

불면증은 낮 동안에 실생활의 다양한 문제를 야기한다. 불면증이 있으면 삶의 질이 낮아지기도 한다. 미 해군의 신병 대상 연구에서 입대 시 잠을 잘 자지 못했다고 말한 신병들은 나중에 진급하거나 재입대 요청을 받을 일이 적고 일반적으로 군 생활을 잘 해내지 못하는 것으로 나타났다. 다른 연구에서는 채용 신체검사 시 수면 문제가 있다고 언급한 예비 은행 직원들은 그곳에서 오래 일할 확률이 낮다고 말한다. 1시간 동안 고속도로에서 운전하는 실험에서 불면증이 있는 사람들은 차선을 잘 지키지 못했고 선을 따라 똑바로 가지 못하고 휘청거리는 횟수가 많았다. 자신의 운전 실력에 대해 인지하는지 물었더니 불면증이 있는 사람들은 잠을 푹 잔 사람들과 자신이 다르다고 보지 않았으며, 이는 이들이 자신의 손상을 인지하지 못한다는 우려스러운 가능성을 제기했다. 흥미로운 것은 불면증을 겪는 사람들이 운전 실험 전날 밤에 비슷한 양의 전체 수면을 취했다는 점이다. 이는 불면증이 나중에 이야기할 단순 수면 손실과는 다르다는 점을 보여준다. 또한 불면증이 있는 경우에는 대인관계에서 만족감이 적다. 이들은 우울증을 앓을 가능성이 훨씬 높은데 이는 특히 6시간 미만 자고 불면증의 다양한 합병증에 취약한 사람들에게 해당된다.

불면증은 고혈압, 인슐린 저항성(당뇨병 위험 요인) 또는 2형 당뇨를 포함한 신진대사 기능 변화 등 다양한 건강 문제와도 관련 있다. 특히 심각하게 적게 자며 심박수 증가 등 생리적 각성이 높은 불면증 환자의 경우에는 심혈관성 사망률이 높은데 이 관계의 성질은 아직 완전히 이해되지 않았다. 불면증이 염증 혹은 각성 수준에 변화를 주어서 이러한 건강 문제로 이어지거나, 아니면 이들이 관련은 있지만 인과관계는 형성하지 않을 가능성이 있다.

과다각성

불면증의 기본적인 생리 과정에 대해서 알아볼 수 있는 방법은 다양하나 특히 중요한 개념은 불면증이 과다각성hyperarousal 상태(신체나 신경계 각성으로 수면에 못 드는 상태)에 의해 특정된다는 것이다. 이는 '투쟁 도피' 스트레스 반응과 일부 비슷하다. 불

밤새우기

불면증은 매우 흔한 증상이며 낮 생활에 심각한 영향을 미칠 수 있다. 불면증을 일으키는 원인은 다양하다. 이를 치료할 수 있는 방법에는 여러 가지가 있는데, 약물 치료, 생활 방식 변화, 비약물 상담 치료가 포함된다.

» 불면증에서의 과다각성 «

비렘수면 동안 대사 증가

비렘수면 동안 대사 저하

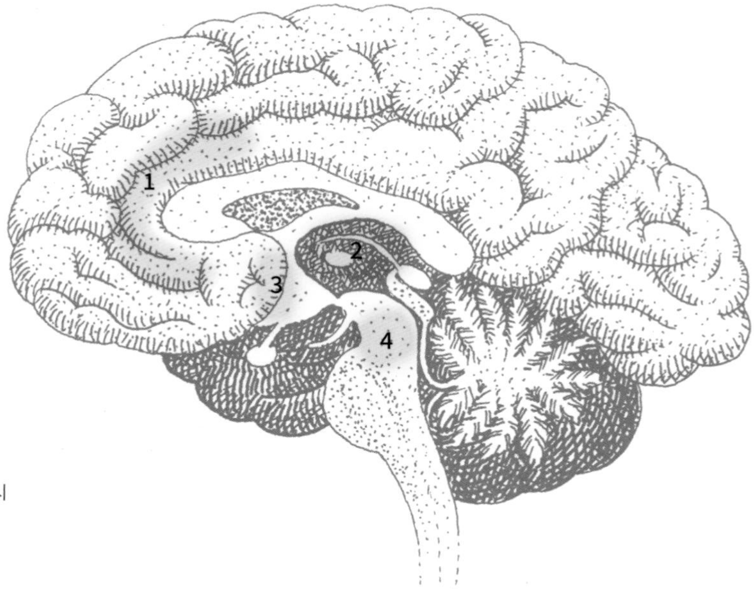

일반 수면자와 비교할 때 보이는
특발성 불면증 환자의 각성에서 비렘수면 전환 시
부분적 뇌 대사 변화

영역
1 전측 대상회
2 시상
3 시상하부
4 상행성 망상활성계
5 뇌섬엽
6 내측두엽
7 기저핵

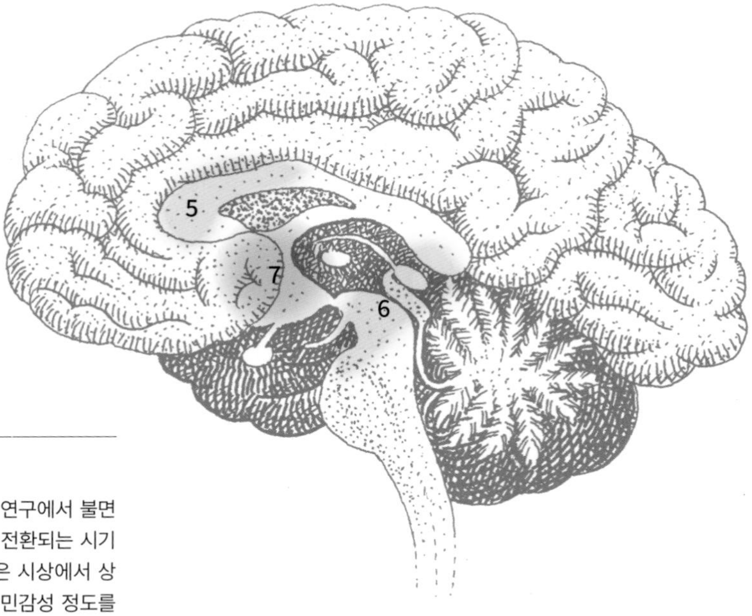

대사율 증가

부분적 뇌 물질대사(글루코스 소비로 측정, 24~25쪽 그림 참고) 연구에서 불면증 환자들은 일반 수면자들에 비해 각성에서 비렘수면으로 전환되는 시기(1~6영역)에 더 적은 대사 저하를 보인다. 특히 흥미로운 것은 시상에서 상대적으로 대사율이 높은데, 이는 감각 정보에 대해 연장된 민감성 정도를 암시한다. 단일광자방사형컴퓨터단층촬영single-photon emission computed tomography, SPECT이라는 또 다른 기술을 이용한 연구에서는 편도체에서 혈류가 줄었음을 발견했다. 대부분의 영역에서 발견한 내용들은 수면으로 전환되는 시기에 불면증을 가진 사람들이 일반적인 수면을 하는 사람들에 비해 뇌의 많은 영역에서 과다각성이 일어난다는 인식과 일치한다. (Desseilles 외, 2008.)

충분한 수면을 한 사람들의 심박수가 일반 수면자에 비해 높다는 관찰이 이를 뒷받침하며 그 외에도 다양한 생리적 변화가 있고 뇌 영상으로도 그 결과를 볼 수 있다(박스 참고). 불면증 시 각성에서는 중요한 변화가 특정 뇌 영역에서만 일어날 가능성이 있다. 최근 영상 연구에 따르면 불면증의 경우 비렘수면 시 일반적 인지, 자기 참조, 감정에 관여하는 뇌 부분의 휴식이 감소하거나, 혹은 반대로 깨어 있을 때 그 활동이 저하된다. 많은 수면 과학자가 과다각성은 불면증에서 중요한 생리 현상일 수 있으나 불면증에 대한 완전한 이해를 위해서는 인지적이고 행위적인 과정을 고려해야 한다고 믿는다.

불면증에 대한 시각 변화

불면증에 대한 우리의 시각은 계속 변하고 있다. 오랜 시간 동안 불면증은 우선적으로 다른 질병의 증상으로 여겨졌으며 수면 전문 의사들은 근원적 원인을 찾는 데 중점을 두었다. 그 근본적 문제를 찾아 해결하면 수면장애 역시 더불어서 나아질 것이라고 생각했기 때문이다. 예를 들면, 임상의가 수면장애를 겪는 사람에게 우울증이 있는지 살펴보고 실제로 우울증이 있다면 항우울제를 처방하는 식이다. 우울증을 성공적으로 치료하면 수면장애가 나아질 것이기 때문이다. 약물 복용 부작용으로 인한 수면 문제나 주기성 사지 운동장애같이 생리적으로 측정된 수면장애를 포함한 다른 많은 원인도 물색되었다. 실제로 이것들이 치료될 때, 예를 들어 수면을 방해하는 문제의 약을 끊는다면 종종 수면이 개선되기도 한다. 그러나 최근에 수면 전문 의사들은 불면증이 그저 다른 근본적 상황에 따른 결과일 뿐만이 아니고 그 자체로 독립적 질병이며 독자적 치료가 필요하다는 것을 인지하게 되었다. 실제로 다른 병을 치료하는 과정에서도 수면장애를 치료하면 그 증상이 줄어들 수 있다. 가령 항우울제와 더불어 수면 약물을 처방받는 우울증 환자는 항우울제 치료만 받는 사람보다 빨리 호전될 수 있다. 일부 관절염 통증은 수면 문제가 동시에 치료될 때 완화되기도 한다. 불면증은 어떻게 일부 질병의 증상인 동시에 그 자체로서 문제가 될 수 있을까? 사실 의약 분야에서는 이러한 경우가 많다. 예를 들어 고혈압은 (의사가 조사해서 찾아야 하는) 신장이나 내분비 질환 같은 다양한 근원적 질병에 의해 발생하는 것일 수도 있지만, 기타 질병이 없을 때도 독자적으로 치료해야 하는 독립된 문제로 발생하는 경우도 있다.

» 불면증의 과다각성 «

불면증을 앓는 사람에게서 보이는 과다각성의 흔적

- 기초대사율 증가
- 교감신경계 과활동성의 신호로 카테콜아민 요수치 증가(34쪽 참고)
- 체온 상승
- 수면 중 호흡 유도로 인한 심박수 변화 감소(자율신경계 각성 신호)
- 뇌전도에서 베타파 활동 증가(대뇌 피질 각성 신호)
- 수면 중 뇌 물질대사 증가 및 수면 개시 시 뇌 각성 영역의 감소 저하
- 심리검사상 측정된 각성 상태 증가

불면증

불면증의 두 가지 주요 형태

Insomnia disorder
Two major forms of insomnia

불면증은 그 자체로 존재할 수도 있고 다른 의료적·심리적 상태와 함께 나타날 수도 있다. 단독으로 나타날 경우 다양한 요인에서 그 발생 원인을 찾아볼 수 있다.

새로운 상황에 적응하기

적응 수면장애는 분노, 환경 변화, 질병 같은 특정 스트레스 요인에 반응하여 나타나는 수면 방해를 의미한다. 이는 급성(단기간)으로 나타나며 짧게는 며칠부터 몇 주까지 이어질 수 있고, 일반적으로 스트레스 요인이 사라지면 증상도 없어진다.

조건반응 발달

이는 일부에게서 급성 불면증이 만성적(장기간) 증상으로 발전한 것이다. 처음에는 스트레스를 유발하는 사건이 수면 방해를 일으킨다. 이러한 수면 방해는 일부의 경우 스트레스 요인이 사라졌는데도 불구하고 계속 남아 있을 수 있다. 사람들은 스트레스 요인보다는 수면장애에 초점을 맞춰 수면을 잘하지 못하는 상태에 대해 크게 우려하기도 한다. 사람들은 수면 환경(방)과 잠드는 행위를 연관 짓고 잠을 자지 못할 것이라는 불안을 느낀다. 이는 자는 시간에 끼어들어 잠을 방해하는 일종의 생리적 각성으로 발전되기도 한다. 지나치게 일찍 잠자리에 들거나, 너무 오랫동안 침대에 있는 식으로 자신을 괴롭히는 행동이 여기에 동반될 수 있다. 수면에 대한 잘못된 믿음 때문에 문제가 더 복잡해질 수도 있다('대부분의 사람은 밤에 충분히 잔다' 또는 '잠을 8시간 자지 못하면 낮에 깨어 있지 못한다' 같은 관념).

만성 불면증으로의 발달을 예측할 수 있는 '3 Ps' 유형은 다음과 같다.

· 잠을 제대로 못 자는 성향
· 촉발 요인(급성 스트레스 요인)
· 지속 요인(너무 일찍 잠자리에 들기 또는 잠에 대한 잘못된 믿음 등)

이런 사람들을 대상으로 수면 연구를 해보면 이들이 말하는 것(잠들기까지 길어진 시간)과 수면 검사(수면다원검사)에서 보이는 것이 상당히 일치한다는 사실을 알 수 있다.

개인적 경험과 수면다원검사 간의 불일치

역설적 수면(수면 단계 착각)은 흔하지 않은 증상(만성 불면증 환자 중 5퍼센트가량)으로 환자가 말하는 수면장애의 심각 정도와 객관적으로 수면다원검사를 통해 측정한 것이 일치하지 않는 경우를 말한다. 한 예로 환자는 매일 2~3시간만 잔다고 말하

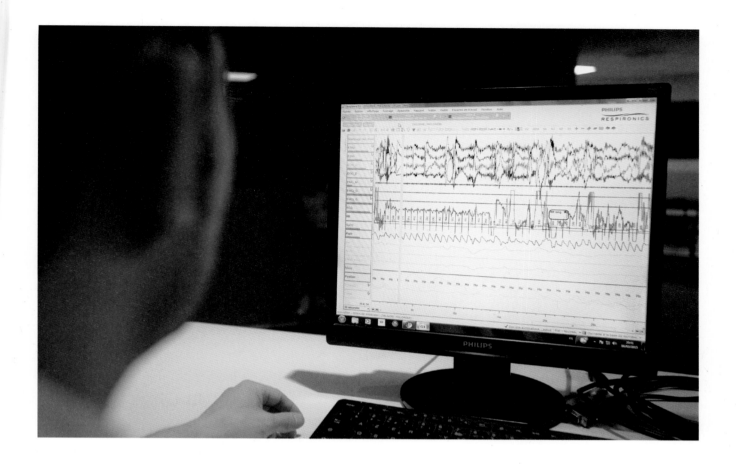

지만 수면 검사를 해보면 생리적 측정상 6시간 수면한 것으로 나온다. 이런 사람은 자신이 절대적으로 적게 잔다고 믿으며 그로 인해 낮 동안 고통받는다고 생각한다. 실제로 어떤 일이 일어나는지 살펴보면 이들이 생리적으로 자는 동안 일종의 착각이 발생하는 것이다. 한 연구는 이런 과정을 밝히기 위해 불면증이 있는 사람들과 없는 사람들을 실험 상황에서 자게 했다. 뇌전도가 자고 있는 것으로 나타났을 때(흔히 첫 수면방추가 나타나고 10분 후 N2 수면에 들어가는 것이 수면의 표지다), 실험자가 침대로 가서 실험 대상자를 깨우고는 "내가 방금 방에 들어올 때 선생님은 뭘 하고 있었나요?"라는 질문을 한다. 일반 수면자들은 대부분 "당연히 자고 있었죠"라고 대답한다. 같은 질문을 불면증이 있는 사람들에게도 했다. 그들은 잠을 자고 있는 듯 보였고 뇌전도상으로도 N2(2단계) 수면에 있었다. 그런데 이들은 "물론 깬 채로 누워만 있었죠"라고 대답했다. 그 원인은 잘 알 수 없지만 이들이 본인에 대해 인식하는 것(각성)과 이들의 행동 그리고 객관적·생리적 측정(수면) 간에 불일치가 발생한 것으로 볼 수 있다. 뇌전도와 영상법 기술이 더 발전하면 이 같은 불일치의 이유를 밝혀낼 수 있을 것이다.

불면증 연구

프랑스 연구소에서 수면 방해 원인을 밝히기 위해 밤 시간에 수면다원검사를 실시했다. 이를 통해 수면 생리의 장애를 알아내기 위해서는 실험자들이 어떻게 잠을 잤는지에 대해 답한 주관적 내용과 수면 기록을 통해 객관적으로 측정된 내용을 비교하는 것이 중요하다.

부적절한 수면 위생

부적절한 수면 위생이란 수면하는 데 알맞지 않은 행위들을 하는 상황을 말한다. 예를 들어 잠자는 시간과 깨는 시간이 극도로 불규칙하거나, 낮잠을 과도하게 자거나, 잠잘 시간에 커피를 섭취하거나, 자극적인 행동을 하는 것이다. 개인마다 더 민감하게 반응하는 부분이 있을 수 있는데, 같은 행위라 해도 누군가에게는 수면 방해 요소가 될 수 있고 누군가에게는 그렇지 않을 수도 있다. 앞으로 불면증 치료에 대해 이야기할 때 우리는 수면을 돕는 수면 위생이라는 일반 상식에 대해서도 알아볼 것이다. 또 커피나 술처럼 수면 방해 요소를 지나치게 남용해 발생하는 수면장애는 '동반' 불면증co-morbid insomnia으로 분류될 수 있다.

아직 완전히 밝히지 못한 원인들

일부 사람은 어린 시절까지 거슬러 올라가도 특별한 원인을 찾을 수 없는데, 이를 '특발성 불면증'이라고 한다. 이는 스트레스 촉발 요인과 관련되지는 않으며 대개 특별히 잠을 잘 잔 것 같은 기간 없이 성인기 내내 이어진다. 여기에는 정신생리학적 불면증에서 보이는 것과 같은 조절 인자에 대한 명확한 이력은 없고, 스트레스가 적을 때나 많을 때, 불안할 때에도 수면장애가 지속된다. 이에 대해서는 정확히 알 수 없으나 높은 수준의 생리적 각성과 관련이 있을 것으로 보인다. 어린 시절에 나타나는 다른 형태의 불면증으로는 수면 한계 조절 장애가 있다. 이는 아이들이 핑계를 대며 수면 시간을 뒤로 미루거나 잠자리에 드는 것을 거부하며 부모에게 강하게 제한적 환경을 요구하는 것이다. 수면 개시 관련 장애도 있는데, 이는 부적절한 물건이나 행위와 관련 있다. 가령 아이들은 불을 켜놓거나 특정 장소에 있거나 특정 물체를 안고 있는 등의 특수한 조건이 아니면 잠자기를 거부하기도 한다.

다른 질병과 결합한 불면증(동반 불면증)

종종 불면증은 다른 병, 정신질환 혹은 물질 남용과 공존하기도 한다. 예를 들면, 관절염이 있는 사람은 통증 때문에 잠이 들지 못할 수 있고 우울증을 앓는 사람은 불행한 생각들을 하느라 밤에 잠을 자지 못하기도 한다. 다양한 형태의 물질 남용은 수면 방해를 일으키는 요인이 될 수 있다. 이는 일부 남용하는 물질의 자극 효과에 의해 발생할 수도 있고, 약물을 멈춰서 나타나는 금단증상일 수도 있으며 또는 멈춘

후에도 지속되는 장기적 효과일 수
도 있다. 이에 대한 좋은 예로, 알코
올의존증이었다가 술을 끊고 2년간
수면장애가 지속되는 경우가 있다.
이는 알코올이 뇌의 화학물질 변화
를 유도했기 때문이다. 수면은 다양
한 처방약에 의해 방해받을 수 있다
(147쪽 박스 참고). 동반 불면증은 가
장 흔하게 일어나는 상황으로 수면
장애를 앓는 사람의 15퍼센트만 분
리 불면증으로 고충을 호소한다. 가
장 흔한 경우는 정신질환이 있는 상
태(40퍼센트)이며 일반적으로 불안
증이나 우울증이 있을 때 그러하다.

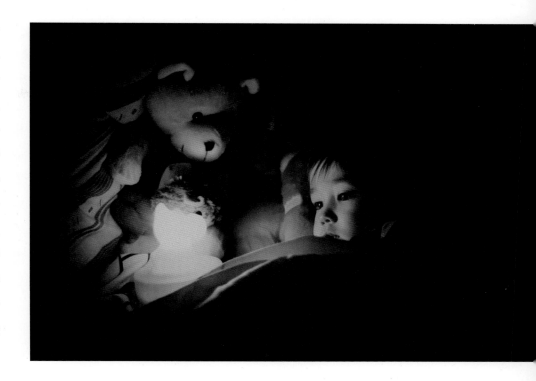

　　질병 동반은 약 35퍼센트에
게서 일어나는데 가장 흔하게는 두부 질환, 만성 폐쇄성 폐질환, 심장질환이 있다. 약
10퍼센트의 불면증 환자가 주기성 사지 운동장애나 중추수면무호흡증 같은 수면장애
도 함께 겪고 있다. 일주리듬 장애를 가진 사람의 불면증에 대해서는 4장에서 언급했
다(84~87쪽 참고). 그러므로 불면증을 앓는 사람이 표준 치료를 받고도 증상이 상당 기
간 지속된다면, 수면 검사를 받고 이런 증상들이 있는지 살펴볼 필요가 있다.

　　동반 불면증 치료에 대한 수면 연구자들의 생각은 시간이 지나면서 변해왔다. 예
전에는 '근원적 질병을 치료하면 수면 문제가 스스로 치유된다'고 일반적으로 생각했
다. 불면증을 동반한 우울증이 있다면, 항우울제 처방과 심리치료를 통해 감정 문제를
개선하면 수면도 완화된다는 것이다. 근래에는 새로운 접근법이 발달했다. 한 연구에
서 우울증 환자에게 수면제(에스조피클론)와 항우울제(플루옥세틴)를 처방했더니 우울
증 증상에 효과가 더 좋았다. 다른 연구에서는 류머티즘 환자에게 식이요법과 함께 수
면제를 추가했더니 통증이 줄었다. 수면 문제를 치료하니 동반되던 병을 다루기가 쉬워
진 것이다. 의사들은 질병이나 정신질환을 치료하기 위해 주 약물과 함께 수면제를 사
용하면 더 도움이 된다는 것을 알게 되었다. 어떤 경우에는 단순히 수면을 돕는 것을
뛰어넘는다. 비슷하게 인지행동치료 같은 불면증에 대한 비약물 치료는 수면 문제뿐만
아니라 우울증 개선에도 효과를 보일 수 있다.

유아기 불면증

불면증을 보통 성인의 문제로 생각하지
만 사실 많은 아동이 수면장애를 겪는다.
벨기에에서 6~13세 초등학생을 대상으
로 대규모 연구가 이루어졌는데, 62퍼센
트의 아이들이 수면장애(보호자의 표현으
로 최근 6개월간 최소 주당 3일 이상 수면에
어려움을 겪은 때로 정의)를 겪고 있다는 것
을 발견했다. 가장 흔한 증상은 과도한 졸
림 현상과 수면에 들거나 수면을 유지하
는 데 어려움을 겪는 것이었다.

수면제 없이 수면을 개선하는 방법

치료를 위한 비약물적 접근

Techniques to improve sleep without a pill
Non-medication approaches to treatment

일반적으로 수면을 돕는 이런 방법들은 약물 복용 시 고려해야 하는 부작용이 없다는 장점이 있다. 많은 수면 전문가가 이를 만성 불면증 치료를 위한 첫 단계로 생각한다. 가장 기본적인 단계는 그 사람의 수면 습관을 알아보고 좋은 수면 위생을 가질 수 있도록 교육하는 것이다. 다시 한번 말하지만, 이것은 원론적인 이야기다. 누군가에게는 수면 방해를 일으키는 행위가 다른 사람에게는 아무런 문제를 일으키지 않을 수도 있다. 예를 들어, 불규칙하게 잠자리에 드는 것이 수면장애의 핵심이 되는 경우도 있지만, 반면에 아무런 문제 없이 이를 잘 견디는 경우도 있다. 어떤 사람은 낮잠을 자면 밤에 잘 못 자기도 하지만, 누군가에게는 낮잠이 수면에 아무런 방해 없이 피로를 씻어주는 습관일 수도 있다.

많은 개별적 치료법과 함께 불면증을 위한 인지행동치료처럼 이런 개별적 치료법들을 합한 방식도 있다. 개별적 치료에는 이완요법, 자극 통제, 수면제한요법이 있다.

이완요법

일부 이완 과정은 근육 긴장을 푸는 것에 초점을 둔다. 이는 몸의 주요 근육을 수축시켰다가 다시 이완시키는 운동을 통해 이뤄진다. 근육이 이완되면 평온해지는데 이런 감각을 익혀서 근육의 수축과 이완 과정 없이도 이를 유도해내도록 하는 것이다. 과거에는 근육의 생체되먹임biofeedback(이완하는 방법을 배우는 동안 실시간으로 근긴장도를 측정하는 기계를 통해 정보를 습득하는 과정)이 이러한 목적으로 이용되었지만 효과가 기대만큼 좋지 못해서 지금은 많이 사용되지 않는다.

많은 사람이 근육보다는 과도한 각성을 더 마음에 둔다. 이런 경우 편안한 이미지나 명상을 이용한 주의력 집중 기법을 사용할 수 있다. 마음에 집중하여 불면증으로 이어질 수 있는 걱정을 방지하는 것이 목표다. 양을 생각하며 그 수를 셌던 것은 어쩌면 이 방법을 집에서 나름의 해석으로 실천한 것일 수 있다. 어린 양들이 발랄하게 울타리를 넘으며 노는 장면에 초점을 맞춤으로써 잠에 방해되는 뒤숭숭한 생각을 하지 못하도록 도왔을 것이다. 한 가지 단점이라면 완벽주의자에게는 그러한 쉬려는 노력이 모순되게도 불안을 증폭시키는 요인이 될 수 있다.

» 수면 위생 점검 «

- 매일 같은 시간에 잠자리에 들고 깨는 규칙적인 수면 스케줄을 유지한다.
- 조용하며 어둡고 편안한 온도(더운 것보다는 살짝 시원한 환경이 유리)를 유지함으로써 수면을 유도하는 잠자리 환경을 만든다.
- 낮에 하는 운동은 수면에 도움을 줄 수 있지만 저녁에 하는 운동은 수면을 방해할 수 있다.
- 수면을 앞두고는 과식하지 않는다. 카페인이나 니코틴 같은 자극성 물질은 피한다.
- 잠을 자기 위해 술을 마시지 않는다. 수면에 도움이 되는 장점보다 결국 밤의 후반에 각성하게 되어 단점이 더 크다.
- 저녁에 쉴 시간을 가져야 한다. 잠들기 전까지 일하다가 곧장 잠자리에 들지 않도록 한다.

자극 통제

만성 불면증을 겪는 사람은 잠자리라는 물리적 수면 장소를 불편해하는 것과 잠들 수 없을까 봐 불안해하는 감정 사이에 연관성을 형성할 수 있다. 종종 이 자극-반응 연관은 의식되지 못한다(이전의 종소리와 음식 간의 연관성 때문에 종소리를 들으면 침을 흘리는 파블로프의 개를 기억하는가?). 치료상 목표는 수면을 제외한 모든 자극-반응 연관성을 잠자리에서 없애는 것이다. 즉 잠자리에서는 아무런 행위를 하지 않도록 하는 것이다. 여기에는 텔레비전 시청하지 않기, 인터넷 서칭하지 않기, 청구서 보지 않기, 걱정거리에 대해 생각하지 않기, 내일 있을 일 생각하지 않기 등이 있다. 또 해서는 안 되는 것이 잠자리에 누운 채 깨어 있는 것이다. 만일 잠자리에 누워 약 20분간 잠이 들지 못한다면 일어나서 다른 방에 갔다가 졸리기 전까지 돌아오지 않도록 해보자.

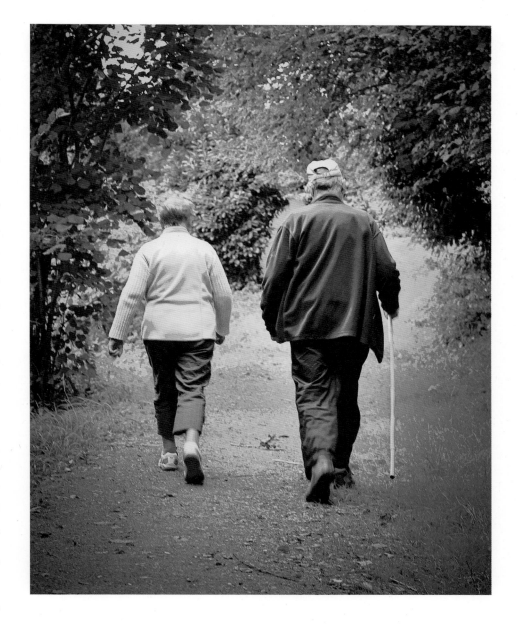

수면제한요법

수면제한요법의 기본 원리는 잠을 잘 자지 못하는 이유가 무엇이든 간에 실제로 밤에 자는 시간보다 잠자리에 있는 시간이 더 길면 문제가 계속 복잡해진다는 데서 시작한다. 일반적으로 매일 밤 몇 시간 잠자리에 있고 그 시간 중 실제로 얼마나 자는지에 대해 물었을 때, 8시간 동안 잠자리에 있지만 겨우 5시간만 잔다고 하면 5시간만 잠

매일 운동하기

잘 자기 위해 다양한 행동 단계(수면 위생)를 취할 수 있다. 그중 하나가 충분한 운동이다. 그러나 운동은 낮에 해야 하며, 저녁에 한다면 수면을 방해할 수 있다. 수면 위생에 대해 기억해야 할 중요한 점은 이것들이 일반적 원리일 뿐이라는 것이다. 개인마다 도움이 되는 행동 단계는 다를 수 있다.

자리에 있도록 해야 한다. 이 방법의 목표는 수면할 수 있는 시간을 제한하여 수면 효율을 높이는 것이다. 만일 5시간 중 최소 80퍼센트 동안 잠을 잤다고 하면 잠자리에 있는 시간을 20분씩 계속 더 효율적이고 길게 잘 때까지 증가시킨다.

휴대기기와 수면

자극 통제 치료법은 수면을 제외한 모든 행위를 잠자리에서 없애야 할 필요성을 강조한다. 어린이와 청소년에게서 가장 흔히 나타나는 행동은 휴대기기 사용이다. 영국 어린이의 72퍼센트는 방에 최소 한 개 이상의 휴대기기가 있다고 한다. 많은 연구에서 수면장애와 휴대기기 사용의 관계, 청소년의 야간 휴대기기 사용과(종종 카페인 음료 섭취와 함께) 낮 동안 졸림 현상 간의 관계를 보여주었다. 비록 이 연구들이 그 원인과 영향을 명백히 밝혀내진 못하지만 이러한 관계는 분명 우려스럽다. 또 다른 문제는 멜라토닌 분비(80~81쪽 참고)가 특히 민감하게 반응하는 블루라이트가 이 휴대기기에서 대량 발생한다는 점이다. 오늘날에는 휴대기기 화면 색을 조정해주는 애플리케이션들이 있고 제조업체들은 야간에 블루라이트 방출을 제한하려고 노력하고 있다.

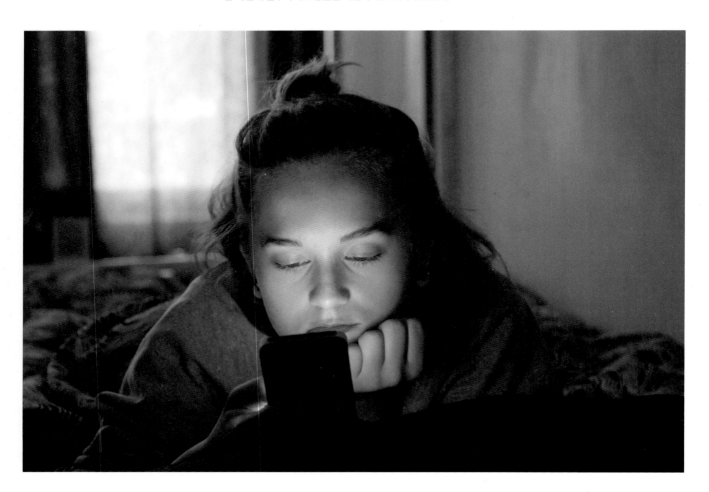

인지요법

인지요법의 목표는 수면에 대한 잘못된 개념과 과도한 걱정에 대해 이야기하는 것이다. 이 두 가지 모두 불안을 키워 수면을 어렵게 만든다. 그래서 잠을 잘 자지 못한 것이 낮의 활동에서 어려움을 겪는 이유라고 믿고 있다면, 그 밖에 가령 가족 간의 다툼이나 회사에서의 갈등 같은 다른 문제가 있는지도 고려해볼 필요가 있다. 인지요법에서 또한 수면을 '화학적 불균형' 혹은 '유전적 수면 문제'로 인해 통제할 수 없는 것이라고 보는 관점에 대해서도 함께 이야기해볼 수 있다. 이 같은 잘못된 관념은 논리적 설득으로 밝혀 없애야 한다. 그래야 행동에 변화를 이뤄 불면증에 대처할 수 있다. 사실 수면이 중요하다 해도 과도하게 잠에 집중하면 문제가 더 어려워질 수 있다.

7시간 미만으로 수면하면 이튿날 제대로 활동하지 못한다는 생각 역시 재고해야 할 믿음 중 하나다. 수면에 대해 현실적인 기대를 가지도록 하는 것이 중요하고 도움이 되며, 기적처럼 변화가 일어나리라는 희망은 갖지 않는 게 좋다. 희망과 기대는 상황을 개선하는 요소이지만 여전히 잠을 잘 자지 못하는 밤은 있을 것이고 이에 순응하는 법도 배워야 한다.

복합 모델 요법이나 불면증을 위한 인지행동치료는 다양한 방식을 혼합한 것인데, 일부 수면 전문의들은 장기적으로 가장 효과가 있다고 본다. 6~8주간 매주 만나는 방식으로 이뤄지기도 하는데, 1차 의료 기관의 전문가를 한두 번 방문하는 것만으로도 어느 정도 효과가 있는 것으로 나타난다. 또 온라인으로 할 수 있는 인지행동치료 프로그램도 있다. 그중 하나인 SHUTi(www.myshuti.com)에서는 6주간의 치료를 진행했고 이를 마친 사람의 반 정도에서 1년 후 대조군에 비해 수면 개선이 있었다. 이런 접근법이 어떤 사람들에게 더 효용이 있을지는 아직 예측하기 어렵다.

» 불면증을 위한 인지행동치료 «

불면증을 위한 인지행동치료는 수면 문제를 다루는 다양한 방식을 포함한다. 일반적 방식의 조합에는 다음과 같은 것들이 들어간다.

- 과도한 각성을 유발하는 생각과 행동 고려하기
- 자극통제요법
- 수면제한요법
- 체내(일주기)시계 문제 알아보기
- 수면에 미치는 음식이나 물질의 영향 고려하기

수면제는 어떻게 작용하는가?

치료를 위한 약리적 접근

How do sleeping pills work?
Pharmacological approaches to
treatment

매년 영국에서는 수면제 처방이 1000만 건, 미국에서는 6000만 건에 달한다. 수면제의 개발과 발전에 대한 이야기는 아돌프 폰 베이어(1835~1917)에서 시작된다. 그는 로베르트 분젠(1811~1899)과 아우구스트 케쿨레(1829~1896)의 제자였다(고등학교 화학 시간에 화학물질이 타는 지독한 냄새로 우리를 괴롭혔던 분젠 버너를 기억하는가). 유기화학자 아우구스트 케쿨레는 뱀이 자신의 꼬리를 무는 꿈으로 반지 모양의 화학 구조를 발견했다는 일화를 갖고 있다. 폰 베이어는 훗날 인디고블루와 기타 염료들을 발명하면서 노벨 화학상을 수상했지만, 당시 그는 겐트에 사는 가난한 대학원생으로 화학 요소와 말론산을 링 구조에 결합하는 일을 했다. 여러 번의 실패를 거쳐 1864년 12월 4일에 비로소 그 결합에 성공했고 그는 마을로 가서 이를 자축하기로 했다. 술집 부근에 다다르자 안이 북적거리는 것을 보게 되었고, 술집 사장은 근방 부대의 군인들이 포병의 수호성인인 성 바르바라St. Barbara의 날을 기념하기 위해 온 것이라고 했다. 꽤나 시끌벅적했던 그날 저녁, 술에 취한 폰 베이어는 자신의 발견에 '바르바라Barbara'와 '요산uric acid'이라는 단어를 합하여 바르비투르산barbituric acid이라는 이름을 붙였다. 이 발견은 화합물의 범위를 넓히는 계기가 되었고, 진정제·수면제·마취약 발전의 토대가 되었다.

바르비투르산염

바비탈barbital(미국명) 개발(바르비톤barbitone이라고도 하며 상품명은 베로날Veronal이다) 이후, 처음으로 임상에 사용된 바르비투르산염barbiturate은 1900년대 초반부터 1960년대까지 수면제로 가장 널리 처방되었다. 하지만 강력한 수면 유도 효과에도 불구하고 결점이 있었다. 남용과 의존 가능성이 있고, 과다 복용 시 유독하고(겨우 열 알 정도로도 치명적일 수 있다), 간이 기타 약물을 분해하도록 자극하며, 호흡 부진을 일으킬 수 있다. 이러한 이유로 바비탈은 (타당하게) 수면제로서 더 이상 자주 사용되지 않게 되었다. 이 약물을 언급한 이유는 이 약물 사용이 향후 수면제에 대한 사람들의 생각에 영향을 미쳤기 때문이다. 또한 차세대 약물에서 개선점을 측정하는 기준이 되기도 했다.

벤조디아제핀(발륨류)

1960년대 초에 벤조디아제핀benzodiazepine이라는 새로운 종류의 진정제가 나왔고, 1970년대에 수면을 위해 추천되기 시작했다. 이 약은 신경전달물질 GABA(감마아미노부티르산, 37~38쪽 참고) 억제 수용체와 관련 있는 특정 구역(종종 비공식적으로 '발륨 수용체'라 한다)에 결합하여 작동한다. 이 약물은 바르비투르산염에 비해 많은 이점

» 벤조디아제핀의 기전 «

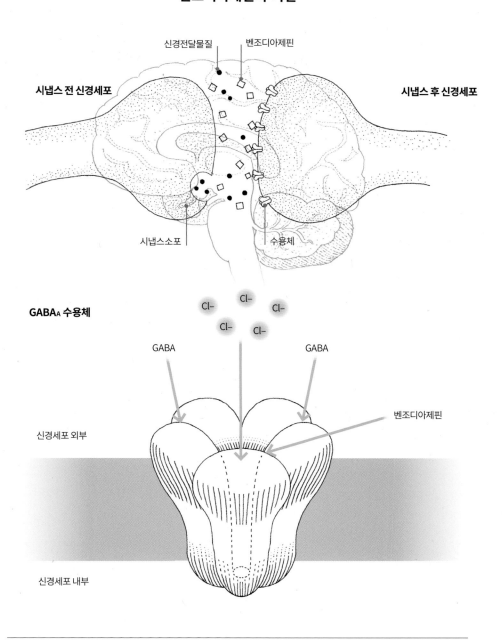

GABA_A 벤조디아제핀 수용 복합체

이것은 GABA에 민감한 신경세포 표면에서 발견되는 복합 구조로 세포막을 통과하는 중앙 채널 주변에 쌓인 다섯 가지 단백질(다양한 형태)로 구성되어 있다. 이 전반적 구조에는 GABA와 벤조디아제핀(발륨류)이 결합하는 인식 부위라고 알려진 곳이 포함되어 있다. 수용체들의 활동은 채널을 통해(그림에 점선으로 표시) 염소이온(Cl^-)을 세포 밖에서 안으로 흐르게 한다. 세포 내부에 음전하가 증가하면서 신경세포는 활동이 줄게 된다. 또한 수용 복합체는 에탄올, 바르비투르산염, 신경 스테로이드, 마취 프로포폴을 포함한 다른 요인에도 영향을 받는다. GABA 수용체에는 GABA_B와 GABA_C라는 다른 기능을 가진 두 종류가 더 있다.

- **수면잠복기** 불이 꺼진 순간부터 수면 개시가 일어날 때까지의 시간이다. 수면제는 잠이 빨리 들도록 도와주는데 이를 두고 수면잠복기를 줄인다고 할 수 있다.
- **수면 유지** 최초로 수면에 빠진 이후 수면의 지속성을 말한다. 밤에 깨는 현상을 줄이는 약물을 두고 수면 유지성을 개선시킨다고 할 수 있다.
- **GABA_A 벤조디아제핀 수용 복합체** 벤조디아제핀이 결합되는 부위(벤조디아제핀 인식 부위 혹은 '발륨 수용체')를 포함하는 일부 신경세포 표면에 있는 복합 단백질 구조로, GABA와 기타 약물이 여기서 결합하고 염소 이온 채널이 지나간다. 벤조디아제핀과 'GABA 작용제' 수면제는 이 구조에 달라붙어서 GABA 신경전달물질 억제 활동을 강화한다(37~38쪽 참고).
- **수용체 작용제** 수용체에 결합하여 활동을 증진하는 물질이다. 예를 들어 수면제 라멜테온(169~170쪽 참고)은 일부 멜라토닌 수용체에 대한 수용체 작용제. 작용제와 반대로 길항제는 결합해서 수용체 활동을 막는다.

» 수면제의 사용 «

수면제 사용을 전망해보기 위한 2016년 연구에서 2013년에 미국인 6명 중 1명이 정신질환 약 처방을 받았는데 대부분 장기적 사용을 위한 것이었다는 점을 발견했다(최소 3회 처방 혹은 최소 2년간 복용). 가장 흔한 약물은 항우울제이고 그다음은 진정제와 수면제였다. 진정제와 수면제 중에서는 수면제 졸피뎀이 가장 많았고 종종 수면을 위해 사용되는 항우울제 트라조돈이 그다음이었다(171쪽 참고).

이 있어 단시간에 가장 많이 쓰이는 진정제이자 수면제가 되었다. 현재 영국에서는 디아제팜, 테마제팜, 로프라졸람, 니트라제팜 등을, 미국에서는 테마제팜, 로프라졸람, 디아제팜 등을 구할 수 있다. 기존의 다른 약물들과 비교했을 때 과다 복용 시 위험성이 낮고(알코올 같은 다른 화합물과 복용 시에는 치명적이다), 호흡저하가 적으며, 가능성이 있긴 하나 바르비투르산염에 비해서는 남용이 적은 등의 많은 장점이 있다. 또한 바르비투르산염과 달리 간을 자극해서 다른 약물을 분해하지도 않는다. 수면을 위해 처방된 플루라제팜 등의 벤조디아제핀은 복용 2~3일 후면 수면에 드는 시간을 줄여주고 전체 수면 시간을 늘려주는 것으로 밝혀졌다. 바르비투르산염과 달리 렘수면에 미치는 영향도 약하지만, 느린파형수면은 억제한다.

벤조디아제핀을 넘어서

1988년 졸피뎀타르타르산염zolpidem tartrate이라는 새로운 종류의 수면제가 유럽에 소개되었고, 1993년 미국에 들어오게 되었다. 비록 이것의 화학적 구조는 벤조디아제핀과 많이 다르지만 벤조디아제핀에 영향받는 수용체 구역에 결합하고 수면과 관련 있는 부분에 더 정확히 영향을 주며 작동한다. 현재 영국의 졸피뎀, 조피클론, 미국의 졸피뎀, 잘레플론, 에스조피클론 등이 이에 해당하며, 이들은 여러 장점 때문에 빠르게 인기를 얻었다. 그중 하나는 작용의 특수성인데, 이 약물은 수면에 더 영향을 미치며 상대적으로 벤조디아제핀에 의해 영향받았던 근긴장도나 기억력 같은 기타 생리 과정에는 영향이 더 적은 것으로 보인다. 벤조디아제핀과 달리 느린파형수면을 심각하게 억제하지 않으나 임상적으로 그 중요성은 분명치 않다. 졸피뎀은 수면잠복기를 줄여주지만(수면에 빨리 들게 한다) 상대적으로 전체 수면이나 밤의 후반부에 깨어나는 현상에 미치는 영향은 적으며, 이는 유효성분이 천천히 방출되는 알약인 서방정徐放錠의 개발로 이어지게 된다. 오랜 시간 지속되는 조피클론은 전체 수면에 더 강한 영향을 준다. 최근에는 새로운 형태의 졸피뎀 복용이 가능해졌다. 혀 밑에서 녹이는 형태나 구강 스프레이가 그것이다.

비非벤조디아제핀 수면제(GABA 활동을 강화하므로 'GABA 작용제'라 불리기도 한

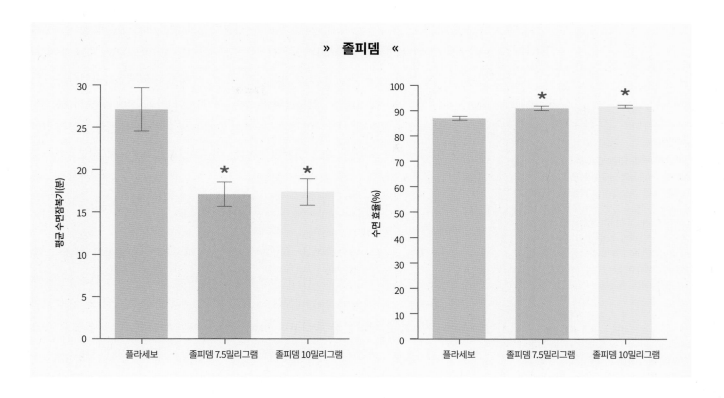

» 졸피뎀 «

다)는 기록상으로는 벤조디아제핀보다 더 많은 이점이 있는 것으로 나타난다. 하지만 실제로 사용해보면 꼭 그렇지만도 않다. 영국에서 700명 이상의 환자를 대상으로 한 설문에서 효율성이나 부작용에 미치는 이점이 분명치 않다는 것이 발견됐다. 3000명 이상이 참여한 24개의 연구를 검토해보니 새 약품들과 벤조디아제핀 간에 효율성이나 부작용의 차이가 거의 일관되지 않게 나타났다. 이 같은 연구에서 새로운 약물이 가진 장점이 하나 있었다. 독일 의사들의 기록을 검토해보니 오용 사례 언급이 겨우 3분의 1에 그쳤다. 그러나 이 약들도 오·남용될 수 있으며 실제로도 오·남용 가능성이 있는 약물로 분류된다.

기타 수면제

앞에서 언급했듯이 우리가 다룬 수면제들은 GABA 수용 복합체 요소에 작용함으로써 효과를 낸다. 최근 개발된 새 의약품들은 다른 방식으로 작용한다.

라멜테온

미국에서는 구입이 가능하지만 유럽에서는 불가능한 라멜테온ramelteon은 멜라

졸피뎀의 효과

토머스 로스 등이 진행한 '첫날 밤 효과'(실험실에서 처음 잘 때 나타나는 수면장애)를 가진 일반 실험 대상자들에 대한 졸피뎀 연구(1995)는 불면증 모델로 사용되었다. 졸피뎀 7.5밀리그램과 10밀리그램은 수면잠복기(수면에 빠지는 시간)를 감소시켰고 수면 효율(잠자리 시간 중 수면이 차지하는 비율)을 개선했다. 위 별표는 플라세보와의 차이가 우연히 발생했을 확률이 천 번에 한 번 미만임을 의미한다.

토닌에 대한 두 개의 수용체(80~81쪽 참고)에 결합하면서 작용하고 멜라토닌 자체보다 약 17배 더 단단히 결합한다. 의존 가능성이 없는 것으로 보이며 이러한 이유로 독세 핀과 더불어 제한 사용 의약품으로 구분되지 않는 두 개의 수면제 중 하나다. 이 약물은 작용 시간이 매우 짧으며 이튿날의 활동에 거의 또는 아예 지장을 주지 않는다. 또한 호흡 부진을 일으키지 않는다. 겨우 일주일만 복용해도 잠이 들도록 도와주지만 전체 수면에는 거의 효과가 없다. 어쩌면 이러한 이유로 넓게 처방되지 않는 것일 수 있다.

독세핀

독세핀doxepin은 기존 약품을 새로운 방식으로 사용하는 대표적인 사례다. 항우울제로 몇십 년간 미국과 유럽에서 사용되었고, 2010년 미국에서 수면을 위해 매우 적은 투여량으로 처방이 가능해졌다. 노르에피네프린(노르아드레날린)과 세로토닌 (37~40쪽 참고)의 효과를 포함한 다양한 화학 작용을 하고 항히스타민성이 매우 강하다(실제로 가려움증을 위한 피부 연고로 독세핀 의약품이 있다). 저용량 독세핀의 효과는 우선 수면 유지(밤 동안 깨는 시간이 감소)에서 나타나며 이는 전체 수면을 늘려준다. 수면에 빠지는 시간은 지속적으로 줄지는 않는다. 독세핀이 포함된 삼환계항우울제는 우울

수면제 사용

2005년부터 2010년까지 20세 이상을 대상으로 한 미국의 연구를 통해 잠을 자는 데 어려움을 겪는 8명 중 1명은 처방받은 수면 보조제를 이용한다는 것을 알 수 있다. 전체 성인의 약 4퍼센트는 그 지난달에 수면 보조제를 처방받았다. 일반적으로 나이가 많고 교육 수준이 높을수록 사용이 많았다. 이것은 노년기에 향정신성 약물의 사용이 증가하는 더 포괄적인 경향의 한 부분으로 볼 수 있다. 최근 연구는 미국 노년층 중 최소 세 가지의 향정신성 약품을 복용하는 사람의 수가 2004년에서 2013년 사이에 두 배로 증가했다고 말한다. 이는 특히 의약품끼리의 상호작용 위험성과 부작용이 나타날 확률이 노년층에서 잠재적으로 더 높은 점 때문에 우려스럽다.

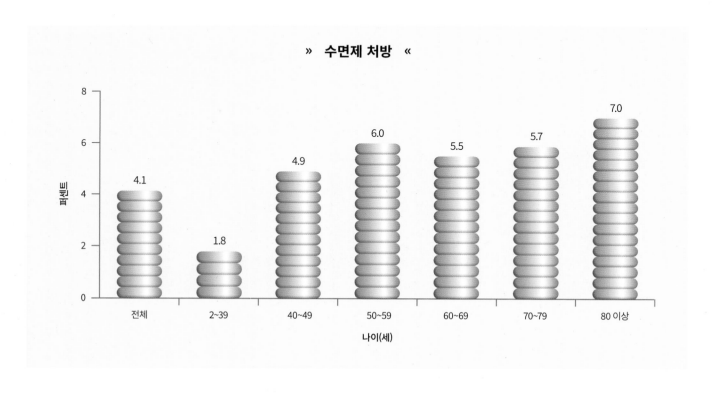

» 수면제 처방 «

파센트

나이(세)	값
전체	4.1
2~39	1.8
40~49	4.9
50~59	6.0
60~69	5.5
70~79	5.7
80 이상	7.0

증 치료를 위해 많은 양을 복용할 경우 여러 가지로 우려스러운데, 과다 복용의 위험성, 혼동, 심장에 대한 영향, 구강 건조, 배뇨 문제가 있을 수 있다. 잠재적 문제가 있지만 수면을 위해 소량 복용할 때는 이러한 위험이 적어진다. 독세핀은 상대적으로 의존성이 없는 것으로 나타나며 일반적으로 관련 제한이 없다.

수보렉산트

미국과 일본에서는 허용되나 유럽에서는 사용할 수 없는 수보렉산트suvorexant는 시상하부 내에서 각성을 촉진하는 오렉신/히포크레틴 펩타이드를 위한 수용체를 막아 작동한다(37~40쪽 참고). 상대적으로 짧게 작용하며 소량 복용하기 때문에 낮 동안의 활동에 적은 영향을 미친다. 또한 호흡에도 최소한의 영향만 준다. 수면잠복기를 줄이고 수면 유지를 돕는 데 모두 효과가 있는데 특히 수면 유지에 더 도움이 된다. 오렉신 활동을 억제하기 때문에 (또한 기면증일 경우 오렉신 기능 저하가 발견되기 때문에) 일부 환자들에게서 수면마비, 입면환각, 허탈발작 같은 증상을 일으킬 우려가 있다. 그러나 일반적으로 통제된 연구에서는 이러한 증상들이 관찰되지 않았다. 위험성이 최소한이라는 자료에도 불구하고 수보렉산트는 벤조디아제핀과 비벤조디아제핀 GABA 작용제와 비슷하게 의존적 성질로 인해 규제된다.

허가 외 의약품과 비처방 수면제

빈번하게 이용되는 다른 약리학적 접근은 다른 목적으로 개발되었지만 진정 효과가 있고 수면에 도움이 되는 약을 처방하는 것이다. 이러한 관행을 '허가 외off-label' 처방이라고 한다. 가장 흔히 사용되는 약물은 항우울제인 트라조돈일 것이다. 알아두어야 할 점은 허가 외 의약품의 사용은 이러한 목적으로 실험되지 않았다는 것이다. 트라조돈이 그런 경우다. 이 약물의 포괄적인 사용에도 불구하고 우울증 증상이 없는 불면증 환자에게 사용했을 경우에 대한 체계적 자료는 적다. 드물게 행해진 일대일 비교 연구 중 하나는 트라조돈의 야간 사용을 졸피뎀과 비교했다. 기본적으로 그 연구에서는 일주일 후 두 약물 모두 수면잠복기를 줄이지만 졸피뎀이 훨씬 강력하게 작용했다는 것을 발견했다. 2주 후에는 졸피뎀만 수면잠복기에 지속적인 효과를 냈다. 비록 체계적인 자료는 적지만, 많은 의료진이 트라조돈이 불면증에 도움이 된다는 임상적 인상을 갖고 있다. 또 벤조디아제핀과 새로운 GABA 작용제를 비교했을 때 한 가지 긍정적인 면은 의존성이 약해 제약이 없다는 것이다. 반면에 항우울제로서 트라조돈은 그 자체의 부작용이 있다. 진정 효과, 심장 문제, 낙상, 둔부 골절, 음경의 지속 발기(고통스럽고 종종 의학적으로 심각한 발기 지속) 같은 문제가 있을 수 있다.

우울증 없이 불면증을 앓는 사람의 경우와 반대로 주요우울증을 동반한 불면증을 겪는 사람들은 트라조돈을 사용하면 (실제 수면제만큼) 수면 문제가 개선된다고 느낀다. 이 그룹에 대한 연구에서는 트라조돈이 수면잠복기에는 영향을 주지 않았지만 깨는 횟수를 줄이고 전체 수면을 개선했다는 점을 발견했다.

우울증 없는 불면증에 진정성 항우울제인 트라조돈을 사용하는 것에 대해서는 연구가 이어지고 있다. 최근의 미국수면학회 가이드라인은 치료에 잘 반응하지 않는 환자에게 의사가 진정성 항우울제를 사용하기에 앞서 GABA 작용제나 라멜테온 같은 종래의 수면제를 최소한 두 가지는 사용하도록 권고하고 있다. 허가 외 의약품의 잠재적 이점과 위험성을 저울질해볼 거라면 모든 종류의 의약품을 대상으로 이루어진 허가 외 의약품의 사용과 그 부작용에 대한 캐나다의 연구를 참고할 필요가 있다. 이 연구에서는 허가 외로 약품을 사용할 경우 본래 목적에 맞게 사용할 때보다 부작용이 일어날 확률이 44퍼센트 높아진다는 점을 발견했다.

잠 못 이루는 밤에 수면제는 종종 평온을 주지만, 모든 의약품이 그러하듯 원치 않는 다양한 부작용이 있을 수 있으며 특히 많은 양을 복용하면 더욱 그렇다. 의사가 수면을 돕기 위해 처방을 해줄 때 이러한 문제에 대해 의사와 상의하는 것이 중요하다. 수면제의 부작용으로는 다음과 같은 것이 있다.

오·남용

앞서 언급했듯이 대부분의 수면제(라멜테온과 독세핀 제외)는 남용 가능성이 있는 것으로 여겨지며 특히 약물 남용 이력이 있는 사람들에게 더욱 그렇다. 수면제를 권장량만큼 복용하다가 갑자기 멈추면 불면증이 돌아올 수 있지만, 이 경우에는 수면 방해가 단기적으로 일어나는 것을 제외하고는 중단으로 인한 심각한 영향이 거의 없다. 하지만 많은 양을 복용(남용)하다가 중단하면 며칠 밤 동안 심각한 수면장애, 불안, 혼동, 심지어 발작 같은 심각한 증상을 겪을 수 있다. 이러한 이유로 많은 의사가 완전히 약을 끊기 전에 복용량을 여러 날에 걸쳐 줄이면서 중단에 의한 영향을 최소화하려고 한다.

내성(시간 경과에 따른 효과 저하)

사실상 모든 수면제는 단기 사용이 권장되며 주로 그러한 방식으로 시험이 이루어졌다. 벤조디아제핀에 대한 연구 대부분이 한 달이나 그 미만으로 행해졌으며, 새로운 비벤조디아제핀에 대한 최장 공식 시험 기간은 6개월이며 엄격한 절차하에 에스조피크론eszopiclone 연구도 포함해 진행됐다. 수보렉산트suvorexant의 경우 시험 기간이 3개월이었다. 따라서 그 이상 복용할 경우의 효과에 대해서는 공식 연구 기록에 명시되어 있지 않다. 지금까지의 증거로 볼 때 현재 시판 가능한 약물들에서 내성은 큰 문제가 되지 않는 것으로 보이지만, 효과가 감소할 가능성이 있다는 점은 염두에 두어야 한다.

사망률과 자살

수면제 복용과 높은 사망률의 상관관계를 보여주는 역학 연구들이 있었지만 그 의미를 평가하기는 어렵다. 물론 한 가지 요인은 대부분의 경우 불면증은 단독으로 발생하지 않고 다른 질병과 함께 결합해서 나타난다는 데 있다. 이러한 연구들 대부분이 벤조디아제핀 혹은 더 오래된 약물이 수면제로 널리 사용되었을 때 이뤄졌다. 잘 알려진 한 연구는 높은 사망률이 처방 수면제 자체와 관련 있는 것이 아니라 오히려 수면

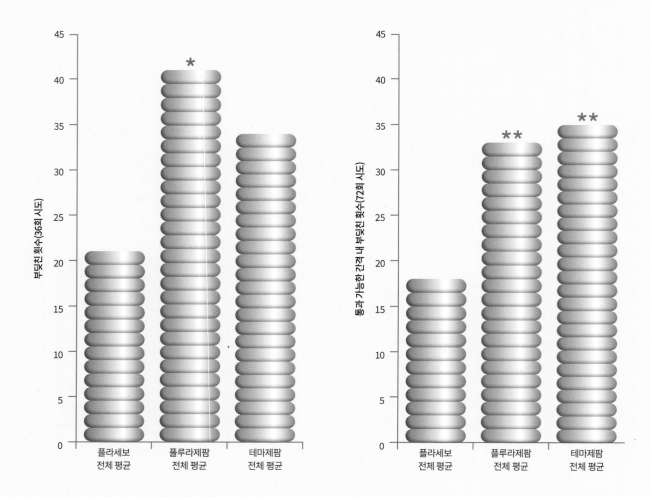

» 지그재그 운전 실험 «

세로축: 부딪친 횟수(36회 시도)

- 플라세보 전체 평균
- 플루라제팜 전체 평균 *
- 테마제팜 전체 평균

» 간격 운전 실험 «

세로축: 통과 가능한 간격 내 부딪친 횟수(72회 시도)

- 플라세보 전체 평균
- 플루라제팜 전체 평균 **
- 테마제팜 전체 평균 **

★★ 플라세보와의 차이가 우연히 발생했을 가능성이 2.5퍼센트 미만
★ 플라세보와의 차이가 우연히 발생했을 가능성이 5퍼센트 미만

이튿날 아침

수면제에 대한 걱정 중 하나는 비록 수면에 도움을 주긴 하나 잠재적으로 낮의 생활에 영향을 미칠 수 있다는 것이다. 특히 오랜 시간 작용하는 약품의 경우 더욱 그러하다. 1982년 베츠와 버틀의 연구는 정기적으로 운전하는 12명의 건강한 여성에게 플라세보, 장시간 작용하는 플루라제팜 수면제 15밀리그램, 짧게 작용하는 테마제팜 20밀리그램을 각기 다른 날 밤에 일주일 간격을 두고 복용시켰고, 12시간이 지난 이튿날 아침에 운전을 시켜 시험해봤다. 첫 번째 임무(왼쪽)에서 이들은 닷선 세단형 자동차Datsun saloon를 몰았는데 기둥 사이를 좌우로 오가며 운전해야 했다. 플루라제팜을 복용한 이튿날에는 기둥에 부딪치는 횟수가 아주 많았다. 두 번째 임무(오른쪽)에서 이들은 차가 통과할 정도의 기둥 사이 틈을 선택하여 운전해 지나가야 했다. 두 가지 수면제를 복용한 이튿날에 이들은 자동차보다 넓은 간격에서도 기둥을 치는 횟수가 많아졌다.

을 돕기 위해 복용하는 다른 종류의 약들, 그중에서도 종종 진통제와 관련 있다고 주장한다.

최근 조사에서는 수면제가 자살에 대한 생각이나 자살 위험성을 높이는 것과 어느 정도 연관이 있다고 말한다. 그러나 이것은 공존하는 우울증이나 다른 정신질환의 가능성을 적절히 고려하지 않은 대부분의 연구와 마찬가지로 완전하게 분명한 것은 아니다. 수면제 사용은 사건수면(136~139쪽 참고)과 관련 있는데 이는 드물긴 해도 자살 행위와 관계있을 수 있다. 반면에 항우울제와 함께 수면제를 사용하는 것은 일부 경우 우울증 치료에 도움이 될 수 있다(142~146쪽 참고). 이러한 경우에 이 약물들이 잠재적으로 자살 위험을 낮춰주는지에 대한 연구가 계속 이루어지고 있다.

기타 약품과의 상호작용과 남용에 따른 위험성

수면제는 복용하는 다른 약품과 상호작용을 하기도 한다. 한 가지 우려되는 점은 기타 진정제를 함께 복용하면 과도하게 졸리고 혼동이 생길 수 있다는 것이다. 남용할 경우 알코올을 함께 섭취하면 그 위험성이 굉장히 높아진다.

낮 동안의 진정 효과

비록 수면제를 복용하는 목적이 밤 동안 잠을 촉진하기 위해서이지만 종종 약품의 효과가 낮까지 지속되기도 한다. 그래서 졸리게 만들고 수행능력을 저하시키기도 한다. 이는 특히 약효가 장시간 지속되는 약들에서 그러한데, 낮 동안 몸에 일부 남아 있을 때도 있고 심지어 축적되기도 한다. 체내에서 전환된 플루라제팜의 활동 복합물은 47~100시간이 지난 후에도 절반만 제거된다. 만일 매일 밤마다(24시간마다) 복용했다면, 그 약이 몸에 궁극적으로 어떻게 축적됐을지를 알 수 있다. 가장 큰 문제는 낮동안 각성, 사고, 기능(운전 포함) 저하가 생길 수 있음에도 불구하고 이러한 점을 인식하지 못한다는 것이다. 다행히 가장 일반적으로 사용되는 수면제는 짧게 작용하며 낮동안 많은 손상을 발생시키지 않는다.

호흡저하

벤조디아제핀은 기존 바르비투르산염과 비교했을 때 호흡 억제가 상당히 덜하다는 점에서 한발 나아갔다. 새로운 비벤조디아제핀은 일반적으로 이러한 점에서 더욱 개선되었다. 호흡 측정 시 대개 건강한 사람들에게서는 변화가 없다. 그러나 이는 수면무호흡이나 만성폐쇄성폐질환 같은 호흡 장애가 있는 사람들에게, 예를 들어 수면무호흡 발생을 더 심각하게 만들 가능성이 있다. 비록 일부 개별 약품들은 호흡에 영향을 미치지 않는다는 주장이 있지만 호흡 질환이 있을 경우에는 수면제 복용에 최대한 주의를 기울여야 한다. 물론 다른 질병이 있을 때도 마찬가지다. 간이나 신장 질환을 심각하게 앓는 경우에는 약물을 분해하고 제거하는 능력이 떨어질 수 있다.

낙상

임상적으로 수면제를 복용하는 사람은 밤 시간에 일어나다가 낙상할 우려가 있다. 이에 대한 자료는 불분명한 편이다. 잘 알려진 연구에 의하면 불면증이 낙상과 관련 있고 수면제를 추가한다고 이런 위험성이 더 증가하지는 않는다고 한다. 확실한 정보가 없으므로 낙상을 잠재적 문제로 보는 편이 안전에 더 도움이 된다.

탈억제 반응

벤조디아제핀 같은 일부 약품은 종종 부적절한 분노나 행위 분출과 관련 있다. 이런 경우는 낮 동안 불안증 약으로 사용되었을 때 더 많이 일어나며 수면제로 쓰일 때는 적게 발생한다. 대뇌피질에 있는 뇌 중앙 상부는 감정적 자극에 반응해 말하거나 움직이기 전에 '생각하기 위해 멈추는' 시간을 주는데, 이러한 과정을 약물이 억제하여 나타나는 것으로 추정된다.

건망증

대부분의 수면제는 약물 복용 후 일어난 일들에 대해 기억하지 못하는 선행성 건망증과 연관이 있다. 잠이 드는 행위 자체가 기억상실의 성질을 갖기 때문에 이것이 얼마나 심하게 일어나는지 그 정도를 측정하기란 어렵다(밤중 몇 분 동안 깨어나는 사람은 자신이 깼다는 것을 종종 기억하지 못한다). 드물게는 대륙에서 대륙으로 이동하는 장시간 비행에서 수면제를 복용한 여행객에게서 나타나는 '완전 건망증'도 있다. 이런 경우 시차, 수면 박탈, 알코올 동반 복용 등 다양한 요소가 업무에 영향을 미칠 수 있다.

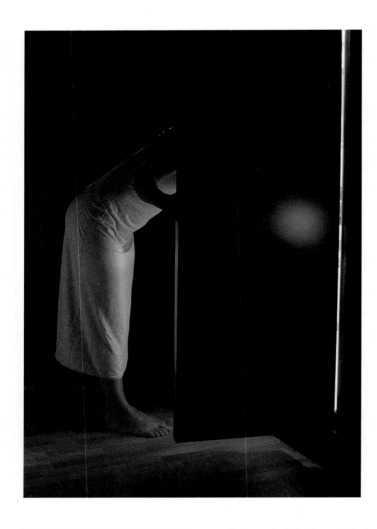

비정상적인 야간 행위

수면제 복용과 관련해 드물지만 밤에 갑자기 일어난다든가 운전을 하거나 음식을 먹는 등 복합적인 야간 행위가 일어난다. 약물로 유발된 수면과 관련한 섭식장애가 있는 경우 아침에 일어났을 때 이러한 행위를 기억하지 못하기도 한다. 시간이 지나면서 음식 섭취 증가로 인해 체중이 상당히 증가하고 심지어 수면무호흡 발병으로까지 이어진 사례들이 보고되었다. 야간 섭취는 복잡한 주제다. 약물에 의해 발생하는 것으로서, 완전한 각성 상태에서 먹거나 낮 동안 비슷한 행위를 하는 섭식장애와는 구분되어야 한다.

수면 중 비정상적 행위

종종 수면제를 복용한 사람은 몽유병을 보이거나 혹은 냉장고로 가 음식을 찾거나 운전을 하는 등 좀더 복잡한 형태의 행위를 하는데, 이튿날이 되면 이 사건에 대해 기억하지 못한다. 이런 현상은 수면제를 복용한 적이 없는 사람, 그리고 이전에 약물 복용 경험이 있던 사람에게서도 나타날 수 있다. 술을 마시거나 다른 진정제를 같이 복용하면 이런 사건이 일어날 확률이 높아진다. 비록 일부 약품에서 이런 부작용이 더 심하다고 주장되고 있지만, 그에 대한 자료는 분명하지 않으며 여느 수면제를 복용해도 이럴 가능성이 있다고 보는 편이 더 안전하다.

알레르기 및 기타 반응

어떤 약물이든 알레르기 반응은 당연히 나타날 수 있다. 드물지만 특히 위험한 반응은 혈관부종이다. 이는 혀나 후두를 부어오르게 하여 호흡을 방해하거나 기도를 폐쇄시킨다. 이런 혈관부종 증상은 매우 심각하며 즉각적인 치료가 뒤따라야 한다.

이점과 위험성의 균형 맞추기

간단히 말해 수면제에는 모든 약물과 마찬가지로 다양한 부작용이 있을 수 있다. 물론 앞서 말한 것처럼 불면증 치료를 하지 않으면 낮 동안의 생활에 결정적인 영향을 미칠 수 있다는 점을 고려해야 한다(수면제로 인해 충분히 뒤바뀔지는 불분명하다). 의사와 환자는 약물을 사용하기로 결정하거나, 대안으로 비약물 치료를 하기로 결정할 때 수면제의 잠재적 이점과 위험성의 균형을 맞출 필요가 있다.

수면제는 비약물 치료와 함께 병행되기도 한다는 점을 언급할 필요가 있겠다. 이런 복합 치료에 대한 연구들이 내놓은 결과는 다양하지만, 일반적으로 한 가지 방법만으로 치료했을 때보다 이점이 더 많지는 않은 것으로 나타났다. 단기적 야간 수면제 복용과 인지행동치료를 비교한 연구도 있다. 일반적으로 수면제가 더 빨리 작용하지만, 인지행동치료는 치료가 끝나고 더 장기적인 효과를 보이는 것으로 나타났다. 인지행동치료와 장기적 야간 수면제 복용을 비교한 연구는 아직 없다. 밤 시간 외 수면제 복용에 대한 상대적 위험성과 이점에 대한 연구도 거의 없다. 심지어 이것이 실제로는 더 흔하게 사용되는 방법임에도 말이다. 대부분의 연구는 3개월이나 그 미만으로 진행되며 새로운 비벤조디아제핀을 사용하는데, 효과 상실은 보고되지 않았다. 하지만 장기적 사용에 대한 우리의 지식은 여전히 부족하다.

처방전이
필요 없는 약품

비처방 수면제와 허브 치료제

No prescription needed
Over-the-counter sleep aids and herbal
preparations

처방 의약품과 더불어 처방전 없이도 구입할 수 있는 수면제(비처방 의약품)는 다양하다. 일반적으로 이런 약품들은 두 개 그룹으로 나뉘는데, 흔히 항히스타민제 같은 진정제 성분이 있는 것과 허브(약초) 제품이 있다. 수면 보조제로서의 멜라토닌 사용은 4장에서 다뤘다(80~81쪽 참고).

항히스타민제

다이펜하이드라민diphenhydramine과 독시라민doxylamine은 비처방 수면제에서 가장 흔히 볼 수 있는 항히스타민제다. 1장의 내용을 다시 떠올려보자. 시상하부에서 히스타민성은 각성을 촉진한다. 다이펜하이드라민 같은 약물은 이런 과정을 둔화시켜 히스타민 유형 1 수용체를 막는다고 생각할 수 있다. 이것은 진정 성분이 있는 1세대 항히스타민제다. 로라타딘 같은 화합물이 포함된 2세대도 있는데, 이 물질은 쉽사리 뇌를 통과하지 못하며 일반적으로 수면과 관련해서 사용되지 않는다. 다이펜하이드라민의 효과에 대한 연구 결과는 다양하다. 한 연구에서 일반 참가자는 수면에 아무런 영향이 없다고 말했고, 밤 동안 이들의 활동성에 대한 측정을 보면 전보다 휴식을 더 하지 못한 것으로 나타났다. 잠을 잘 자지 못하는 사람들을 대상으로 한 다른 연구들에서는 종종 수면잠복기와 전체 수면과 관련해서 개선이 있는 것으로 보고되었다. 노년기를 대상으로 한 연구에서는 깨는 횟수와 관련해서만 개선이 있는 것으로 보였다.

다이펜하이드라민은 처방전 없이 살 수 있지만 여느 약품들처럼 부작용이 있다는 것을 명심해야 한다. 어지럼증, 귀울림, 설사, 변비 같은 부작용이 일부 발생하기도 한다. 특히 노년층의 사용이 염려스러운데, 이들에게는 잠재적으로 착란을 유발할 수 있다. 또한 일시적 금단증상으로 수면장애가 나타나기도 한다. 낮에 복용하면 기억력과 학습 과정에 손상을 입힐 수 있고 졸리게 만들기도 한다. 단, 한 연구에 따르면 며칠 후면 졸림 현상이 줄어든다고 한다.

허브 치료제

아마 수면을 위해 팔리는 가장 흔한 허브 치료제는 발레리안 추출물valerian extract일 것이다. 쥐오줌풀Valeriana officinalis이라는 유럽에서 자라는 여러해살이식물의 뿌리에서 추출한 것으로, 미국과 일본에서 재배된다. 이것은 식물 추출물로서 실제로는 다양한 화합물의 결합체다. 이 화합물들이 어떻게 수면을 돕는지는 불분명하지만 한 화합물이 GABA의 화학적 분해를 느리게 해주는 반면에 다른 물질들은 약하게 GABA 수용체에 있는 벤조디아제핀 인식 영역에 결합한다(37~38쪽, 166~167쪽 참고).

효율성에 대한 연구는 그 결과가 복합적이다. 잠을 잘 자지 못하는 노년을 대상으로 한 실험 연구에서는 수면잠복기나 일어나는 시간에 아무런 변화가 없었고 N3 수면(느린파형수면) 증가와 N1(1단계) 수면 감소가 있었지만 실험 대상자들은 본인의 수면에 아무런 변화가 없었다고 말했다. 약한 수준의 불면증을 앓는 사람들을 대상으로 한 다른 연구에서는 수면 단계에 변화가 없었지만 28일째부터 수면잠복기가 짧아졌다. 실험 대상자 스스로는 14일째부터 수면에 도움이 된다고 느꼈다. 자기 보고식 수면 개선에서 발레리안을 추천할 이유가 충분치 않다고 결론지은 발레리안 연구들에 대한 주요 검토 결과도 있다.

발레리안을 복용하는 사람은 두통, 어지럼증, 피곤, 복통, 심지어는 불면증까지 경험할 수 있다. 낮 동안에 졸림 현상이 나타나 운전에 영향을 미칠 수도 있다. 안전에 대한 연구에서는 일반적으로 한 달로 사용을 제한하며 장기적 효과는 알려져 있지 않다. 기타 의약품이나 허브 치료제와 상호작용을 일으킬 수 있다. 가령 다른 진정제에 의해 졸림 현상이 증가할 수도 있다. 다른 허브 치료제와 마찬가지로 이에 대한 정식 실험은 부족해서 적정 복용량 역시 기준이 제대로 세워지지 않았다.

일반적으로 허브 치료제는 처방약이 관례적으로 그렇듯 규정대로 면밀한 조사를 거쳐 제조되는 것은 아니라는 점을 기억해야 한다. 현재 기준으로 미국 법무부는 제품의 오용 유발과 허위 정보 제공을 이유로 117명의 사람과 기업들을 대상으로 형사, 민사 소송을 제기했다.

요약해보면, 처방 수면제에 대한 약리적 대안이 있기는 하다. 비처방 수면제의 경우 진정 효과가 있는 항히스타민제처럼 굉장히 순하다는 장점이 있다. 그러나 이러한 약물들도 그 자체의 부작용이 있어서 잠재적 이점과 결점의 균형을 맞출 필요가 있다. 발레리안 같은 약초 치료제가 수면에 도움을 준다는 것에 대해서는 체계적 증거가 적고 작은 효과라고 해도 2주 혹은 그 이상 지나야 나타난다. 또한 허브 제품 역시 부작용이 있다. 처방전 없이 구매할 수 있다고 해서, 자연에서 채취했다고 해서 안전이 보장된 것은 아니다.

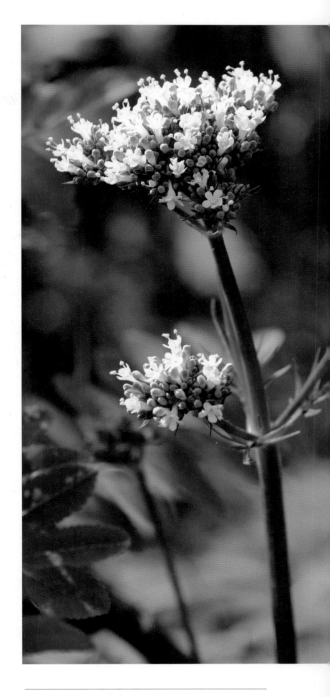

발레리안 식물 추출물
발레리안에서 추출한 것으로 수백 년 동안 수면에 도움을 주는 데 사용되었다. 이 추출물에는 다양한 물질이 혼합되어 있으며 잠재적으로 뇌에 여러 영향을 줄 우려가 있다. 발레리안이 수면에 미치는 잠재적 이점에 대한 과학적 연구들은 복합적인 결과를 보였고 전체적으로는 결론이 내려지지 않았다.

GABA(감마아미노부티르산)GABA, GAMMA-AMINOBUTYRIC ACID

뇌에서 가장 폭넓게 존재하는 억제성 신경전달물질이다. 일반적으로 신경세포의 흥분성을 가라앉혀준다. GABA는 GABAA 벤조디아제핀 수용 복합체의 GABA 인식 영역에 결합하면서 작동하기도 한다.

GABA 작용제GABA AGONISTS

1980년대 후반에서 1990년대 초반에 소개된 졸피뎀, 조피크론, 잘레플론을 포함한 수면제를 아우르는 일반적인 명칭이다. GABAA 벤조디아제핀 수용 복합체의 벤조디아제핀 인식 영역에 작용제로 결합하여 작동한다고 여겨진다.

GABAA 벤조디아제핀 수용체GABAA-BENZODIAZEPINE RECEPTOR

신경세포의 표면에 위치한 복잡한 단백질 구조로 억제성 신경전달물질 GABA, 벤조디아제핀(발륨류) 약물의 결합 영역과 염소 이온을 위한 이온 통로 등을 포함한다. 그 기능은 에탄올, 바르비투르산염, 마취용 프로포폴 등의 다양한 진정성 혼합물에 의해 직간접적으로 영향을 받는다. 수용체 복합체가 자극되면 염소 이온 통로가 열리고 염소 이온을 신경세포의 밖에서 안으로 통과하게 하며 이

들의 활동을 둔화시킨다.

GABA성 신경세포GABAERGIC NEURONS

GABA를 사용한다. 기저전뇌와 시상하부 내부에 있는 GABA성 신경세포는 각성 때보다 비렘수면 때 더 빠르게 점화한다. GABA성 신경세포는 기저전뇌에 있는 각성과 관련된 콜린성 신경세포를 억제한다.

교감신경계SYMPATHETIC NERVOUS SYSTEM, SNS

자율신경계에 속한다. 각성 시 응급 상황이나 빠른 동작과 관련해서 몸을 준비시키는 데 관여하여 동공을 확장하고 심박수를 늘려주며 소화율을 떨어트리고 배뇨를 억제한다. 수면과 각성에 있어서는 렘수면과 각성에 더 많이 관여한다.

교대 근무 장애SHIFT WORK DISORDER, SWD

생각보다 많은 사람이 교대 근무 장애를 겪고 있다(야간 근무자의 14~32퍼센트, 윤번 근무자의 8~26퍼센트). 증상으로는 심각한 불면증, 졸림 현상이 있고 심지어는 예측 가능한 수면 일정과 충분한 수면 시간이 있고 기타 수면장애가 없는데도 이러한 현상을 겪을 수 있다. 또 다른 증상으로 집중력 저하, 우울증, 기력 저하 등이 있다. 위궤양 같은 기타 질병이나 교통사고와도 관련 있을 수 있다.

근전도ELECTROMYOGRAM, EMG

근육의 전기적 활동을 기록한 것이다. 수면 연구에서 근전도는 보통 다리 아래쪽의 전경골 근육 피부에 두 개의 전극을 붙여 기록된다.

글루타민성 신경세포GLUTAMINERGIC NEURONS

글루타민을 이용한다. 예를 들어 뇌줄기에서 척수로 내려가는 글루타민성 신경세포는 렘수면 동안 근육을 이완하는 메커니즘과 관련 있다.

글루탐산염GLUTAMATE

아미노산 글루탐산염은 뇌 전체에서 발견되는 흥분성 신경전달물질이며 특히 다리뇌와 중간뇌 망상체에 많다. 글루탐산염을 뇌 곳곳에 가하면 각성이 이뤄진다. 글루탐산염은 기억이나 인지 같은 다양한 생리적 과정에 관여하기도 한다.

글림프 시스템GLYMPHATIC SYSTEM

불순물을 청소해주는 기능을 하며 뇌에 있는 신경교세포(비뉴런)에 의해 중재된다. 신경계에 있는 독성 물질을 제거하는 데 도움이 된다.

기면증NARCOLEPSY

과도한 수면과 관련 있는 수면장애로, 허탈발작 동반 기면증의 경우 허탈발작 증상을 포함한다. 종종 수면마비, 입면환각, 야간 수면 방해 등이 나타난다.

노르아드레날린성 신경세포NORADRENERGIC NEURONS

노르에피네프린을 사용한다. 예를 들어 뇌줄기의 청반핵으로, 렘수면-비렘수면 주기의 호혜성 작용 모델에서 렘오프 신경세포 부분과 스트레스 반응 등의 기타 과정을 대표한다.

노르에피네프린NOREPINEPHRINE

생체 아민 신경전달물질로, 수면-각성 조절, 스트레스 반응 등 많은 생리 과정에 중요한 역할을 한다. 또한 부신에서 혈류로 분비될 때는 호르몬으로서 기능하기도 한다.

뇌전도ELECTROENCEPHALOGRAM, EEG

뇌의 전기적 활동을 기록한 것이다. 작은 금속판 같은 전극을 두피에 붙여서 이러한 활동을 기록할 수 있으며 여과와 전자적 증폭을 거쳐 종이나 컴퓨터 스크린에 표시된다. 뇌전도 자료는 시각적으로 해석하거나 전자적으로 분석될 수 있으며 주로 수면 기록이나 수면다원검사 기록에서 중요하다. 반대로 각성 임상 뇌전도도 있는데 이는 (비록 상당히 겹치는 부분이 있지만) 보통 뇌전증이나 다른 질병, 혹은 특정 뇌파 신호를 찾는 데 사용된다.

뇌줄기BRAIN STEM

진화론적으로 봤을 때 뇌에서 오래된 부분이라고 하며 뇌 하부 척수 바로 위에 위치한다. 뇌줄기는 중간뇌, 다리뇌, 숨뇌 세 부분으로 구성되어 있다. 뇌줄기의 신경 중추는 수면/각성, 체온, 심장/호흡 활동, 혈압, 연하 등 다양한 일에 관여한다. 감각과 안면 활동성을 조절하는 대부분의 뇌 신경은 뇌줄기로부터 온다. 신경 신호는 뇌의 상부에서 뇌줄기를 지나 척수로 내려온다. 뇌줄기 안에는 아세틸콜린, 생체 아민 등 수면과 기타 많은 기능을 조절해주는 신경전달물질을 가진 중요한 신경세포들이 있다.

느린파형수면SLOW-WAVE SLEEP, SWS

서파수면이라고도 하며, N3 단계 혹은 레흐트샤펀

과 케일스의 분류법에서는 3, 4단계에 해당하는 단계로 깊은 수면 단계를 의미한다. 이때는 진폭이 높고 느린 뇌전도(초당 0.5~4사이클)가 나타난다.

도파민DOPAMINE

각성, 기쁨, 보상 행위, 말초신경계 기능에 중요한 역할을 하는 신경전달물질이다. 도파민성 신경세포는 뇌줄기의 중간뇌 핵에 집중되어 있다. 이들은 깨어 있을 때와 렘수면 때 가장 활동성이 높고 도파민은 자고 있을 때보다 깨어 있을 때 피질에서 더 많이 분비된다. 중추신경계 질환인 파킨슨병은 중간뇌의 도파민성 신경세포 손실과 관련이 있는 것으로 여겨진다.

렘수면RAPID EYE MOVEMENT SLEEP, REM SLEEP

빠른눈운동수면으로, 전압이 낮고 복합파 활동이 나타나는 수면 단계다. 무게를 지탱하는 주 근육들의 긴장도가 저하되고 안구의 빠른 운동이 나타난다. 맥박과 호흡은 불규칙해지고 꿈을 꾸게 된다. 양전자방출단층촬영은 대뇌변연계와 변연 주위 영역의 활동(감정, 욕망, 기억력 등의 과정과 관계있다)을 보여주는데 빠른눈운동이 일어날 때는 각성, 집중, 감정과 관련된 활동이 나타났다. 젊은 성인의 일반적인 수면에서 첫 렘수면은 수면 개시 후 90분경에 나타나며 밤새 4~6번의 렘수면이 발생한다.

말초신경계PERIPHERAL NERVOUS SYSTEM

뇌와 척수 바깥의 신경계를 이른다.

망상활성계RETICULAR ACTIVATING SYSTEM, RAS

널리 퍼져 있는 세포의 망으로, 뇌줄기에서 위로 올라가며 감각 입력에 반응하고, 일반적인 자극 메시지를 시상을 통해 대뇌로, 또 더 앞쪽의 시상하부와 기저전뇌를 통해 가져온다. 1940년대의 고전적인 연구에서는 망상활성계에 대한 전기 자극이 자고 있던 동물을 깨운다는 사실이 밝혀졌다.

모노아민MONOAMINES

이 책에서는 노르에피네프린, 세로토닌, 도파민, 히스타민을 포함한 신경전달물질 그룹을 의미한다.

바르비투르산염BARBITURATES

과거에 사용하던 진정제이자 수면제로, 현재는 잠재적 독성과 의존 가능성 때문에 수면과 관련해 거의 쓰이지 않는다.

벤조디아제핀BENZODIAZEPINES

발륨류 진정제/수면제다. 1960년대에 개발된 이래로 독성이 있는 바르비투르산염을 대신했고 새로운 GABA 작용제 수면제가 나오기 전까지 가장 많이 사용됐다.

보상 수면RECOVERY SLEEP

이전의 수면 박탈 후 뒤따르는 수면이다.

부교감신경계PARASYMPATHETIC NERVOUS SYSTEM

자율신경계에 속한다. 몸을 차분하게 만드는 경향이 있고 종종 '휴식과 소화'의 과정으로 언급된다. 비렘수면 동안 활동이 우세한 경향이 있다.

부신피질자극호르몬ADRENOCORTICOTROPIC HORMONE, ACTH

뇌하수체 전엽에서 분비되는 폴리펩타이드 호르몬으로, 부신의 코르티솔 분비를 자극한다.

불면증 INSOMNIA

잠을 청하거나 지속적으로 잠이 든 채로 있기 어려우며 깨어나도 상쾌한 기분이 들지 않는 주관적 경험을 말한다.

비렘수면 NON-RAPID EYE MOVEMENT SLEEP, NREM SLEEP

느린눈운동이 나타나는 비렘수면은 기존 1~4단계로 알려진 수면 가운데 N1, N2, N3 단계의 집합이며, 각 단계별로 뇌전도 및 기타 특성에 차이가 있다. 즉 비렘수면이란 렘수면을 제외한 수면 단계의 합이다.

사건수면 PARASOMNIAS

수면 중 원치 않거나 불쾌한 경험을 하는 장애다. 밤 공포증, 몽유병은 비렘수면에서 일어나고 악몽은 렘수면에서 나타난다.

세로토닌 SEROTONIN, 5-HYDROXYTRYPTAMINE

수면, 감정, 성기능, 체온, 장 기능, 혈액 응고, 골밀도 등 다양한 생리 과정을 조절하는 역할을 하는 생체 아민 신경전달물질이다.

세로토닌성 신경세포 SEROTONERGIC NEURONS

세로토닌을 신경전달물질로 사용하는 신경세포다. 세로토닌성 신경세포의 중심은 뇌줄기의 짝으로 이뤄진 배측봉선핵이다. 배측봉선에서 하강하는 섬유는 시상하부, 기저전뇌, 시상, 선조체, 피질 등 뇌의 다양한 영역으로 향한다. 배측봉선핵은 렘수면-비렘수면 주기에 대한 호혜성 작용 모델에서 '렘오프' 신경세포로 여겨지는 부분이다.

수면다원검사 POLYSOMNOGRAPHY, PSG

다양한 생리적 기능에 대한 측정이 가능하도록 고안된 수면 연구 기록법으로, 뇌전도, 근전도, 혈중 산소포화도, 코와 입의 공기 흐름, 안전도, 심전도, 흉벽과 가로막 움직임, 다리 움직임 등을 알아볼 수 있다.

수면 위생 SLEEP HYGIENE

좋은 수면을 위한 지침으로, 수면을 위한 행동, 식습관 관련 고려 사항, 수면 환경 등이 있는데 8장(162쪽 참고)에서 볼 수 있다. 이들은 일반적 원리이며 모든 사람에게 전부 추천되는 것은 아니다.

수면 유지 SLEEP MAINTENANCE

처음 잠에 빠진 후 수면을 지속하는 것을 의미한다. 밤에 깨는 현상을 막아주는 약물에 대해 수면 유지를 높여준다고 한다.

수면잠복기 SLEEP LATENCY

불이 꺼진 후부터 수면이 시작될 때까지의 시간이다. 수면제는 잠이 빨리 들도록 도와주는데 이를 두고 수면잠복기가 짧아졌다고 한다.

시차 JET LAG

빠르게 시간대를 동서로 옮겨가며 여행할 때 나타나는 현상으로, 그 결과로 체내 리듬이 새로운 환경의 조건과 어긋나게 된다.

신경세포 NEURON

주요 신경계 세포로 흥분성과 전도성(자극을 이동하는 능력)을 갖고 있다. 수상돌기는 다른 세포로부터 자극을 받고, 축삭돌기는 다른 신경세포로 자극을 넘겨준다.

신경전달물질NEUROTRANSMITTER

신경화학물질로서 신경세포 내부에서 만들어지며 시냅스(축삭돌기 간의 접합부)와 인접 신경세포에 분비된다. 신경전달물질은 '틈을 이어주고' 신경세포에 자극을 전달한다. 신경전달물질의 신호는 흥분성 혹은 억제성을 띤다.

아민성AMINERGIC

세로토닌, 노르에피네프린(노르아드레날린), 도파민 등의 생체 아민에 대한 포괄적인 용어다.

악몽증·밤공포증NIGHTMARES AND NIGHT TERRORS

악몽을 꾸다가 잠에서 깬 사람들은 끔찍한 꿈에 대한 생생한 기억 때문에 두려움을 느끼기도 하고 분노나 역겨움 같은 감정을 갖기도 한다. 이러한 사건은 밤의 후반에 나타나는 경향이 있고 렘수면과 관련 있다. 밤공포증은 각성을 초래하고 종종 비명과 극심한 공포를 자아낸다. 또 자율적 자극(빠른 심박수와 호흡)이 나타난다. 악몽과 달리 이튿날 아침 꿈이나 사건에 대한 구체적인 기억이 거의 남아 있지 않다. 밤공포증은 N3 수면(느린파형수면)과 관련있다.

안전도ELECTROOCULOGRAM, EOG

안구의 움직임을 기록한 것이다. 수면 연구에서 일반적으로 안전도는 눈의 양끝(위아래 눈꺼풀이 만나는 끝부분) 쪽에 붙인 전극을 통해 안구의 좌우 움직임을 기록한다.

양안구 운동CONJUGATE EYE MOVEMENTS

양쪽 눈 간의 각도 관계를 유지하며 일어나는 안구 운동으로, 단일 물체에 고정될 수 있고 움직이는 물체를 따라갈 수 있다.

양압기POSITIVE AIRWAY PRESSURE, PAP

폐쇄성수면무호흡에 대한 주된 치료 방법이다. 통속에 팬이 있으며 코를 덮고 있는 마스크에 호스로 연결된다. 다양한 형태가 있는데 숨을 쉬고 들이마실 때마다 압력을 달리해주기도 하고 필요한 공기의 압력을 감지하여 적용해주기도 한다.

양전자방출단층촬영술POSITRON EMISSION TOMOGRAPHY IMAGING, PET IMAGING

방사성 의약품, 영상 기술을 이용해서 몸의 대사 활동을 3차원 영상으로 보여준다. 예를 들어 방사성 표지를 글루코스 분자에 붙여 몸에 주입하기도 한다. 양전자단층촬영 장치는 이 화학물질로부터 오는 양전하 입자들을 추적하고 여러 영역의 글루코스 활용률에 대한 지도를 만든다.

외상후스트레스장애POST-TRAUMATIC STRESS DISORDER, PTSD

스트레스를 유발하는 경험이나 무서운 사건을 겪은 후 나타나는 현상이다. 외상후스트레스장애를 겪는 사람들의 반 정도는 다른 여러 증상과 함께 수면장애를 겪으며 50~70퍼센트는 악몽을 꾼다.

우울증DEPRESSION

일반적으로 여기서는 주요우울증이라 알려진 정신질환을 말한다. 흔히 이 질환이 있는 사람은 우울한 감정, 흥미나 기쁨의 상실, 죄책감, 자존감 저하, 수면 방해, 식욕 부진, 기력 부진, 집중력 저하를 겪는다. 이러한 증상은 최소 2주간 지속되며 종종 그 이상이 되기도 한다. 관련 질병으로는 최소 2년간 지속되는 기분저하증, 겨울에 주로 나타나는 계절성 우울증, 조울증의 일환으로 나타나는 정신병적 우울증이 있다.

의식CONSCIOUSNESS

자아와 세계에 대한 우리의 경험으로, 경험을 하는 주체인 동시에 스스로에 의해 감지될 수 있는 대상이기 때문에 모순적 상태로 여겨진다.

자율신경계AUTONOMIC NERVOUS SYSTEM, ANS

말초신경계의 한 부분으로 심박, 혈압, 소화 과정, 동공 기능 등 다양한 무의식적 제어에 관여한다. 서로 반대되는 두 기능의 영역, 즉 교감신경계와 부교감신경계로 구성되어 있다.

작용제AGONIST

이 책에서는 주로 신경세포의 수용체에 결합하여 수용체의 기능을 용이하게 해주는 물질인 수용체 작용제로 언급됐다.

중추CENTRAL

중추 과다수면 혹은 중추 무호흡증에서 말하는 중추는 중추신경계다(뇌와 척주). 따라서 중추수면무호흡은 주기적으로 뇌가 가로막에 숨을 쉬도록 하는 신호를 보내는 것에 실패할 때 나타나는 종류의 수면무호흡이다.

중추수면무호흡CENTRAL SLEEP APNEA

두 가지 수면무호흡(수면 중 호흡이 멈추는 현상) 중 하나다. 중추수면무호흡 시 뇌는 주기적으로 몸에 호흡하라는 신호를 보내는 데 실패한다. 수면다원검사 기록을 보면 코의 공기 흐름이 멈추고 폐쇄성수면무호흡과는 반대로 가로막과 흉벽에서 호흡 노력이 없다. 혈중 화학물질의 변화가 반사 작용을 일으켜 호흡을 재개하게 만든다.

중추신경계CENTRAL NERVOUS SYSTEM

척추동물의 중추신경계는 뇌와 척수로 이뤄져 있다. 신경계의 기타 주요 부분으로는 말초신경계가 있다. 말초신경계가 뇌와 척수 바깥에서 이들과 전체 몸을 연결해준다.

청각 각성 임계값AUDITORY AROUSAL THRESHOLD

잠을 깨우기 위해 필요한 음량을 말한다.

콜린성 신경세포CHOLINERGIC NEURONS

아세틸콜린이라는 신경전달물질을 사용하는 신경세포다. 예를 들어, 배외측피개핵과 대뇌각다리뇌피개핵 신경세포는 호혜성 상호작용 모델의 콜린성 '렘온'으로서 38~39쪽에 언급되었다.

특발성IDIOPATHIC

특발성이라고 하면 그 병의 원인을 알 수 없는 것을 의미한다. 예를 들어 특발성 과다수면은 그 이유를 알 수 없는 수면장애다.

폐쇄성수면무호흡OBSTRUCTIVE SLEEP APNEA

두 가지 수면무호흡 중 하나로 주기적으로 밤에 호흡이 멈추는 현상이다. 이는 상기도에 기능적 폐쇄가 일어나서 발생한다. 수면다원검사에서 보면 코를 통한 공기의 흐름은 멈추지만 가로막과 흉벽은 계속 호흡하려고 노력한다. 궁극적으로 혈중 화학물질의 변화가 반사 작용을 일으켜 호흡을 재개하게 만든다. 폐쇄성수면무호흡은 수면 방해를 일으켜 낮에 졸림 현상을 일으키며 다양한 건강 문제와도 관련 있다.

하지불안증후군RESTLESS LEGS SYNDROME, RLS

다리를 움직이고자 하는 불편한 충동이 드는 장애
다. 종종 '벌레가 기어오르는' 혹은 간지러운 기분을 동반
하고 일반적으로 밤에 쉬고 있을 때 나타나며 조금 움직이
면 증상이 나아진다.

허탈발작CATAPLEXY

허탈발작을 동반한 기면증의 한 증상으로, 갑자기
주요 근육의 근긴장도가 저하되며 머리와 목에서도 일어
날 수 있다. 종종 감정과 연관되어 발생한다.

헤르츠HZ, HERTZ

전파의 초당 사이클 측정 단위다.

호흡저하HYPOPNEA

부분 호흡으로, 코를 통한 기류가 최소 30퍼센트 감
소하고 혈중 산소포화도가 4퍼센트 이상 감소할 때를 이
른다.

참고문헌

Akerstedt, T. and Nilsson, P.M. "Sleep as restitution: an introduction." *Journal of Internal Medicine* (2003) 254: 6–12.

Ancoli-Israel, S. et al. "Sleep in the elderly: normal variations and common sleep disorders." *Harvard Review of Psychiatry* (2008) 16: 279–286.

Aschoff, J. et al. "Re-entrainment of circadian rhythms after phase shifts of the Zeitgeber." *Chronobiologia* (1975) 2: 23–78.

Boyar, R. et al. "Synchronization of augmented luteinizing hormone secretion with sleep during puberty." *New England Journal of Medicine* (1972) 287: 582–586.

Calem M. et al. "Increased prevalence of insomnia and changes in hypnotics use in England over 15 years." *Sleep* (2012) 35: 377–384.

Carskadon, M.A. and Dement, W.C. "Sleep loss in elderly volunteers." *Sleep* (1985) 8: 207–221.

Coble, P.A. et al. "EEG sleep of normal healthy children. Part 1: Findings using standard measurement methods." *Sleep* (1984) 7: 289–303.

Corman, B. and Leger, D. "[Sleep disorders in elderly]." *La Revue du Praticien* (2004) 54: 1281–1285.

Costa, G. "Shift work and occupational medicine: an overview." *Occupational Medicine* (2003) 53 (2003): 83–88.

Edinger, J.D. et al. "Does cognitivebehavioral insomnia therapy alter dysfunctional beliefs about sleep?" *Sleep* (2001) 24: 591–599.

Finan, P.H., Quartana, P.J. and Smith, M.T. "The effects of sleep continuity disruption on positive mood and sleep architecture in healthy adults." *Sleep* 38 (2015): 1735–1742.

Goldberg S. *Clinical Neuroanatomy Made Ridiculously Simple.* Medmaster, 2014.

Goldman-Mellor, S. et al. "Is insomnia associated with deficits in neuropsychological functioning? Evidence from a population-based study." *Sleep* (2015) 38: 623–631.

Green, D.J. and Gillette, R. "Circadian rhythm of the firing rate recorded from single cells in the rat suprachiasmatic brain slice." *Brain Research* (1982) 245: 198–200.

Guilleminault, C., Lee J.H. and Chan, A. "Pediatric obstructive sleep apnea syndrome." *JAMA Pediatrics* (2005) 159: 775–785.

Hillman, D.R., Scott Murphy, A., Antic, R. and Pezullo, L. "The economic cost of sleep disorders." *Sleep* (2006)

29: 299–305.

Jiang, F. et al. "Sleep and obesity in preschool children." *Journal of Pediatrics* (2009) 154: 814–818.

Johar, H., Rasmila K., Thwing Emeny, R. and Ladwig, K-H. "Impaired sleep predicts cognitive decline in old people: findings from the prospective KORA age study." *Sleep* (2016) 39: 217–226.

Jun, L., Sherman, D., Devor, M. and Saper, C.B. "A putative flip-flop switch for control of REM sleep." *Nature* (2006) 441: 589–594.

Kryger, M.H., Roth, T. and William C. Dement, W.C., eds. *Principles and Practice of Sleep Medicine*, Fifth Edition. St. Louis: Elsevier, 2011.

Kushida, C.A. et al. "Effects of continuous positive airway pressure on neurocognitive function in obstructive sleep apnea patients: the apnea positive pressure long-term efficacy study." *Sleep* (2012) 35: 1593–1602.

Lipford, M.C. et al. "Associations between cardioembolic stroke and obstructive sleep apnea." *Sleep* (2015) 38: 1699–1705.

McCarley, R. "Neurobiology of REM and NREM sleep." *Sleep Medicine* (2007) 8: 302–330.

Mendelson, W. *Human Sleep: Research and Clinical Care.* New York: Plenum Press, 1987.

Moore, T.J. and Mattison D. R. "Adult utilization of psychiatric drugs and differences by sex, age and race." Published Online: December 12, 2016. doi:*10.1001/jamainternmed.2016.7507*

Morris, C.J. et al. "Circadian system, sleep and endocrinology." *Molecular and Cellular Endocrinology* (2012) 349: 91–104.

Porcheret, K., Holmes, E.A., Goodwin, G.M., Foster, R.G. and Wulff, K. "Psychological effect of an analogue traumatic event reduced by sleep deprivation." *Sleep* (2015) 38: 1017–1025.

Prather, A.A., Janicki-Deverts, D., Hall, M.H. and Cohen, S. "Behaviorally assessed sleep and susceptibility to the common cold." *Sleep* (2015) 38: 1353–1359.

Reifman J., Kumar K., Wesensten N.J., Tountas N.A., Balkin T.J., Ramakrishnan S. "2B-Alert Web: an open-access tool for predicting the effects of sleep/ wake schedules and caffeine consumption on neurobehavioral performance." *Sleep* (2016) 39: 2157–2159.

Roehrs, T.A. et al. "Daytime sleepiness and antihistamines." *Sleep* (1984) 7: 137–141.

Saper, C.B. and Bradford B. Lowell, B.B. "The hypothalamus." *Current Biology* (2014) 24: R1111–1116.

Saper, C.B. et al. "Hypothalamic regulation of sleep and circadian rhythms." *Nature* (2005) 437: 1257–1263.

Siegel, J.M. "The neurotransmitters of sleep." Journal of *Clinical Psychiatry* (2004) suppl. 16: 4–7.

Silber, M.H. "Staging sleep." *Sleep Medicine Clinics* (2012) 7: 487–496.

Steiger, A. "Sleep and endocrinology." *Journal of Internal Medicine* (2003) 254: 13–22.

Stephan, F.K. and Zucker, I. "Circadian rhythms in drinking behavior and locomotor motility of rats are eliminated by hypothalamic lesions." *Proceedings of the National Academy of Science* (1972) 69: 1583–1586.

Tamisier, R., Ozan Tan C., Pepin J.-L., Levy P. and Taylor, J.A. "Blood pressure increases in OSA due to maintained neurovascular sympathetic transduction: impact of CPAP." *Sleep* (2015) 38: 1973–1980.

Tang, N.K.Y. et al. "Nonpharmacological treatments of insomnia for long-term painful conditions: a systematic review and meta-analysis of patient-reported outcomes in randomized controlled trials." *Sleep* (2015) 38: 1751–1764.

Ursin, R. "Serotonin and sleep." *Sleep Medicine Reviews* (2002) 6: 55–67.

Wu Zhao H., Stevens, R.G., Tennen, H., North, C.S., James J. Grady, J.J. and Holzer, C. "Sleep quality among low-income young women in southeast Texas predicts changes in perceived stress through Hurricane Ike." *Sleep* (2015) 38: 1121–1128.

Zhang, B. and Wing, Y.-K. "Sex differences in insomnia: a meta-analysis." *Sleep* (2006) 29: 85–93.

감사의 말

생리학 관련 기록 샘플을 선뜻 제공해준 러셀 로전버그 박사에게 감사하다. 많은 동료가 이 책에 실린 글을 읽은 후 여러 의견과 조언을 보태주었다. 오퓨 벅스턴, 대니얼 J. 바이시, 로절린드 D. 카트라이트, 칼 더그라미, 데이비드 F. 딩거스, 메어 H. 크리거, 에이드리언 R. 모리슨, 러셀 로전버그, 마이클 A. 슈워츠 그리고 제임스 K. 윌시에게 감사드린다. 남아 있는 오류는 나의 몫이다.

도판 출처

아래의 저작물 게재를 허락해준 분들께 감사드립니다.

40: Republished with permission of the American Academy of Sleep Medicine, from Clifford B. Saper, Patrick M. Fuller, Nigel P. Pedersen, Jun Lu, and Thomas E. Scammell, "Sleep State Switching" in *Neuron* (Dec 2010) 68 (6), 1023−1042; permission conveyed through Copyright Clearance Center, Inc.

42: Buyenlarge/Hulton Fine Art Collection/Getty Images.

47(위): seeyou/Shutterstock.

47(아래): Grigorev Mikhail/Shutterstock.

48: Kenneth H. Thomas/Science Photo Library.

49: hddigital/Shutterstock.

50(중앙): xpixel/Shutterstock.

50(아래): Adapted from P.S. Low, Sylvan S. Shank, T.J. Sejnowski, and D. Margoliash, "Mammalian-like features of sleep structure in zebra finches" in *PNAS* (2008) 105: 9081−9086. Copyright (2008) National Academy of Sciences, U.S.A.

52: Smokedsalmon/Shutterstock.

53: Achim Baque/Shutterstock.

56: Everett Historical/Shutterstock.

57: Bettmann/Getty Images.

59: Ted Russell /The LIFE Images Collection/Getty Images.

61: Republished with permission of the American Academy of Sleep Medicine, from Ning Ma, David F. Dinges, Mathias Basner, and Hengyi Rao "How Acute Total Sleep Loss Affects the Attending Brain: A Meta-Analysis of Neuroimaging Studies" in *Sleep* (2015) 38 (2): 233−240; permission conveyed through Copyright Clearance Center, Inc.

62: Yoshikazu Tsuno/AFP/Getty Images.

63: 자료: OECD, Australian Bureau of Statistics, Statistics New Zealand, United States Bureau of Labor Statistics, Statistics Canada, Japanese Time Use Survey.

http://www.huffingtonpost.com/2013/08/24/average-daily-nightlysleep-countryworld_n_3805886.html

64: 자료: National Sleep Foundation(2015).

http://www.prevention.com/health/sleep-energy/are-you-getting-enoughsleep-based-your-age?adbpr=25092348&adbid=625093599311454208&adbpl=tw&cid=socHE_20150726_49647936age?adbpr=25092348&adbid=625093599311454208&adbpl=tw&cid=socHE_20150726_49647936

65: Vadim Sadovski/Shutterstock.

66: C.J. Guerin, PhD, MRC Toxicology Unit/Science Photo Library.

68: Nancy Kedersha/Science Photo Library.

69: Republished with permission of the American Academy of Sleep Medicine, from Timothy Roehrs, Maren Hyde, Brandi Blaisdell, Mark Greenwald, and Thomas Roth "Sleep Loss and REM Sleep Loss are Hyperalgesic" in *Sleep* (2006) 29 (2): 145−51; permission conveyed through Copyright Clearance Center, Inc.

71: Republished with permission of the American Academy of Sleep Medicine, from K. Porcheret, E.A. Holmes, G.M. Goodwin, R.G. Foster, and K. Wulff, "Psychological Effect of an Analogue Traumatic Event Reduced by Sleep Deprivation" in *Sleep* (2015) 38 (7): 1017−25; permission conveyed through Copyright

Clearance Center, Inc.

73: Republished with permission of the American Academy of Sleep Medicine, from: M.A. Carskadon and W.C. Dement, "Sleep loss in elderly volunteers" in *Sleep* (1985) 8: 207–221; permission conveyed through Copyright Clearance Center, Inc.

81: Republished with permission of the Oxford University Press Journals, from: George M. Vaughan, Russell W. Pelham, Shiu F. Pang, Leo L. Loughlin, Kenneth M. Wilson, Kenneth L. Sandock, Mary K. Vaughan, Stephen H. Koslow, and Russel J. Reiter "Nocturnal Elevation of Plasma Melatonin and Urinary 5-Hydroxyindoleacetic Acid in Young Men: Attempts at Modification by Brief Changes in Environmental Lighting and Sleep and by Autonomic Drug" in *The Journal of Clinical Endocrinology and Metabolism* (2016) 42 (4): 752–764; permission conveyed through Copyright Clearance Center, Inc.

83: Library of Congress, Washington DC.

85: yuttana Contributor Studio/Shutterstock.

91: Republished with permission of the American Academy of Sleep Medicine, from: M.M. Ohayon, M.A. Carskadon, C. Guilleminault, and M.V. Vitiello, "Meta-Analysis of Quantitative Sleep Parameters From Childhood to Old Age in Healthy Individuals: Developing Normative Sleep Values Across the Human Lifespan" in *Sleep* (2004) 27 (7): 1255–73; permission conveyed through Copyright Clearance Center, Inc.

92: Anna Goroshnikova/Shutterstock.

93: Musée d'Orsay, Paris.

94: Michael Whitehead.

95: Republished with permission of the American Academy of Sleep Medicine, from: Irwin Feinberg, Evan de Bie, Nicole M. Davis, and Ian G. Campbell, "Topographic Differences in the Adolescent Maturation of the Slow Wave EEG during NREM Sleep" in *Sleep* (2011) 34 (3): 325–333; permission conveyed through Copyright Clearance Center, Inc.

97(위): Kate Zubal/Shutterstock.

97(아래): JC-PROD/Shutterstock.

99: 자료: National Sleep Foundation, 2003 Sleep in America poll.

105(아래): Steve Gschmeissner/Science Photo Library.

126: JL-Pfeifer/Shutterstock.

128: Phanie/Alamy.

131: Hoang Dinh Nam/AFP/Getty Images.

135: Kinga/Shutterstock.

137: Private Collection/Bridgeman Images.

138: CREATISTA/Shutterstock.

141: Republished by permission of Oxford University Press, from: Federica Provini, Giuseppe Plazzi, Paolo Tinuper, Stefano Vandi, Elio Lugaresi, Pasquale Montagna, "Nocturnal frontal lobe epilepsy: A clinical and polygraphic overview of 100 consecutive cases" in *Brain* (1999) 122 (6): 1017–1031; permission conveyed through Copyright Clearance Center, Inc.

148: Science Photo Library.

151: Heritage Images/Hulton Fine Art Collection/Getty Images.

155: Kimmo Metsaranta/Folia Images/Getty Images.

156: Republished with permission of the American

Academy of Sleep Medicine, from: M. Desseilles, T. Dang-Vu, M. Schabus, V. Sterpenich, P. Maquet, and S. Schwartz, "Neuroimaging Insights into the Pathophysiology of Sleep Disorders" in *Sleep* (2008) 31 (6): 777–794; permission conveyed through Copyright Clearance Center, Inc.

159: Aubert/BSIP/Science Photo Library.

161: J. Parsons/Getty Images.

163: Lucas Pham/EyeEm/Getty Images.

164: Peter Snaterse/Shutterstock.

169: 자료: Thomas Roth, Timothy Roehrs, and Gerald Vogel, "Zolpidem in the treatment of transient insomnia: a double-blind randomized comparison with placebo" in *Sleep* (1995) 18 (4): 246–251.

170: 자료: Centers for Disease Control and Prevention/National Center for Health Statistics, National Health and Nutrition Survey. From Chong Y, Fryar CD, Gu Qu "Prescription Sleep Aid Use Among Adults: United States 2005–2010" in NCHS Data Brief No 127. Hyattsville, MD: National Center for Health Statistics 2013.

174: 자료: T. A. Betts and Janice Birtle: "Effect of two hypnotic drugs on actual driving performance next morning" in *British Medical Journal*, Volume 285, 25 September 1982, page 852.

176: Eric Savage/Getty Images.

179: Klarsichtstudio/Shutterstock.

일러스트레이션·그래픽

EEG, EMG, EOG 등 생리학적 기록은 아티팩트가 있거나 선명도가 낮은 경우 원본 파일을 수정하기도 했다.

Ivan Hissey: 129.

Louis Mackay: 23, 33, 34, 35, 38(위 오른쪽), 67, 79, 103, 107, 109, 111, 115, 117, 121, 122, 133, 156, 167.

Lisa McCormick: 21, 30, 39, 63, 64, 69, 71, 82, 87, 90, 91, 99, 102, 143, 144, 169, 170, 174.

Richard Palmer: 51.

Richard Peters: 84.

Nick Rowland: 29.

John Woodcock: 13, 14, 16, 17, 18, 19, 27, 38(왼쪽), 40, 73, 77, 81, 86, 95, 105, 106, 116, 118.

197

잠의 과학

뇌, 호르몬 그리고 밤에 우리를 만드는 것들

초판인쇄 2023년 2월 15일
초판발행 2023년 3월 3일

지은이 윌리스 B. 멘덜슨
옮긴이 윤여림
펴낸이 강성민
편집장 이은혜
기획 노만수
편집 김민기 김지수
마케팅 정민호 이숙재 박치우 한민아 이민경 박진희 정경주 정유선 김수인
브랜딩 함유지 함근아 박민재 김희숙 고보미 정승민
제작 강신은 김동욱 임현식

펴낸곳 (주)글항아리 | 출판등록 2009년 1월 19일 제406-2009-000002호
주소 10881 경기도 파주시 심학산로 10 3층
전자우편 bookpot@hanmail.net
전화번호 031-955-8869(마케팅) 031-955-8898(편집부)
팩스 031-955-2557

ISBN 979-11-6909-081-0 03510

geulhangari.com

THE
SCIENCE
OF
SLEEP

WALLACE B. MENDELSON